수험생 동의보감

수험생
동의보감

초판 1쇄 인쇄 | 2021년 3월 20일
초판 1쇄 발행 | 2021년 3월 25일
지은이 | 신민식
펴낸곳 | 태을출판사
펴낸이 | 최원준
등록번호 | 제1973.1.10(제4-10호)
주소 | 서울시 중구 동화동 52-107호(동아빌딩 내)
전화 | 02-2237-5577 **팩스** | 02-2233-6166
ISBN 978-89-493-0629-2   13510

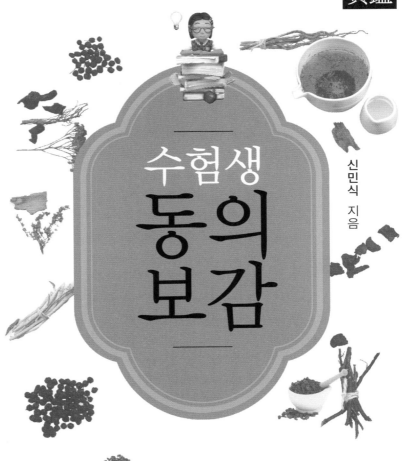

東醫
寶鑑

수험생
동의
보감

신민식 지음

태을출판사

시험은 경쟁사회의 축소판이다. 따라서 우리의 인생은 시험의 연속일 수밖에 없다. 더욱이 우리의 청소년들은 '대학 입학' 이라는 관문을 통과하기 위해 감수성과 활동력이 가장 왕성할 시기에 자신의 개성과 능력을 고려하지 못한 채 무조건 책상머리에 앉아서 지식을 머리에 주입시켜야 한다. 이 때문에 공부는 즐거운 것이 아니니 스트레스가 되어 버린다. 여기에 주변에서 들려오는 여러 가지 질책과 격려 또한 그들을 숨막히게 한다. '공부가 뭐 어렵냐?', '공부보다 쉬운 것이 어디 있느냐?', '아빠나 엄마는 공부를 못했기 때문에 너라도 공부를 잘 했으면 한다', '우리 집안은 너밖에 없다. 네가 공부를 잘 해서 내 한을 풀어다오', …….

　수험생들은 학교에서 가정에서보다도 더한 스트레스를 받는다. 시험을 잘 못 봐서 성적이 나오지 않은 때는 죽고 싶은 심정이다. 그러니 이들은 나름대로의 독특한 문화 생활을 유지하며 그 갈등을 조금이라도 해소시켜 보려 한다. 옷이나 머리 모양, 말투 모두가 경쟁 압박감을 해소하기 위한 방편일 뿐이다.

이렇듯 가까스로 험난한 대입 수험 생활을 넘기고 막상 대학에 들어가서도 취업준비를 위해 갖가지 시험을 치러야 한다. 그 후 입사 시험을 거쳐 직장에 들어가면 진급 시험이 기다리고 있다. 흰 머리가 나서도 초조한 마음으로 도서관을 전전하며 시험 준비를 해야 하는 것이 우리의 현실인 것이다.

그러면 공부를 잘 하기 위해선 어떻게 해야 하는가? 우선 수험생 자신이 마음의 평정을 얼마나 잘 유지하느냐에 달려 있다. 또 주위에서도 수험생이 편안한 마음으로 공부할 수 있도록 배려해야 할 것이다. 그 외 영양제, 보약 등은 보조 역할을 할 뿐이다. 하지만 이 책에 소개된 내용을 잘 활용하면 학습 능률 향상에 보탬이 되리라 생각한다. 이 책은 단지 병에 대한 처방뿐 아니라 예방과 마음을 다스리는 방법까지도 다루었기 때문이다.

『수험생 동의 보감』은 KBS '뉴스 광장' 방송 원고를 바탕으로 해서 수험생에게 흔히 나타나는 질환 중심으로 썼다. 또한 수험생 부모님들이 꼭 알아야 할 사항을 자세하게 쓰고자 노력했다. 수험생 질환은 일반 질환과 어떤 차이점이 있는가? 수험생 대부분이 운동 부족에다가 공부를 하면서 머리를 쓰기 때문에 일반 질환과 증상은 비슷할지라도 쓰는 약과 음식이 다르다. 피로 물질을 몸 밖으로 빼 주기 위해서는 약을 먹으면서 적절한 운동을 하고 몸에 맞는 음식을 통해 충분한 영양을 섭취해야 한다. 그리고 시험이란 압박감 때문에 생기는 질환이므로 이런 점에서 보약의 성분 또한 다르다. 수험생의 질환 중에는 심리적인 요인에 의한 것도 많은데, 시험에 의한 스트레스와 이성에 대한 호기심 때문에 거의 대부분의 남자 수험생은 자위 행위를 많이 한다. 그래서 이것으로 인한 질환이 상당히 많다는 것을 필자는 임상에서 많이 경험 했다. 하지만 의외로 가족들은 이런 부분에 대해서는 거의 모른다.

아무쪼록 이 책이, 시험이 주는 스트레스에 시달리고 있을 많은 수험생들과 이 모습을 지켜 보며 안타까워할 학부모들에게 조금이라도 도움이 되었으면 하는 바램이다. 그리고 곧 수험생 엄마가 될 사랑하는 수연이 엄마한테 이 책의 내용을 들려 주고자 한다.

이 책이 나오기까지 같은 심정으로 수험생들을 위해 격려와 관심을 가져 준 모든 사람들에게 감사를 드린다. 특히 1과의 정 성 부원장, 2과의 김진태 부원장, 4과의 김상연 부원장에게 지면으로나마 감사의 마음을 표현하고자 한다.

저자 신민식

/ 차례 /

●

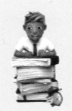

들어가는 말 7

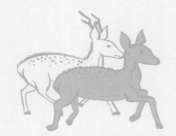
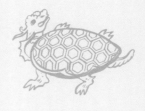

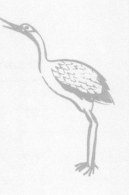
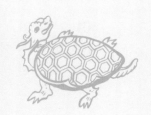

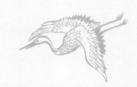
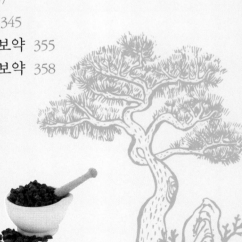

chapter 1

소화기 질환

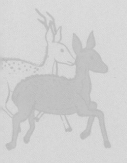

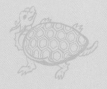

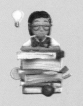

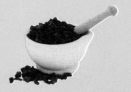

배에 가스가 가득 찼어요!
배가 아파서 공부를 못하겠어요
안 그래도 바쁜데 웬 설사?
며칠이나 화장실에 못 갔어요
가슴이 답답하고 입맛이 없어요
차만 타면 멀미를 해요
입냄새 때문에 말을 못 하겠어요

01
배에 가스가 가득 찼어요!

평소에 배가 더부룩하고 입맛이 없어 고생하던 사람이 식인종 친구를 만나 음식을 대접받았다. 그는 그토록 맛있는 음식을 먹어 본 적이 없었다. 그렇게 맛있는 음식이 있으리라곤 꿈도 꾸지 못했었다. 떠날 때가 되었을 때그가 식인종에게 물었다.

"이 음식은 기가 막히군. 이렇게 맛있게 먹어 보기는 처음이야. 다음에 올 때도 이런 음식을 먹을 수 있을까?"

식인종이 말했다. "그것은 곤란한데…. 마지막 마을 사람이거든!"

음식을 적당히 먹었는데도 공부를 하려고 하면 배에 가스가 차고 헛배가 부르는 경우가 있다. 그래서 트림이 자주 나오며 배가 더부룩하여 공부하기가 불편하다. 쉬 피로하고 짜증이 나며 매사에 의욕이 없

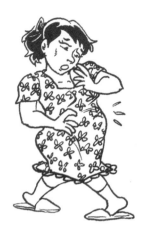

다. 가끔 머리가 무겁고 아프다.

명치 부분에 압박감, 불쾌감을 느끼며 초기에는 식후에만 이러한 증상을 나타내나 심해지면 언제나 증상이 가시지 않고 공복감을 느끼지 못한다. 그리고 억지로 먹으면 메스껍고, 구토를 하며 위에 통증을 느낀다. 그리고 식욕이 감퇴된다. 또한 병에 대한 불안감 때문에 우울증에 걸리기 쉬우며 속이 불편해서 불면증에 걸리기 쉽다.

++ 원인

이러한 증상은 위장과 비장의 기능이 떨어져서 나타난다. 한방에서는 위장이 모든 내장 장기 중에 중추적인 역할을 한다고 생각한다. 그래서 위장이 나빠지면 더불어 다른 장기의 기능이 쉽게 허약해지며 질병에 대한 저항력이 많이 약해진다. 배에 가스가 차고 헛배가 부르는 것은 기가 허하고 냉해서 생기는 위한증과 위에 열이 많아서 생기는 위열증, 크게 두 가지로 구분된다. 소화 질환의 원인은 체질에 따라 이

두 가지로 크게 구분할 수 있다. 그런데 수험생 모두는 심한 스트레스를 받기 때문에 체질에 상관없이 신경성 위염이 많다.

위한증과 위열증

++ 증상

보통 손발이 차갑고 추위를 잘 타고 차가운 음식을 싫어하는 음성체질은 속도 역시 냉하기 쉽다. 그러한 사람이 위장 기능이 떨어져 배에 가스가 차고 헛배가 부르는 경우를 위한증이라 한다. 자연의 법칙상 차가우면 움츠러들고 활동량이 떨어지는 것과 마찬가지로 음성 체질의 사람은 차가운 음식을 먹으면 위장의 기능이 떨어지고 음식물이 잘 내려가지 못하며 소화가 안된다. 식전이나 밤이 되면 증상이 심해진다. 배가 사르르 아팠다가 괜찮아지곤 하는데, 또한 따뜻한 아랫목에 배를 지지는 것을 좋아한다.

이에 반해 위열증은 열성 체질의 수험생에게서 나타난다. 열성 체질은 얼굴에 여드름이 많고 눈이 가끔 아프며 몸에 열이 많아 차가운 음료수를 좋아한다. 위열증이 있는 수험생은 음식을 먹고 나면 배가 부글부글 끓는 것 같은 느낌을 받으며 트림 냄새가 심하다. 또한 입에서 구취가 난다. 위한증에 비해서 위열증은 식욕이 왕성하다. 위열증과 위한증 모두 양방 병명으로 위염이라고 진단받을 수 있다. 위염이라고 진단받은 사람들은 본인의 체질이 음성 체질인가 양성 체질인가 판단해야 한다. 음성 체질이면서 위한증으로 생기는 더부룩한 증상은 더운 약재를 써야 낫는다. 위열이라는 증상은 '위산 과다'증상과 비슷하다. 위산이 많으면 속이 쓰리고 속이 부글부글 끓는 증상을 호소하게 된다.

++ 치료법

위한증이 원인이 되어 배에 가스가 찰 때에는 따뜻한 성분의 약을 써야 한다. 황기, 육계, 오수유 같은 약은 손을 따뜻하게 해 주는 약효가 강하다. 탕약으로는 가미보중익기탕이나 황기건중탕을 쓴다. 집에서는 백작약 10g, 육계 5g, 황기 5g을 1 *l* 용 주전자에 넣고 끓여서 수시로 마시는 것이 좋다. 위열증이 원인이 되어 배에 가스가 차며 소화가 안 될 때에는 열을 내려 주는 차가운 약재를 써야 한다. 사삼, 맥문동, 생지황 같은 약은 위열을 풀어 주는 좋은 약재이다. 사삼과 맥문동 각각 10g씩에 인삼 5g을 섞어서 물 1 *l* 를 넣고 끓여 차같이 마시는 것이 좋다. 인삼을 같이 쓰는 이유는 약이 너무 차지 않게 중화시키며 기운을 보충시킬 목적이다.

탕약으로는 가미일관전이 좋다. 위열이나 위한증을 고치면서 보약이 될 수 있는 좋은 약재로는 쌍보단 종류가 많다. 보중 쌍보단은 음성 체질에 좋고 청열 쌍보단은 양성 체질에 좋다.

신경성 위염

다섯 살 난 어린 소년이 그의 선생님에게서 질문을 받았다.

"너의 여동생은 이제 말하기를 배웠느냐?"

그 소년이 말했다.

"예, 말하기를 배웠습니다. 그런데 말하기 시작하면서 저를 너무 피곤하게 만들고 있습니다. 그래서 이제 저는 그 아이에게 조용히 하도록 가르치고 있어요."

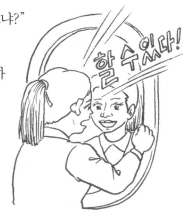

이와 같이 어린아이도 동생이 하는 말들에 대해서 가끔씩 귀찮아한다. '좋은 말도 세 번 이상 들으면 듣기 싫다'라는 말이 있다. 하물며 시험에 대한 걱정과 근심 속에 마음이 지쳐 있는 수험생들에게는 부모님과 주변 사람들의 관심과 격려의 말이 짐이 되곤 한다. 때로는 깊은 애정을 가지면서 침묵을 지켜 주는 것이 보약일 수 있다.

++ 증상

신경성 위염은 배가 더부룩하고 가스가 차며 신경을 조금만 써도 이러한 증상이 더 심해진다. 신경이 예민해져서 조그만 일에도 화를 자주 낸다. 특히 시험 시기가 되면 이러한 증상은 훨씬 심해져 밥맛이 없으며 식사를 조금씩밖에 못 한다. 가슴이 답답해져 조금만 먹어도 체한 것 같은 기분을 느낀다.

++ 치료법

신경성 위염의 경우 약을 쓰는 것은 신경이 피곤하지 않게 영양분을 공급한다는 차원이다. 신경이 예민해지면 기가 잘 맺히고 막힐 수 있다. 이를 '기가 막힌다'라고 한다. 그래서 신경이 예민한 사람은 맺힌 또는 막힌 기를 소통시키는 치료를 하는 것이 우선이다. 그리고 안심(安心), 진정 작용이 있는 약물을 같이 투여한다.

반하, 진피, 복령은 맺힌 기를 풀어 주는 역할을 한다. 그리고 산조인, 원지, 석창포 등은 진정, 안심 작용이 있다. 이러한 두 종류의 약재를 잘 복합하여 쓸 때 효과가 탁월하다. 대표적인 약재로는 보심 청뇌탕, 보심환 등이 있다.

신경성 위염에 가장 좋은 처방은 주변에서 편안하게 만들어 주며 수험생 또한 편안하게 공부하는 마음을 유지하는 것이다. 사실 공부는 즐거워서 해야 되는 것이다. 누가 시킨다고 해서 공부를 한다면 얼마나 마음이 불편하겠는가? 수험생 스스로 공부에 임할 때는 즐거운 생각을 자기 암시를 통해서라도 가지는 것이 좋다.

우리 마음의 의지는 낱말, 단어를 반복함으로써 강해지고 평정을 유지한다. 즉 '나는 할 수 있다', '나는 수학을 정복할 수 있다', '나는 영어를 유창하게 할 수 있다'라는 확신에 찬 신념의 목소리를 거울을 보면서 10번씩 매일 크게 외친다.

그런 신념에 찬 마음으로 공부에 임하라. 그리고 공부를 할 때는 공부 그 자체에만 몰두하라. '잘 해야 되겠다', '꼭 어디까지 끝내야 한다'라는 마음을 버려라. 맑은 물처럼 고요한 평정의 마음에서 공부를 하라. 이것이 신경이 예민한 수험생에게 꼭 필요한 마음의 자세, 마음의 치료법인 것이다.

++ 음식

감자를 갈아 그 녹말을 약으로 쓰는 경우가 많다. 감자의 생녹말 요법은 위염 치료에 효과가 뛰어나다. 감자의 껍질을 깎아 낸 뒤 강판에 갈아 컵에 담아 놓으면 앙금은 밑으로 가라앉고 위로는 붉은 물이 뜬다. 이 때 윗물은 버리고 앙금만을 긁어 아침마다 빈속에 먹으면 위염 치료에 효과가 있다. 아침에 바쁘고 입맛이 없어서 그냥 가는 경우 한 컵씩 마시게 하는 것이 좋다.

음성 체질에는 마늘을 먹는 것이 좋다. 마늘을 간장이나 식초에 담궈 두었다가 2~3개월 지난 후에 물에 씻어서 냄새를 없앤 뒤 하루에 3~4개씩 먹인다. 양성 체질에는 보리에 물을 주어 싹을 틔운 엿기름을 삶아 그 물을 먹인다. 식혜를 만들 때 밥알의 분해 작용을 하는 것이 엿기름이다. 이 엿기름을 한방에서는 '맥아'라 한다. 보리는 성분이 차기 때문에 양성 체질의 사람에게 좋다. 「동의보감」에 엿기름은 음식물이 소화되지 않고 그대로 위에 남아 있거나 만성 위장 질환으로 그득하게 부어오른 배를 내려 주는 작용을 한다고 했다.

모든 음식을 골고루 섭취할 때는 양성, 음성 체질을 구분할 필요가 없다. 왜냐하면 음식 자체의 서로 다른 성분들이 중화 작용을 하기 때문이다. 하지만 음식이나 한방약 한 가지를 선택해서 차같이 달여 마실 때는 음성 체질, 양성 체질을 구분하는 것이 좋다. 어느 증상에 어느 한방약이 좋다는 식으로 계속 그 약만을 쓴다면 부작용이 날 수 있다.

++ 운동

누워서 손바닥으로 윗배를 문지르며 위장을 풀어 준다.

① 앉거나 눕는다.

② 양 손바닥을 서로 깍지끼어서 명치에서부터 배꼽까지의 부위를 쓸어 내려 준다.

③ 하루에 2회 하되 1회 할 때마다 50번 반복한다.

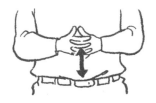

④ 평소에 잠을 잘 때 두 손을 깍지끼어 윗배에 올려 놓고 잠을 자는 습관을 들인다. 그 이유는 손바닥의 기가 뱃속을 풀어 주기 때문이다.

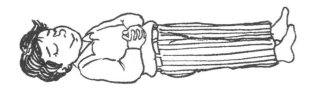

치료사례

1. 17세의 여자 수험생

ㅇ 증상

평소에 식사를 많이 못 할 뿐 아니라 시험 때만 되면 입맛이 없어지고 기운이 없어 고생했다. 음식을 조금만 먹어도 배에 가스가 차고 더부룩했다. 냉도 많으며 자주 피곤해했다. 대표적인 음성 체질이며 위한증에 의한 위염이었다.

○ 치료법
더운 약재인 인삼, 부자, 육계, 오수유를 보중익기탕에 가미하여 2개월간 먹게 하니 증상이 좋아졌다. 집에서는 평상시에 진피 10g, 인삼 5g을 끓여서 차같이 마시게 했다.

2. 18세의 여자 수험생

○ 증상
평상시에 신경이 예민한데다 시험 때만 되면 소화기 질환이 심해졌다. 불안, 초조한 증상 때문에 잠을 이루지 못하고 자주 깼다. 공부는 잘 했으나 그 성적을 유지하기 위해서 평소에 신경이 날카로워 있는 학생이었다.

○ 치료법
마음의 평정을 찾아 주는 호흡법과 명상법을 지도했다. 한편 약재로는 보심환과 보심청뇌탕을 2개월간 먹게 하였다. 그 후에는 증상이 많이 좋아져 시험 볼 때도 도움이 되었다고 한다.

도움말

종류	신경성 위염	위한증	위열증
원인	시험으로 인한 스트레스, 주변의 지나친 관심과 기대 등으로 신경이 예민한 상태	속이 냉한 상태에서 찬 음식을 먹거나 신경을 많이 써서 생긴 경우	속에 열이 많이 쌓여 생긴 경우
증상	신경을 조금만 써도 가스가 차고 배가 더부룩한 증상이 심해짐. 신경이 예민해서 조그만 일에도 화를 자주 냄. 불안하고 초조하며 깜짝깜짝 잘 놀람. 꿈을 잘 꿈.	속이 냉하고 소화가 안됨. 배에 가스가 차고 헛배가 부름. 찬 것, 찬음식을 싫어함 뜨거운 방바닥에 배를 깔고 누워 있기를 좋아함.	얼굴에 여드름 같은 것이 자꾸 남. 속이 더부룩하고 가스가 차며 부글부글 끓는 것 같은 기분. 평소에 입이 자주 마르며 찬물을 좋아함. 가끔가다 변비.
주요 약재	보심청뇌탕, 보심환, 보심쌍보단	배를 따뜻하게 하는 부자, 육계, 오수유 같은 더운 약재탕으로는 가미보증익기탕, 황기건증탕. 좋은 약재로는 보중쌍보단.	배를 풀어 주는 차가운 약재인 사삼, 생지황·탕으로는 위열이 심한 경우는 방풍통성산, 일반적인 경우는 가미일관전. 좋은 약재로는 청열쌍보단.

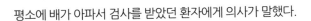

02
배가 아파서 공부를 못하겠어요

평소에 배가 아파서 검사를 받았던 환자에게 의사가 말했다.

"나는 나쁜소식과 그보다 더 나쁜 소식을 전하려고 합니다. 나쁜 소식은 당신이 위암 때문에 배가 아픈 것이며 24시간 밖에 살지 못한다는 것입니다."

환자가 "오, 안돼!"하며 탄성을 질렀다. 그리고 조금 후에

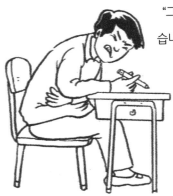

"그런데 그것보다 더 나쁜 소식이 있을 수 있습니까?"

하고 환자가 물으니 의사가 대답했다.

"사실 나는 이 사실을 어제부터 전하려고 했거든요."

특별한 병 없이 공부를 하다가 배

가 아플 때가 많다. 이럴 때 수험생은 공부의 능률이 떨어진다. 공부를 하다가 배가 아픈 경우를 한의학적으로 나누어 보면 한성, 열성, 신경성 복통이나 위궤양으로 인한 복통이 있다.

한성 복통과 열성 복통

++ 증상

자연의 원리상 추우면 움츠리게 된다. 마찬가지로 장이 냉하면 장의 움직임이 둔화되어 음식물이 소화가 되지 못한 상태에서 그대로 내려오게 된다. 위장에서 소화되지 못한 음식물이 장으로 내려오면서 배가 사르르 아프거나 혹 설사를 하게 된다. 이것이 한성 복통의 증상이다. 배가 전체적으로 아프며, 아팠다가 안 아팠다가 하는 증상이 반복적으로 일어난다. 뜨거운 물을 마시면 통증이 감소되며 통증 부위를 누르면 오히려 시원하게 느껴진다. 이러한 증상은 주로 체질이 음성이거나 찬 음식과 음료수를 많이 먹었을 경우에 생긴다. 평소에 손발이 차면서 입술이 창백한 음성체질의 수험생은 가급적 찬 음식과 음료수를 먹지 않는 것이 좋다.

날씨가 더우면 늘어지고 수분이 잘 증발되며 음식물이 빨리 부패하게 된다. 그렇듯이 장에 열이 많은 사람은 장이 늘어져 염증이 생기게 되고 복통이 일어난다. 장의 수분이 증발되어 변비가 생길 수도 있다. 장 안에 노폐물이 쌓이고 이것이 썩어서 입에서 냄새가 나게 된다. 그러므로 열성 복통은 복통이 일어날 때 장내의 독소 때문에 급성적으로 일어나며 통증이 심하다. 변비가 생기는 경우가 많으며 통증 부위를 누르면 더 아프다. 트림을 할 때 냄새가 심하며 구토도 간혹 있다. 이러한 복통은 체질이 양성이거나 매운 음식을 많이 먹거나 간혹 술을 먹었을 때 일어난다. 평소에 손발이 뜨겁고 입술이 마르며 얼굴이 붉거나 여드름이 많은 양성 체질의 수험생은 가급적 매운 음식, 술은 먹지 않는 것이 좋다.

++ 치료법

장이 냉해서 생기는 한성 복통은 뜨거운 물을 마시고 배에 열찜질을 하면 좋다. 근본적으로 치료하려면 배를 따뜻하게 해 주는 약물을 복용한다. 약재로는 인삼, 황기, 건강, 부자, 오수유 같은 약재가 있다. 처방으로는 일반적으로 가미보중익기탕, 가미사군자탕을 쓴다. 심한 경우에는 이중탕, 부자이중탕, 오수유부자이중탕이 있다. 단방약으로는 생강을 바짝 말린 건강 10g을 1ℓ 주전자에 넣고 달여서 수시로 마신다.

장에 열이 있어서 생기는 열성 복통은 열을 빼 주는 치료를 한다. 약재로는 황련, 생지황, 석고, 치자, 황금, 맥문동 같은 것이 있다. 처방으로는 가감사심탕, 가감방풍통성산 등이 있다. 단방약으로는 생지황, 맥문동 10g씩을 1ℓ 주전자에 넣고 달여서 차같이 마신다.

++ 음식

한성 복통에는 감자를 갈아서 그 즙을 먹게 한다. 감자의 전분은 위벽을 발라 주는 약효가 있다. 또한 감자는 따뜻한 음식이다. 맥주를 마실 때에 감자하고 먹으면 술기운이 빨리 깨는데 그 까닭은 맥주가 차가운 성질의 보리로 만들어지기 때문이다. 또 생강, 마늘, 파, 귤, 딸기, 호박, 두부, 깻잎, 들깨 등이 좋다. 단, 생강과 마늘은 날로 먹게 되면 자극이 강하여 속을 버리기 쉽기 때문에 반드시 익혀서 먹어야 한다.

열성 복통은 보리밥이 좋다. 보리는 추운 겨울에 난다. 그래서 보리는 찬 성질이 있다. 우리가 여름철에 보리밥을 먹는 것은 보리의 찬 성질을 빌어서 여름철 더위를 견디는 생활의 지혜이다. 녹두, 배, 참외, 수박, 메밀묵 등이 열성 복통에는 좋다.

신경성 복통

유난히 시험에 대한 압박감과 스트레스를 더 많이 받는 수험생이 있다. 시험은 어떠한 사회 생활에도 느껴 보지 못한 경쟁감을 느끼게 한다. 그러므로 일반인보다 수험생이 경쟁감으로 인한 스트레스를 더욱 많이 받게 된다. 부모의 격려는 오히려 짐이 될 수가 있고 옆좌석에 앉은 짝꿍이 시험을 잘 보면 그것 때문에 밤잠을 설칠 수가 있다. 요즘에 '교환 일기'라는 것이 수험생 사이에서 퍼지고 있다. 수험생이 겪는 내면의 갈등을 적나라하게 적어 놓은 일기이다. 그 일기를 친구들끼리 돌려 보면 마음의 위안을 찾는 경우가 많다. 그 일기 속에는 선생님에 대한 원망과 부모에 대한 서운함이 자세하게 묘사되어 있다. 어떤 일기 속에는 욕까지 적어 놓고 화풀이를 한다. 이것을 우연히 본

부모가 충격을 받고 반성했다는 사례도 있다.

++ 증상

팔꿈치 안쪽을 손가락으로 누르면 아프다. 이러한 증상을 호소하는 사람은 복통도 나타날 수 있다. 또한 신경성 복통은 피로감을 느끼고 명치 부위에 통증을 느낀다. 목에 가시 같은 것이 걸린 듯한 느낌을 받는다. 양쪽 젖가슴 사이(전중혈)를 누르면 통증이 있다. 공부에 신경쓰지 않으면 배가 아프지 않다. 이러한 복통이 일어나는 까닭은 시험으로 인한 과도한 스트레스로 인하여 간에 피로 물질이 쌓여 해독이 되지 못하여 위장 기능이 떨어지기 때문에 생긴다. 일반적으로 신경이 예민하거나 스트레스가 많이 쌓여 생긴 이유 없는 복통은 모두 신경성 복통이라고 보아도 무리가 아니다.

++ 원인

한방 원리상 신경을 많이 쓰게 되면 생체 에너지인 '기'가 막힌다. '기'의 통로를 '경락'이라고 하는데 그 중 공부를 하면서 신경을 많이 쓰게 되면 '심포경'이라고 하는 기의 통로가 막힌다. '심포(心包)'란 마음의 기운을 담는 주머니'란 뜻이다. 마음에 무슨 주머니가 있겠느냐만은 사실 마음에 작용하는 에너지가 가장 많이 전달할 수 있는 통로인 심포경은 다음과 같은 통로를 거친다.

심포경은 가운데 손가락에서 시작하여 팔의 안쪽을 통과하고 겨드랑이를 지나 가슴의 정중앙인 전중혈에서 기의 통로가 끝난다. 그러므로 신경을 많이 쓰게 되면 이러한 통로중의 일부분에서 통증이나 뻐근함이 느껴지게 된다. 특히 가슴의 정중앙인 전중혈과 명치 끝은 심포의 반응이 잘 나타나는 부위이다. 이 부위가 아프면 '내가 신경을 많이 쓰는구나'하고 생각해도 된다.

++ 치료법

스트레스로 인한 신경성 복통은 스트레스로 인한 간과 심포의 부담을 풀어 주는 치료를 한다. 약재로는 시호, 치자, 박하, 향부자, 소엽, 반하, 진피 같은 것이 있다. 처방으로는 가미소요산, 가미분심기음, 가미사칠탕 계통의 약을 쓴다. 마음을 안정시키는 명상도 하고 가벼운 운동 요법도 곁들이는 것이 좋다. 단방약으로는 향부자, 진피를 같이 10g씩을 1*l* 주전자에 넣고 달여서 차같이 마신다.

- 전중혈
- 명치
- 배꼽
- 기해

++ 한방약

신경성 복통은 특별하게 권할 만한 음식은 없지만 약물로는 '백복신'이 좋다. 백복신 10g씩을 갈아서 물을 1*l* 붓고 끓인 물로 밥을 지어 먹이면 좋다. 백복신은 머리를 맑게 하며 마음을 안정시키는 진정 작용이 강하다. 소나무의 뿌리에 기생하여 자라는 버섯의 일종을 '복령'이라고 한다. 이 복령의 핵심부를 '백복신'이라 한다. 우리 나라에는 예로부터 소나무를 십장생 중의 하나로 꼽을 정도로 소중하게 여겨 왔다. 우리 나라 어디에서도 쉽게 발견할 수 있는 나무는 소나무다. 소나무의 푸르름을 선비의 드높은 기상과 접맥시켜 산수화에 즐겨 그리는 화풍이 예로부터 많았었다. 그러한 소나무의 정기가 뭉쳐서 만들어진 것이 바로 백복령이며 그 중에서도 핵심이 백복신이다. 소나무의 푸르고 맑은 기상처럼 수험생의 머리를 맑게 해 주며 뇌의 피로 물질을 밖으로 배출시키는 대표적인 약재가 백복령과 백복신이다.

시중에는 이러한 백복령과 백복신이 가짜로 유통되는 경우가 많은데 진짜를 구해서 써야 한다. 진품을 사용하려면 백복령과 백복신이 통째로 들어 있는 것을 구입하여 직접 절단해서 써야 한다.

수험생의 머리를 맑게 해 주고 스트레스를 풀어 주는 대표적인 약으로 '천왕보심단'이 있다. 천왕보심단에 들어가는 약재 가운데 백복신과 몇 가지 약물을 진품으로 사용하여 쓸 경우 탁월한 효과가 있다. 옛날 선비들은 과거 시험을 볼 때 직접 약재를 캐서 본인이 스스로 약을 만들어 복용하는 경우가 많았다. 이것은 과거 시험을 대비하여 암기력을 키우려는 노력의 일환이었다. 주자가 독서할 때 먹었다고 하는 주자 독서환도 바로 그런 약이다.

궤양성 복통

++ 원인

궤양성 복통은 위에서 설명한 복통들이 심해져 위가 헐어서 생기는 복통을 말한다. 맵고 짠 음식을 자주 먹고 불규칙하게 밥을 먹는 등의 잘못된 식생활 습관이 오랜 시간 지속되어 생긴다. 심하면 구토를 하는 경우도 있고 트림과 신물이 자주 올라온다. 불로 지지는 듯한 통증이 생긴다. 위 내시경상 위벽에 염증이 심하기 때문에 이런 증상들이 나타나면 전문의에 검진을 한번 받아 보는 것도 좋다.

++ 치료법

장이 헐어서 생기는 궤양성 복통은 먼저 식사 습관과 음식을 조절하는 것을 위주로 한다. 음식을 먹을 때는 꼭꼭 씹어 먹고 밥을 물에 말아 먹지 않는 것이 좋다. 밥을 물에 말아 먹으면 물이 위액을 씻어 내리기 때문에 오히려 소화가 잘 안 된다. 또 밥을 고추장에 비벼 먹으면 아주 안 좋다. 위장이 헐어서 염증이 생겨 위기능이 약해지기 때문이다. 이러한 위기능을 일시적으로 활동시키기 위해서 매운 음식을 먹고자 하는 생리 작용이 있다. 그래서 위벽이 헐은 사람일수록 매운 것을 먹으려고 한다. 그러나 이것은 위의 염증을 더욱 악화시킨다.

이를 치료하기 위한 약재로는 오적골(오징어뼈), 패모, 황기, 작약, 백급 등이 있다. 오징어뼈는 헐어 버린 위벽을 메워 주는 약효가 있다. 처방으로는 가미오패산, 황기건중탕 등이 있다. 단방약으로는 오징어뼈, 패모를 같이 10g 씩 1ℓ 주전자에 넣고 달여서 차같이 마신다.

궤양성 복통은 너무 차거나 너무 매운 음식을 조심하고 식사를 규칙적으로 해야 한다.

++ 운동

신경성 복통은 양젖꼭지 가운데인 전중혈과 명치끝을 손바닥으로 40~50회 문지르면서 쓰다듬는데 방향은 시계 방향으로 한다. 또한 손끝으로 전중혈과 명치를 두드린다.

한성 복통과 열성 복통은 장의 운동을 원활하게 하는 운동을 해야 하는 데 그 방법으로는 배가 더부룩하고 가스가 찰 때의 운동법과 같다.

● 누워서 손끝으로 가슴 문지르기

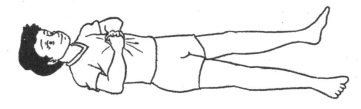

● 손바닥으로 배를 문지르며 장 풀기

손바닥으로 아랫배를 시계 방향으로 깊숙하게 쓸면서 장을 푼다.

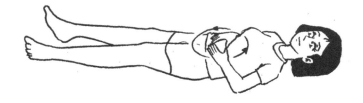

● 손끝으로 장 풀기

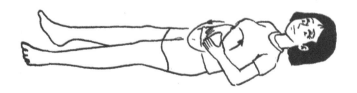

치료사례

나이 18세의 수험생

○ 증상

얼굴이 창백하고 설사가 나오며 기운이 없어서 공부가 안 되어 내원했다. 배가 은은히 아프고 간헐적으로 통증이 왔다. 피곤하여 아침에 일어나기도 힘들다고 하였는데 필자가 복진을 하여 눌러 보니 통증이 사라지고 오히려 시원하다고 하였다. 진단 결과 한성 복통이었다. 한성 복통이 심해서 허리까지 아픈 학생이었다.

○ 치료법

장을 데워 주고 소화를 잘 되게 하는 육계, 오수유, 산사, 목향, 사인을 가미한 보중익기탕을 2개월 복용시켰다. 냉성 질환에 좋은 뜸을 중완, 하완, 기해혈에 간접구를 했다. 간접구 방법은 생강을 잘라서 혈자리 위에 올려 놓고 쑥을 떴다. 쑥 기운이 생강 기운의 힘을 빌어 피부에 흡수되면서 더 큰 효과를 나타낸다. 처음에는 효과가 더디 나타나다가 1개월 후부터 피로 증상이 없어지고 배와 허리의 통증이 없어졌다.

도움말

종류	한성 복통	열성 복통	신경성 복통	궤양성 복통
원인	음성 체질과 찬음식을 과식	양성 체질과 맵고 뜨거운 음식을 과식	스트레스를 많이 받음	맵고 짜고 차가운 음식을 자주 먹고 식사 습관이 불규칙함
증상	사르르 아픈 복통 간혹 설사함. 뜨거운 물을 마시면 통증 감소함. 통증 부위를 누르면 시원함.	급성적으로 일어나는 복통 혹은 변비. 통증 부위를 누르면 아픔. 트림을 할 때 냄새가 심함. 간혹 구토.	피로감을 많이 느끼고 명치부 통증. 목에 가시같은 것이 걸린 것 같은 기분. 젖가슴 사이 전중혈을 누르면 아픔, 신경 쓰지 않으면 안 아픔.	트림과 신물이 자주 올라옴. 간혹 구토. 불로 지지는 듯한 심한 통증.
치료법	인삼, 황기, 건강, 부자, 오수유, 가미사군자탕, 가미보중익기탕	황련, 생지황, 석고, 치자, 황금, 맥문동, 가감사심탕, 가감방풍통성산	배를 풀어 주는 차가운 약재인 사생, 생지황. 탕으로는 위열이 심한 경우는 방풍통성산, 일반적인 경우는 가미일관전 좋은 약재로는 청열쌍보단	오적골, 패모, 황기, 작약, 백급, 가감오패산, 황기건중탕

03

안 그래도 바쁜데 웬 설사?

만성 설사로 고생하여 초죽음이 된 두 친구가 우연히 길거리에서 만났다. 그 중 한 친구의 첫인사가 다음과 같았다. "너는 잘 있는데, 나는 요즘 잘 있니?"

설사는 어떻게 보면 변비보다도 고통스러울 수가 있다. 음식을 먹자마자 화장실에 달려가야 되고 자주 반복되는 설사에 탈진하게 된다. 이 때문에 수험생은 무기력해지고 공부에도 막대한 지장을 받는다.

++ 원인

설사란 먹는 것과 마시는 것이 소변과 대변으로 제대로 분리가 되지 않고 한꺼번에 대변으로 나오는 것을 말한다. 이것이 계속 되면 힘

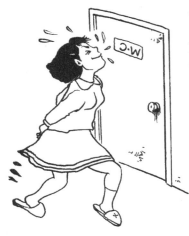

이 빠짐은 물론 나중에는 장이 밖으로 빠져나와 피와 농이 대변에 섞여 나오기도 한다. 이것이 치질이다. 이 치질은 고치기도 힘이 들어 아주 골치가 아픈 병이다. 미리 설사를 치료하여 치질이 되지 않도록 예방하여야 할 것이다.

위는 솥에 비유할 수 있다. 그 솥을 찌는 아궁이는 물론 단전이다. 단전이란 생명의 기운이 뭉쳐 있는 장소를 말한다. 솥이 닳거나 펑크가 나든지 아궁이 불이 꺼지든지, 아니면 익지 않은 음식이 들어왔든지 하는 것 등이 솥에서 음식을 익지 않게 하는 원인이다. 이것이 바로 위에서 음식이 익지 않고 일어나는 여러 질환에 비유할 수 있다. 솥이 닳은 것이 곧 위염이나 궤양이다. 솥이 펑크가 나는 것은 위천공이다. 아궁이 불이 꺼지는 것은 위하수나 위무력증이다. 익지 않는 음식이 들어온 것은 바로 식중독과 같은 질환일 것이다. 설사는 이런 여러 질환에 의해 복합적으로 일어나는 것이다. 한방에서는 설사의 원인을 여러 가지로 구분한다. 열설, 한설, 스트레스성 설사, 오경설이 그것이다. 그러면 원인별로 설사를 알아보기로 하겠다.

열설과 한설

++ 증상

평소에 맵고 기름진 음식을 자주 먹으면 위라는 솥에 막대한 부담을 주고 그러면 위라는 솥이 닳아 염증을 불러일으켜 소화에 막대한 지장을 준다. 그렇게 되면 소화가 제대로 안 된 음식이 그대로 장에 내려와 장에서 수분과 음식물을 분별하지 못한다. 그러면 설사가 되는데 이것을 열설(熱泄)이라고 한다. 열설은 열성 체질의 수험생들에게 많이 나타나는데, 설사의 냄새가 지독하고 변을 볼 때 항문 주위가 뜨거움을 느낀다. 변을 보고 나서도 배가 아프면서 기분이 찝찝하다. 한설에 비해서 통증이 심하다.

평소에 찬 음식을 자주 먹으면 위에 음식물을 익히는 기능이 떨어진다. 또한 음식물은 전혀 소화되지 않은 채로 장으로 내려와 설사가 되는데, 이것을 한설이라고 한다. 한설은 한성 체질의 수험생에게서 잘 나타난다. 먹은 음식을 그대로 싸 버리고, 싸고 나면 시원함을 느낀다. 물설사가 나오는데, 열설사에 비해 냄새가 그리 독하지는 않다.

++ 치료법

열설에는 열을 식히는 약재를 쓰는데, 황금, 황련, 저령, 택사, 차전자 같은 것이 있다.

처방으로는 가감황련해독탕, 가미황금탕 등이 있다. 저령과 택사, 차전자는 오줌을 잘 빼 주는 약이다. 오줌이 설사와 무슨 상관이 있느냐고 반문할 수가 있는데, 오줌으로 잘 안 빠지니 대변으로 나와서 설사가 되는 것이다. 그럴 때 오줌으로 물을 빼 주면 설사가 줄어든다. 실제로 심한 설사는 대부분 이런 방법으로 치료한다. 단방약으로는 차전자 10g을 1ℓ 주전자에 넣고 달여서 차같이 마신다.

한설은 장을 따뜻하게 하는 인삼, 황기, 건강, 부자, 오수유, 육계 등의 약재를 쓴다.

처방으로는 가미보중익기탕, 가미사군자탕을 쓰고 심한 경우에는 이중탕, 부자이중탕, 오수유부자이중탕이 있다. 단방약으로는 인삼, 건강을 같이 10g씩 1ℓ 주전자에 넣고 달여서 차같이 마신다. 부자와 오수유는 예로부터 독한 약의 대명사로 불리는 약이다. 부자를 잘 쓰면 명의이고 잘못 쓰면 크게 사람을 잡게 된다. 부자는 매우 열성이 강한 성질의 약이다. 그러므로 환자가 얼마나 냉한지를 정확히 잴 수 있어야 제대로 용량을 정할 수 있다. 단방약으로 복용하기에는 무리가 있는 약재이다.

스트레스성 설사

++ 증상

수험생의 신경이 예민하거나 시험으로 인한 과도한 스트레스 때문에 장의 기능이 무력해지면 음식이 수분과 분리가 안 되어 설사가 되는데, 이것을 스트레스성 설사라고 한다. 증상으로는, 신경을 쓰는 일이 있을 때마다 설사가 나오는데 변비와 설사가 왔다갔다 하는 것을 볼 수 있다. 변을 누고 나서도 뒤가 무지근한 것이 시원한 느낌을 받지 못한다. 하루에도 여러 차례 화장실을 들락거린다.

++ 치료법

스트레스성 설사(과민성 대장 증후군)에는 스트레스로 인해 정체된 기를 풀어 주는 치료를 위주로 한다. 약재로는 향부자, 용안육, 산조인 등이 있다. 가미귀비탕, 팔공단(육공단에 육계 같은 더운 약을 쓴 것), 가미소요산 등이 있다. 단방약으로는 향부자와 산조인을 같이 10g씩 1 l 주전자에 넣고 달여서 차같이 마신다. 산조인은 생것으로 먹으면 잠이 안오고 볶아서 복용하면 잠이 잘 오게 된다. 아주 묘한 약재이다.

오경설

++ 증상

아래에서 아궁이가 꺼져 불이 없는데, 위에서 솥이 음식을 익힐 리가 만무하다. 이 아궁이의 역할을 하는 것이 우리 몸에 있는 단전의 기운이다. 이것을 한방에서는 명문화 또는 단전의 원기라고 한다. 단전의 기운이 약해지면 아궁이의 불이 약해 음식이 잘 익지 않으니 장으로 음식이 그대로 내려와 설사가 된다. 이것을 새벽 설사, 아침 설사인 오경설이라고 한다. 오경설은 원래부터 몸이 허약하거나 과도한 자위 행위로 말미암아 양기가 손상된 사람에게 생긴다.

양의학에서는 적당한 자위 행위는 인체에 이롭다고 하는데, 실제로는 그렇지 않다. 현대 과학적으로는 정액이 단순히 단백질 덩어리일수는 있지만 한방적으로는 인체의 생명의 기운이 응축된 것이기 때문에 정액을 배출하면 배출할수록 수명이 단축된다. 이것이 한방의 합리적인 견해이다.

자연의 기운은 저녁이 되면 음기운이 성하고 양기운이 쇠퇴한다. 평소 단전의 기운이 약한 사람은 밤에 음식이 더 소화가 안 되기 때문에그 때 소화가 안 된 사람은 밤 사이 그 음식이 그대로 장으로 내려와새벽이 되면 배출된다. 또 배꼽 아래가 아프고 뱃속이 부글부글 끓다가 설사가 나면 다소 누그러진다. 복부가 차면 더하고 손발이 항상 차고 무기력함이 심하다. 대부분 허리에 은은한 통증을 느낀다.

++ 치료법

오경설에는 양기를 보충하는 약을 쓴다. 약재로는 두충, 파고지, 음양곽, 토사자, 쇄양, 호도 등이 있다. 처방으로는 사신환. 음양쌍보전, 팔공단 등이 있다. 단방약으로는 두충, 파고지를 같이 10g씩 1 l 주전자에 넣고 달여서 차같이 마신다. 두충은 참 재미있는 약재이다. 두충이라는 약재를 손으로 끊어 보면 마치 인대 같은 것이 속에 있어 잘끊어지지 않는다. 두충은 그렇게 생긴 모습만큼이나 우리 몸의 인대를강화하여 허리를 튼튼하게 해 주는 효능이 있는 약재이다.

++ 음식

곳감을 태워 만든 가루를 조금씩 미음에 타서 먹으면 되는데, 이 가루는 각종 설사에 좋다. 태워서 가루로 내는 것이 번거로우면 곳감이나 생강을 그냥 먹어도 좋다. 정상인 사람도 감을 먹으면 변비가 생기므로 웬만한 설사는 감 몇 개로 치료할 수 있다.

++ 운동

기가 허약하거나 태어날 때부터 허약한 체질에서 오는 새벽 설사나 아침 설사는 체내의 양기가 부족해서 생기는 설사이므로 다른 시간대의 설사에 비해서 건강에 악영향을 미친다. 새벽 설사나 아침 설사는 체내의 기를 순환시키지 못하고 밑으로 배설시키는 작용을 하므로 하루 종일 피곤하다. 이러한 설사를 하는 사람은 양기가 부족한 경우이므로 뜸을 권하고 싶다.

우리 인체에서 배꼽 아래의 4~5㎝ 되는 부분을 기해(氣海)라고 한다. 이는 기의 바다라는 뜻인데, 체내의 모든 기가 모여 있는 장소이다. 흔히 말하는 단전이라는 곳과 많이 일치하는 곳이다. 이 부분을 손바닥으로 시계 반대 방향으로 계속 돌려 주기를 40~50회 한다. 그리고 잠을 잘 때 손바닥을 배꼽 아래에 놓고 자는 습관을 기르는 것이 좋다.

○ 증상

아랫배가 차며 손발이 차다. 냉이 약간 흐르며 음식을 먹으면 설사

기운이 있다. 항상 기운이 없으며 피곤해져서 공부 능률이 저하되었다.

O 치료법

전형적인 한설이다. 생강을 얇게 썰어 천추혈과 중완혈에 올려 놓고 쑥뜸을 떴다. 처방으로는 가미보중익기탕을 1개월 복용시켰다. 그 이후 팔공단을 1개월 복용시켜 설사 증상이 개선되어 피곤한 증상이 없어졌다. 그 결과 학업에 의욕적으로 임하게 되었다. 생강을 얇게 썰어 뜸을 뜨는 이유는 생강의 더운 기운과 쑥의 열기를 피부를 통해 흡수시키게 할 목적이었다. 또한 생강 위에 뜸을 뜨므로 피부 상처가 나지 않는다. 뜸은 장이 냉한 사람에게 효과가 좋다. 이 학생은 방학 때 집중적으로 집에서 뜸을 뜨게 했다.

도움말

	열설	한설	오경설	스트레스성 설사
원인	평소에 맵고 기름진 음식을 자주 먹음. 양성 체질의 수험생	평소에 찬 음식을 자주 먹음. 음성 체질의 수험생	원래부터 몸이 허약하거나 과도한 자위 행위로 말미암아 양기가 손상	수험생의 신경이 예민하거나 시험으로 인한 과도한 스트레스 때문에 장의 기능이 무기력해져 음식이 수분과 분리가 안 되어 생김

증상	설사의 냄새가 지독하고 변을 볼 때 항문 주위가 뜨거움을 느낌. 변을 보고 나서도 배가 아프면서 기분이 찝찝함. 한설에 비해 통증이 심함	먹은 음식을 그대로 싸 버리고 나면 시원. 물설사로 나오는데 열설사에 비해 냄새가 그리 독하지는 않음	새벽만 되면 점액 섞인 설사가 나옴. 배꼽 아래가 아프고 뱃속이 부글부글 끓다가 설사가 나면 다소 누그러짐. 복부가 차면 더하고 손발이 항상 차고 무기력함이 심함. 대부분 허리에 은은한 통증	신경을 쓰는 일이 있을 때마다 설사가 나오는데 변비와 설사가 반복. 변을 누고 나서도 뒤가 무지근한 것이 시원한 느낌을 받지 못함. 화장실에 하루에도 여러차례 들락거림
치료법	열을 식히는 약재인 황금, 황련, 저령, 택사, 차전자 처방으로는 가감황련해독탕, 가미황금탕 차전자 10g을 1ℓ 주전자에 넣고 달여서 차 같이 마심	장을 따뜻하게 하는 약재인 인삼, 황기, 건강, 부자, 오수유, 육계, 가미보중익기탕, 가미사군자탕을 쓰고 심한 경우에는 이중탕, 부자이중탕, 오수유부자이중탕을 씀. 인삼, 건강을 같이 10g씩 1ℓ 주전자에 넣고 달여서 차같이 마심	양기를 보충하는 약을 복용하는데 약재로는 두충, 파고지, 음양곽, 토사자, 쇄양, 호도, 사신환, 음양쌍보전, 팔공단, 두충, 파고지를 같이 10g씩 1ℓ 주전자를 넣고 달여서 차같이 마심	스트레스로 인해 정체된 기를 풀어주는 치료를 위주로 하는 약재. 향부자, 용안육, 산조인. 가미귀비탕, 팔공단 (육공단에 육계 같은 더운 약을 쓴 것), 가미소요산, 향부자와 산조인을 같이 10g씩 1ℓ 주전자에 넣고 달여서 차같이 마심

04
며칠이나 화장실에 못갔어요

어떤 사람이 잠시 술집을 떠나는 동안, 그가 술을 다 마시지 않았다는 것을 알리기 위해 다음과 같은 쪽지를 남겼다. "이 맥주잔에는 술이 들어 있습니다." 그런데 그 사람이 돌아와 보니 또 다른 쪽지가 있었다. "그래서 내가 마셨다."

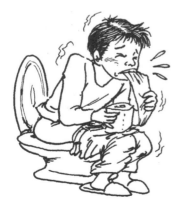

모든 병의 근본 원인이 될 수 있는 것은 변비이다. 옛날부터 어른들은 잘 먹고 잘 자고 잘 싸야 무병 장수한다는 얘기를 하곤 했다.

수험생들이 만성 피로를 느끼며, 머리가 맑지 못하는 근본 원인은 변비이다. 변을 보지 못하고 음식물이 장내에 쌓여서 배출하지 못하게 되면 독소가 발생하게 된다. 그러한 독소가 체내에 돌아다니면서 여러 가지 질환을 일으킨다.

그렇기 때문에 변비가 심한 수험생일수록 얼굴에 여드름이 많고 피부에 종기 같은 것이 생겨 알레르기성 체질이 된다. 공부를 할 때 쉽게 피로하며 집중이 잘 되지 않는다. 한방에서 대장과 폐는 연관성이 많다고 한다. 그래서 대장의 기능이 약해져 변비가 생긴 수험생일수록 호흡기 질환을 일으키기 쉽다. 호흡기 질환이 일어나지 않을 때는 피부 질환이 일어나기 쉽다. 왜냐 하면 폐에 가장 영향을 많이 미치는 인체의 부분은 피부이기 때문이다. 그것을 한방에서는 폐주피모(肺主皮毛)라 한다. 즉, 폐기능이 약하면 피부의 기능도 약해질 수 있다는 것이다. 변비가 만성적으로 있는 사람일수록 알레르기성 피부 질환에 시달리기 쉬운 이유도 여기에 있다. 우리 인체의 외부와 가장 가까이 접하고 있는 부분은 바로 피부이다. 그래서 폐와 피부의 에너지의 통로는 서로 통하고 있는 것이다. 이것이 바로 한방적인 사고이다. 언뜻 봐서는 비합리적인 것 같아도 기실 알고 보면 이것보다 더 합리적인 것도 없다. 한방은 바로 이런 단순하고도 직관적인 사고에서 출발한다.

++ 원인

한의학에서는 폐와 대장을 가을 기운에 비유한다. 가을에는 낙엽이 떨어진다. 이 낙엽이 떨어지는 것은 우리 인체로 보면 대변에 비유할 수 있다. 낙엽도 나무 생장에 필요가 없으니 떨어지는 것이고, 대변도 신진 대사에 필요가 없으니 밖으로 배출하는 것이다. 그런데 우리가 유심히 보면 낙엽이 떨어지지 않고 계속 매달려 있는 나무가 있다. 이런 나무는 거의가 죽은 나무이거나 생기를 잃어 수분이 별로 없는 나무인데 우리의 인체도 마찬가지이다. 떨어지지 않는 낙엽은 변비에 비유될 수 있다. 우리 인체의 대장이 어떤 원인에 의해서이든 수분이 부족해 굳어지면 변비가 된다. 이런 사람들을 보면 대개 피부가 윤택하지 않다. 생명 기운이 막히면 생기를 잃게 마련이다. 우리 인체도 마찬가지이다. 대변이 막히면 그로 인해 소화도 안 되고 또 나이드신 분들은 대장의 기가 흘러가는 통로인 대장 경락쪽으로 통증을, 특히 어깨 부위에 통증을 느끼게 된다. 또 폐로 안 좋은 기운이 흘러들어 그것이 피부에 미치면 피부 질환이 생기게 된다. 이렇듯 우리 몸은 서로 유기체적으로 이어져 있다.

그러면 수험생들의 변비에 대한 구체적인 원인과 증상에 대해서 자세히 살펴보겠다.

수험생들이 걸리기 쉬운 변비로는 열비, 한비, 스트레스성 변비, 혈허 변비가 있다.

열비와 한비

++ 증상
흙을 햇볕에 말리면 딱딱하게 굳어진다. 이것은 흙 속의 수분이 마르기 때문이다. 마찬가지로 대장 속에 열이 많으면 대변은 딱딱하게 굳어지게 된다. 이렇게 되면 대장은 변을 밀어 내기 힘들어지므로 변비가 된다. 이것을 열비(熱秘)라고 한다. 증상으로는 얼굴이 붉게 달아오르거나 여드름이 자주 난다. 몸에는 뾰루지 같은 것이 돋아난다. 혹 변을 보게 되더라도 검은 색의 변이 나오고 냄새가 지독하게 된다. 이것은 타면 검게 되는 이치와 같다. 그리고 혹 대변과 피가 섞여 나오는 경우가 많다. 이것은 장의 열로 염증이 생기고 장벽에 상처가 나서 피가 나오기 때문이다. 그래서 변을 볼 때 항문 주위가 뜨겁고 따가운 느낌이 난다. 그리고 소변색이 누렇게 된다. 대장과 방광은 기운이 서로 연결되어 있으므로 대장에 열이 많이 누적되면 방광에 염증이 생기기 쉽다. 그래서 소변 색깔이 누렇다. 배꼽 양쪽을 누르면 심한 통증이 있다. 혹 두통이 생기기도 한다. 찬물을 자주 먹게 되고 차가운 음식을 먹었을 때 간혹 변비가 풀리기도 한다.

날씨가 추우면 얼음이 얼게 된다. 그리고 우리 몸은 움츠러들게 된다. 그렇듯이 장이 냉한 사람은 장의 움직임이 둔화되고 대변이 굳어져 변비가 된다. 이것을 한비(寒秘)라고 한다. 안색이 창백하고 손발이 차며 입술이 파란 수험생에게서 잘 나타난다. 이런 수험생들은 소화도 안 되고 무기력하게 마련이다. 배를 누르면 오히려 시원한 감을 느끼면서도 통증이 있다. 혹 변을 보더라도 누렇거나 색깔이 엷게 된다. 한비는 열비에 비해서 냄새가 덜 난다. 변을 볼 때 항문 주위가 뜨겁거나 따가운 느낌이 나지 않는다. 소변 색깔은 맑고 투명하다. 이것은 장의 냉한 기운이 방광에 전달되어 누렇게 변색되지 않기 때문이다. 여름에 산에서 흘러나오는 냇물은 부유물이 없기 때문에 맑고 투명하다. 이처럼 한비는 열비에 비해서 소변 색깔이 누렇지가 않다. 이런 한비가 생기는 까닭은 찬 음식을 많이 먹어 대장이 차가워지고 장의 움직임이 둔화되기 때문이다.

++ 한방약

열비는 대장의 열을 식혀 주는 치료를 해야 하므로 약재로는 대황, 석고, 결명자 등이 있다. 처방으로는 가감방풍통성산, 가감소승기탕, 가감대승기탕 등이 있다. 대황이란 약은 참 재미있는 약이다. 양을 조금만 쓰면 심장의 열을 식혀 주고 많이 쓰면 대변을 통하게 한다. 조금 쓰느냐 많이 쓰느냐에 따라 치료하는 증상이 달라지는 것이 바로 한방의 묘이다. 대황은 위험한 약이기 때문에 반드시 한의사와 상의해야 하며 단방약으로 상복하기에는 부적합하다.

한비는 장을 따뜻하게 해 주는 치료를 해야 하는데 약재로는 파두, 건강, 육계 등이 있다. 처방으로는 가미건비보원전, 이중탕, 가미보중익기탕이 있다. 단방약으로는 생강을 바짝 말린 건강을 10g씩 1 l 주전자에 넣고 달여서 차같이 끓여 마신다. 파두는 단방약으로 쓰기에는 부적합하며 열성이 강한 약이다. 그래서 체질에 맞지 않은 사람이 잘못 먹으면 위험하니 주의해야 한다. 건강은 생강을 말린 것이다. 그냥 생강을 쓰는 것과 땡볕에 말린 생강을 쓰는 것이 화학적으로 다른 것은 없지만 약효는 다르다. 실제적으로 한비에 생강을 먹으면 잘 풀리지 않으나 건강을 먹으면 잘 풀린다. 이것이 현대 과학에서도 밝히지 못한 한의학의 신비이다.

스트레스성 변비

++ 증상

우리는 생각을 많이 하다 보면 불현듯 목이 타는 것을 느끼는 경우를 자주 본다. 이것은 신경을 많이 쓰면 우리 몸 속의 수분이 마른다는 것을 의미한다. 우리는 신경을 많이 써서 생기는 병을 화병이라고 부른다. 그만큼 신경을 많이 쓰면 그것이 기를 뭉치게 하여 열을 불러일으킨다는 말이다. 그리하여 우리 몸의 수분을 마르게 하면 대장의 수분이 말라 변이 굳어져 변비가 되는 것이다. 이것을 스트레스성 변비라 한다. 생각을 많이 해서 생기는 스트레스성 변비는 목에 가시 같은 것이 걸린 듯하나 뱉으려고 해도 뱉어지지 않는다. 명치가 아프며 머리가 은은히 아픈 경우도 있다. 시험 볼 때마다 생기는 변비도 있다.

++ 치료법

스트레스성 변비는 막힌 기를 풀어 주는 치료를 해야 하는데 약재로는 향부자, 소엽, 대추 등이 있다. 처방으로는 가미분심기음, 가미사칠탕 등이 있다. 단방약으로는 향부자, 소엽을 대추와 같이 10g씩 1ℓ 주전자에 넣고 달여서 차같이 끓여 마신다. 향부자란 약은 원래 옛날에는 쓸 때에 동변으로 볶는다고 한다. 동변이란 7세 이하의 어린 남자 아이의 오줌을 말한다. 오줌 속에는 urokinase

라고 하는 성분이 있어 우리 인체에 유익한 작용을 하는 경우가 많다. 그런데 지금은 오줌이 더럽다는 인식 때문에 옛날처럼 동변초를 하지 않는다. 그러나 진정한 향부자의 약효가 나오게 하기 위해서는 동변초를 해야 한다. 필자의 선친께서는 양의사이시며 한의사이셨는데 그분은 부모를 따라온 7세 이하의 남자 아이만 오면 소변을 꼭 받아 두었다. 그리고는 향부자를 꼭 담가 두어 말려서 볶아 쓰시곤 하셨다. 그 당시에 왜 오줌을 받아서 약재에 담가 두어 쓰실까 하는 의문이 생겼지만 지금와서 생각해 보니 한의사셨던 선친도 임상상 효과가 탁월했기 때문에 쓰신 것이라는 생각이 든다.

필자는 재미있는 경험을 한 적이 있다. 양복 가게를 경영하는 환자와 대화를 하는 도중에 한 가지 건강 비결을 들었다. 그런데 그 비결이 어이없게도 자기의 오줌을 먹는 것이었다. 자기는 항상 옆구리에 오줌통을 차고 다닌다고 한다. 그 분은 예전에 당뇨를 앓은 적이 있었다. 그런데 그 오줌을 먹고 난 후 당뇨도 낫고 건강이 회복되었다고 한다. 그래서 그 이후로 자기의 오줌을 먹는 습관이 몸에 배었다고 한다. 그래서 얼굴이 항상 윤택하고 몸이 가뿐하다고 한다. 그것을 나중에 부인에게 확인해 보니 사실이었고, 부인이 웃으면서 처음에는 지저분하게 생각했는데 한 10년 지나고 나니까 지금은 괜찮다고 한다. 다른 사람 오줌도 아니고 자기 오줌인데 어떠냐고 오히려 반문했다. 사실 당뇨 환자에게 자기 오줌을 먹게 하는 것이 좋다는 것은 요즘 과학적으로도 밝혀지고 있다. 무조건 오줌을 더럽게 생각할 것이 아니라 옛사람들의 지혜를 한 번쯤 되새겨 보는 것도 좋으리라 생각한다.

혈허 변비

++ 증상

혈허 변비를 노인성 변비라고도 한다. 즉 노인들이 피가 부족해서 장이 윤택하지가 못하므로 생기는 변비이다. 또한 부인들이 일시적으로 피를 많이 흘렸을 경우 생기는 변비이기도 하다. 출산 후나 생리 때 피를 많이 흘렸을 경우 생기는 변비이기도 하다. 수험생들의 경우는 머리를 많이 쓰기 때문에 피가 머리로 몰리고 아래에는 피가 부족해지는 현상이 생긴다. 그러므로 장에 연동 운동도 되지 않고 장도 윤택하지 못하게 되는 혈허 변비가 생긴다. 증상으로는 피곤함을 자주 느끼고 손발이 저리다. 꿈을 자주 꾸며 가슴이 두근거린다. 여자 수험생의 경우 생리량이 적으며 얼굴에 핏기가 없다. 빈혈 증상이 많은 수험생들에게 자주 나타난다.

++ 치료법

혈허 변비는 혈액 생성 기능을 보충해 주는 치료를 해야하는데 약재로는 당귀, 욱이인 등이 있다. 처방으로는 가미사물탕, 가미사육탕, 건비보원전 등이 있다. 단방약으로는 당귀, 욱이인을 10g씩 1*l* 주전자에 넣고 달여서 차같이 끓여서 마신다. 보통 변비의 원인을 따지지 않고 먹을 수 있는 약재로는 욱이인이 있다. 이 욱이인을 짓찧어 물에 타서 즙을 낸 다음 그 즙에 쌀을 넣고 죽을 쑤어 먹으면 변비에 좋다(욱이인 10~15g에 쌀 50~100g). 이 욱이인죽은 치료 과정을 1주일 정도 하는 것이 좋다. 매일 두 번씩 따뜻한 죽을 먹는다.

치료사례

21세의 남자 대학생

○ 증상

머리가 아프며 얼굴이 붉고 몸에 뽀루지 같은 것이 많이 나며 변을 며칠 동안 보지 못하는 증상이 계속되었다. 변비 때문에 평소 피로를 자주 느꼈다. 변을 볼 때 너무 힘들어 화장실에 앉아 있는 시간이 고통스러웠다.

○ 치료법

열성 변비이므로 장에 열을 풀어 주는 가미방풍통성산과 가미보원전을 1개월 복용시켰다. 증상이 상당히 개선되었고 단방약으로 열성체질에 먹는 결명자를 자주 복용시켜서 두통을 치료하였다.

++ 음식

일반적으로 변비가 생겨 배가 아플 때 날콩기름을 물에 타서 복용한다. 용량은 하루에 작은 술잔으로 한 잔 정도이다. 날콩기름은 장의 운동을 부드럽고 원활하게 해 주는 효능이 있다.

또 웬만큼 지독한 변비라도 시금치와 사과를 같은 분량으로 섞어 갈아 낸 즙을 아침, 점심, 저녁으로 1컵씩 마시면 깨끗이 없앨 수 있다. 시금치, 양상추를 섞어 만든 샐러드도 좋다.

　다시마는 그 미끌미끌한 성질 그대로 장을 미끌미끌하게 수분을 보충시켜 주어 변비를 치료하는 데 도움이 된다. 다시마를 입 속에 넣고 녹이듯이 빨거나 한 잔 가량 되는 물에 다시마를 하룻밤 담가 두었다가 다음날 아침에 먹는 방법을 쓴다. 또 끼니마다 다시마를 먹는 것도 효과적인 방법이다.

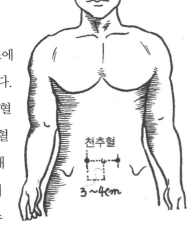

++ 운동

변비나 설사가 있는 사람은 평소에 다음과 같은 습관을 들이는 것이 좋다.

① 배꼽의 양쪽으로 3~4cm 되는 혈자리를 천추혈이라고 한다. 이 혈자리는 장의 운동을 원활하게 해 주며 기능을 회복시켜 준다. 이 천추혈을 두 손가락으로 계속 40~50회 눌러 준다. 눌러 줄 때는 힘있게 강하게 눌러 준다. 1회마다 5초간 눌렀다가 뗀다.

② 두 손을 깍지끼고 배꼽 위에 올려 놓는다. 가급적이면 배의 맨 살에 대고 잠을 잔다. 옛날에 장수들이나 선비들이 건강을 지키는 방법으로 이 방법을 즐겨 했다고 한다. 이렇게 지키는 방법을 양명술이라 한다.

<u>도움말</u>

종류	열비	한비	스트레스성 변비	혈허 변비
원인	대장 속에 열이 많아 수분이 말라서 변이 굳어지기 때문	장이 냉한 사람은 장의 움직임이 둔화 되고 대변이 굳어서 생김	신경을 많이 쓰면 기를 뭉치게 하여 열을 불러 일으켜 몸의 수분을 마르게 하고 대장의 수분이 말라 변이 굳어짐	머리를 많이 쓰기 때문에 피가 머리로 몰리고 아래에 는 피가 부족 해져 장에 연동 운동도 되지 않고 장도 윤택하지 못하여 생김
증상	얼굴이 붉게 달 아오르거나 여드름이 자주 남. 몸에는 뾰루지가 남. 검은 색의 변이 나오고 냄새가 지독함. 대변에 피가 섞여나오는 경우. 변을 볼 때 항문 주위가 뜨겁고 따가운 느낌. 배꼽 양쪽을 누르면 통증. 찬물을 자주 먹게 되고 차가운 음식을 먹었을 때 간혹 변비가 풀리기도 함	소화도 안 되고 무기력. 배를 누르면 오히려 시원한 감을 느끼면서 통증. 혹 변을 보더라도 누렇거나 색깔이 엷게 됨. 열비에 비해서 냄새가 덜 남. 변을 볼 때 항문 주위가 뜨겁거나 따가운 감을 못 느낌. 소변색깔은 맑고 투명	목에 가시 같은 것이 걸린 듯하나 뱉으려고 해도 뱉어지지 않음. 명치가 아프며 머리가 은은히 아픔. 시험 볼 때마 다 생김	피곤함을 자주 느끼고 손발이 저림. 꿈을 자주 꾸며 가슴이 두근거림. 여자 수험생의 경우 생리량이 적으며 얼굴에 핏기가 없음

치료법	대장의 열을 식혀주는 약재로는 대황, 석고, 결명자, 가감방풍통성산, 가감소승기탕, 가감대승기탕	장을 따뜻하게 해주는 약재로는 파두, 건강, 육계, 가미진비보원전, 이중탕, 가미보증익기탕. 단방약으로는 생강을 바짝 말린 건강을 10g 씩 1ℓ 주전자에 넣고 달여서 차같이 마심	막힌 기를 풀어 주는 약재로는 향부자, 소엽, 대추, 가미분심기음, 가미사칠탕. 단방약으로는 향부자, 소엽을 대추와 같이 10g씩 1ℓ 주전자에 넣고 달여서 차같이 마심	부족한 혈액 생성 기능을 보충해 주는 약재로는 당귀, 욱이인, 가미사물탕, 가미사육탕, 건비보원전. 단방약으로는 당귀, 욱이인을 10g씩 1ℓ 주전자에 넣고 달여서 차같이 마심. 욱이인을 짓찧어 물에 타서 즙을 낸 다음 그 즙액에 쌀을 넣고 죽을 쑤어 먹음

05
가슴이 답답하고 입맛이 없어요

이슬람 여성들은 결혼 후 집 안에서도 차도르로 얼굴을 가리고 있어야

한다. 남편의 허락 없이는 차도르를 벗을 수 없다.

한 이슬람 여성이 결혼 첫날밤에 차도르를 벗게

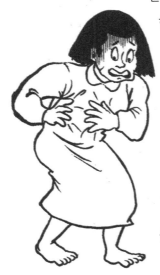

해 달라고 부탁을 했다. 남편이 말하기를 "우선

당신 얼굴을 보자, 그리고 나서 누구 누구 앞에

서 차도르를 벗어도 되는지 결정해 주겠다."

잔뜩 기대감에 부푼 남편 앞에서 그의 아내

가 얼굴을 가리고 있던 베일을 벗자 남편은 놀

라서 외쳤다. "가려라, 가려라. 나를 빼놓고 모든

사람 앞에서 차도르를 벗어도 좋다. 하지만 나만

큼은 용서해 다오. 내 앞에서 정 벗고 싶다면 제발

식사 때만큼은 쓰고 있어라. 이제 간신히 낫기 시작한 만성 소화 불량 증상
에 평생을 시달릴 것 같다."

체증

++ 원인

소화 불량의 근본 원인인 체증은 왜 생기는가? 그것은 대체로 즐겁
지 못한 마음의 상태에서 식사를 하기 때문이다. 누구나 한번쯤은 체
한 경험이 있을 것이다. 그 때를 회상해 보면 대부분 마음이 피곤하고,
육체가 피로하였을 때 생긴다. 또한 음식을 너무 빨리 먹는 습관이 있
거나 기름진 음식이나 고기를 유난히 좋아할 때 자주 생긴다. 수험생
은 대부분 공부에 대한 스트레스를 받으면서 식사를 대충하기 쉽다.
또 시간에 쫓겨 급하게 먹기 일쑤다. 식사 이후에도 책상에 앉아 있으
므로 운동 부족 상태가 된다. 그러므로 수험생 대부분 위장을 복진해
보면 체기가 있는 것을 발견한다. 체증이라는 질병은 학문적으로 한
방에서 독특하게 이야기된다. 서양에서는 체증과 소화불량을 합하여
소화 불량으로만 취급한다. 체증은 횡경막 위쪽 식도와 위장에 음식
의 부패물이 쌓여 내려가지 않는 것을 말한다. 하지만 체증은 실제로
음식의 부패된 독소와 음식의 부산물이 내려가지 못하는 것을 말한다.
체증에 대한 한방적인 전문 용어는 적(績)과 취(聚)이다. '취'란 체
기가 처음 생긴 초기 증상을 말한다. 위장이 답답한 기운을 느꼈다가

얼마 지나서 풀어지는 경우가 많다. 하지만 이런 체증이 오래 되면 실제로 음식 부패물이 위장에 쌓이는 '적'이 된다. 음식물의 부패찌꺼기가 위벽에 달라붙어 위장의 소화 운동을 방해한다. 그러므로 체증이 오래 되면 적이 되면서 위경련을 일으켜 복통이 자주 생긴다. 공부를 하다가 급체했을 때도 복통 때문에 공부를 중단하기 쉽다.

속이 메스껍고 트림이 자주 나는 것은 위장에 쌓인 부패된 음식물의 독소 때문이다. 차멀미를 하면서 속이 울렁거리는 이유도 마찬가지이다. 위장의 체증으로 인해 체내에 독소가 많이 쌓였을 경우, 간이 나쁘지 않은데도 불구하고 간장이 나빠서 생기는 주증상인 구토·멀미 증상이 심해진다. 간에서는 담즙을 분비하여 위장의 소화 기능을 도와주고 체내의 독소를 해소시켜 준다. 그런데 위장에 체증이 생겨 계속 독소가 발생할 경우 간장이 해독 작용을 다하지 못하고 간장에 무리가 온다. 그래서 수험생이 술, 담배를 하지 않는데도 불구하고 소화가 잘 되지 않으면 간장 기능이 나빠지면서 속이 메스껍고 울렁거리는 증상이 심해진다. 이러한 구토와 멀미 증상이 일어난다고 간장약을 먹는 경우가 많다. 하지만 그 근본 원인은 위장의 체증이다. 그러므로 체증을 풀어 주면서 해독 작용을 하는 약재를 써야 한다.

우리 몸의 시각 중추나 미각, 후각 신경은 적응력이 약하여 어떤 변화 상황에 대해 거부하는 반응이 일어난다. 그 반응이 울렁거림과 멀미로 나타난다. 그래서 수험생이 음식 냄새를 맡아도 속이 울렁거린다는 증상을 호소할 때가 있다. 이것은 특히 위장과 비장의 기능이 떨어져 생기는 경우가 많다.

옛날 민간 처방에 멀리 배를 타고 여행을 할 때 양질의 흙을 싸 가지고 다니면서 냄새를 맡는 경우가 있었다. 흙은 한방에서는 토(土) 기운이라고 하는데, 위장과 비장의 기능을 강하게 하는 역할을 한다. 할머니들이 어린이는 흙을 만지면서 커야 건강하다는 얘기를 자주 한다. 흙을 만지다 입에 넣기도 하고 냄새도 맡으면 자연스레 비장과 위장의 기능이 강화되기 때문이다. 하지만 요즘같이 흙냄새를 맡지 못하는 도시 생활, 특히 아파트 생활을 하다 보면 무엇보다 비장과 위장의 기능이 떨어지는 것은 당연하다. 그래서 요즘 어린아이들에게 소화 불량이 많다.

++ 증상

만성 체증이 있는 수험생은 다음과 같은 증상이 있다.

- 속이 답답하고 뱃속에 무엇인가 얹힌 것 같아 불편하다.
- 소화가 안 되며, 조금만 먹어도 뱃속이 불편하다.
- 메스껍고 속이 울렁거리며 차를 탔을 때 차멀미도 잘 한다.
- 머리가 은근히 아프며 맑지 못하다.
- 몸에 피로를 쉽게 느낀다.

만성 체증이 있는 수험생을 진단하는 방법은 다음과 같다. 이 진단 방법은 수험생뿐만 아니라, 모든 사람에게도 적용된다.

① 수험생을 눕힌 다음 무릎을 세우게 한다.

② 진단하는 사람이 손으로 수험생의 명치끝에서부터 배꼽까지를

손가락으로 꼭꼭 누른다.

③ 눌렀을 때 딱딱하면서 아픈 증상이 있으면 체증이 있는 것이다.

체증이 있는 사람은 이 부위를 눌렀을 경우 체증이 없는 사람보

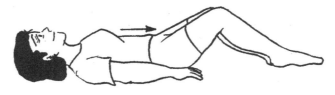

++ 치료법

체증이 있는 경우는 반드시 침, 뜸치료를 병행하면서 약물 치료를 해야 한다. 한방에 일침 이구 삼약이라는 말이 있다. '만성 병을 치료할 때는 그 첫째가 침이요, 둘째가 뜸이요, 셋째가 약물이다.'라는 말이다. 특히 체증이 있는 경우는 침과 뜸을 병행하지 않고도 약물만 가지고 치료할 경우 치료 기간이 길어질 수 있다.

만성 체증이 있어서 소화 불량에 시달릴 때 약을 복용하면서 침을 6~10회 정도 맞을 경우 치료 효과가 탁월하며, 특히 음성 체질이면서 체증이 심한 수험생은 약을 복용하면서 뜸을 뜨는 것이 좋다. 뜸의 열기가 뭉쳐진 체기를 풀어 주기 때문이다. 자연의 원리상 차면 뭉치게 되어 있다. 약재는 위장의 체증을 강하게 풀어 주는 약재인 창출, 후박, 산사, 목향, 사인 같은 약을 주약으로 해야 한다. 속이 냉하면서 음성 체질인 수험생이 체증이 있는 경우는 향사육군자탕, 향사양위탕이 좋다.

속이 울렁거리면서 뒷목이 뻣뻣한 증상이 있는 사람은 가미반하백출천마탕이 좋다. 비위가 허약하여 울렁거리고 차멀미가 나는 사람은

필자의 선친께서 만드신 건비보원전이 좋다. 한의사이셨던 선친께서 만드신 건비보원전이 좋다. 한의사이셨던 선친께서는 내가 밥맛이 없어 식사를 못 할 때마다 배를 만져서 체기를 확인하곤 하셨다. 체기가 있는 경우 중앙에 침을 꽂았다 바로 빼는 침법인 '작탁법'을 시술하셨다. 그리고 약을 며칠 동안 먹게 하셨다. 그러면 체증이 없어졌다. 그래서 필자가 어렸을 때, 배가 답답하고 체증이 느껴질 때마다 '아버지 침 좀 놔 주세요.' 하곤 해서 주위 사람들을 놀라게 했다.

때로는 혼자서 배의 침자리에 스스로 직접구(살갗 위에 바로 뜸을 뜨는 방법)를 하곤 했다. 요즘은 살갗을 태우지 않는 간접구를 사람들이 원하고 그렇게 시술한다.

++ 음식

● 식사 습관

1. 음식을 30회 이상 꼭꼭 씹어 먹는다.

2. 아침 식사는 꼭 한다. 바쁠 경우 우유 한 잔이라도 마셔 속을 비우지 않도록 한다.

3. 물에 밥을 말아 먹지 않는다. 왜냐하면 타액이 물에 희석되어 소화 기능이 떨어지기 때문이다.

4. 고기는 체하는 주음식이므로 고기를 먹을 때는 특히 주의하면서 꼭꼭 씹어 먹는다.

5. 청량 음료는 위의 기능을 약하게 만들기 때문에 되도록 자연차 또는 생수를 많이 마시도록 한다.

양배추는 유럽과 지중해 지방이 원산지인 두해살이 채소다. 유럽에서는 2천 년 전부터 재배해 왔는데 '가난한 사람의 의사'라고 불릴 정도로 값이 싸고 건강에도 좋다. 고대 로마에서도 '로마인이 몇 세기 동안 의사 없이 지낼 수 있던 것은 양배추 덕분'이라고 했다. 양배추에는 이온과 염소가 많이 들어 있는데 이 두 가지 미네랄 성분은 강력한 정화 작용을 한다. 따라서 양배추를 많이 먹으면 위장이나 호흡기 속에 쌓여 있던 노폐물이 분해되어 정화되기 때문에 장과 피부가 깨끗해지고 피가 맑아지며 간도 깨끗해진다.

무는 6천 년 전 고대 이집트에서도 재배되었다고 전한다. 그런데 이집트왕 파라오는 피라미드를 건설하던 노예에게 당근과 양파와 함께 무를 주었다는 기록이 있다. 무는 아주 뛰어난 먹거리다. 무에는 '디아스타제'라는 소화효소가 들어 있기 때문에 아무리 먹어도 좀처럼 탈이 나지 않는다. 일년 내내 날무로 먹어도 좋고, 삶거나 말려서 먹어도 된다. 이처럼 소화에는 무를 따를 먹거리가 없는데 무는 가래를 제거하고 피를 멈추게 하며 생선이나 고기, 술에 든 독을 풀어 주는 작용도 한다.

++ 운동

손가락 끝으로 복부 마사지를 한다. 방법으로는 다음과 같다.

① 이 운동은 공복에 생수 한잔을 마시고 하는 것이 좋다.

② 엄지 손가락을 제외한 나머지 손가락 끝으로 명치에서 배꼽까지를 천천히 눌렀다가 뗀다. 이 때 손가락 끝을 수직으로 눌렀다가 수직으로 뗀다.

③ 누를 때는 다음 그림과 같이 원을 따라서 눌
러 준다.

이렇게 눌렀다가 떼면서 진단했을 때 딱딱
하게 느껴지는 부분이 있다면 그것은 체증
이 있는 것이다. 그 부분을 열 번 정도 눌렀
다 뗐다를 반복한다. 딱딱했던 부분이 완전히
풀릴 때까지 이 운동을 계속하는 것이 좋다.

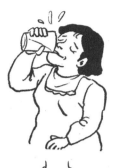

치료사례

1. 초등 학교 여학생(10세)

○ 증상

올해 여름에 내원한 환자로 두 살 때 음식을 먹고 체했다. 그 이후
로 계속 음식을 기피하고, 식사 때마다 부모랑 싸우다시피 하면서 밥
을 먹곤 했다. 병원과 한의원을 전전하면서 양약 소화제나 녹용을 가
미한 약을 먹어도 전혀 효과가 없었다. 얼굴에 버짐이 일며 부모는 키
가 큰데, 아이는 성장하지 못해서 왜소하였다. 병원에서는 '음식 거부
증'이라는 진단까지 받았다.

○ 치료법

배를 만져 보니 만성 체증이 심했다. 침을 1주일에 2회씩 2주 정도

맞게 했다. 3주째부터는 1주일에 1회씩 6주를 맞게 했다. 약은 육공단에 더운 약재인 육계가 가미된 팔공단을 2개월 복용시켰다. 현재는 증상이 80% 개선되어 밥을 잘 먹는다. 그뿐만 아니라 학교에서 공부할 때는 밥을 먹고 싶어 수업이 끝나자마자 집으로 달려왔다고 한다. 하지만 오랫동안 체한 사람은 다시 체하기가 쉽다. 어린 학생의 치료 기간은 끝났지만 관리를 위해서 1개월에 1회씩 특진 예약을 했다. 이런 경우 6개월 정도 체하지 않게 6회 정도의 관리가 필요하다.

2. 중3 남자 수험생(16세)

○ 증상

밥을 먹기 싫어하며 하품을 자주 하고 피곤해 했다. 음식 냄새만 맡으면 자꾸 속이 울렁거리며, 통학할 때 차멀미를 자주 했다. 머리가 항상 은은히 아프며 공부할 때 가스가 차고 배가 더부룩하여 공부 능률이 떨어졌다.

○ 치료법

침과 간접구를 10회 정도 3개월에 걸쳐 시행하면서 건비보원전을 2개월 복용시켰다. 그 결과 위장 기능이 회복 되어 위와 같은 증상이 대부분 없어졌다.

보통 한약을 많이 먹으면 머리가 나빠진다는 선입견이 많다. 그래서 2개월 동안 약을 복용하라고 하면 부모들은 망설인다. 하지만 한약을 많이 먹는다고 머리가 나빠지는 것은 아니다. 어린 나무도 잘 자라지 못할 때는 거름과 물을 많이 공급해 주어야 하듯이 한약은 성장을 도와주고 오히려 뇌에 충분한 영향을 공급해 준다.

도움말

종류	만성 체증
원인	체기가 오래 되어서 음식물이 위장에 적체됨
증상	속이 답답하고 뱃속에 무엇인가 없힌 것 같아 불편 소화가 안 되며 조금만 먹어도 뱃속이 불편 메스껍고 속이 울렁거리며 차를 탔을 때 차멀미도 잘 함 몸이 찌뿌둥하고 피로를 쉽게 느낌
치료법	체기를 풀어 주는 치료 약재로는 위장의 체증을 강하게 풀어 주는 약재인 창출, 후박, 산사, 목향, 사인 처방으로는 향사육군자탕, 향사양위탕 침요법으로 작탁법

06
차만 타면 멀미를 해요

멀미가 잦은 사람들은 정말 학교를 다니는 것 자체가 고역이다. 차만 타면 어지러운 증상에 심하면 구토까지 나서 한참 진이 빠진 다음 학교에 등교하게 되니 학교에서 무슨 공부가 되겠는가! 밥맛도 없고 소화도 안 되니 자연히 힘이 빠지고 학교 생활이 재미없게 된다. 이렇게 멀미가 잦은 학생을 조기에 치료하지 않으면 좋은 성적을 기대하기란 정말 힘이 든다.

++ 원인

한의학에서는 위를 오행 중 토에 해당하였다. 이 말은 위의 기능이 흙의 성질과 닮았다고 하여 붙이기도 한 것이지만 흙과 서로 통하는 것이 있다는 말이기도 하다. 좀 자세히 풀면 이 땅덩어리와 서로 밀접한 연관이 있다는 것이다. 땅덩어리의 기운을 잘 받으면 소화가 잘 되고 그렇지 못하면 소화가 잘 안된다. 그래서 너무 높은 산에 올라가면 혹 구토도 나오고 어지럽게 되는 것이다. 차에 타게 되면 차는 땅에서부터 약간 공간이 떨어져 있고 또 흔들리기 때문에 발에 땅의 기운이 올바로 전달되지 못한다. 그러면 땅의 기운이 위장에 올바로 전달되지 못한다. 그래서 평소부터 위가 약한 사람은 위에 이상이 나타나기 시작한다.

한의학에서는 근육의 움직임을 간이 주관한다고 한다. 차의 움직임에 몸을 맞추기 위해 근육이 작용하면 간의 기운이 세어져 머리가 어지럽고 구토가 나오게 된다. 간은 우리 인체 내에서 위로 치받아오르는 기운을 발하는데 간이 세어지면 정신이 아래로 잡히지 않기 때문에 구토가 일어나고 어지럽게 된다. 이 증상은 평소부터 소화 기능이 허약하며 비위가 약해서 생긴다. 체기가 있어 생기는 경우도 있다.

++ 치료법

약재로는 진피, 후박, 대복피, 반하, 복령 등이 있다.

처방으로는 육군자탕, 향사육군자탕, 향사평위산 등이 있다.

단방약으로는 진피, 복령을 10g씩 1 ℓ 주전자에 넣고 달여서 차같이 마신다.

07
입냄새 때문에 말을 못하겠어요

평소에 욕쟁이라고 소문난 친구가 한 친구에게 욕을 했다. 그 욕을 들은 그 친구는 충격을 심하게 받았는지 정신을 차리지 못하고 비틀거렸다. 욕쟁이 친구가 간 뒤에 옆에 있던 사람이 비틀거린 친구에게 말하기를 "그 친구 평소에 하던 욕의 반 밖에 안 들었는데, 왜 그렇게 정신을 못 차리니?"하자 그 친구가 말하기를 "욕보다 입냄새 때문에 머리가 어지러워…!"

입에서 냄새가 나는 수험생들은 주위 친구들에게 이런 소리를 들어 본 적이 자주 있을 것이다. "야! 너 가까이 오지 마. 입냄새나! 이빨 좀 닦고 다녀라!"

그러나 아무리 이를 닦아도 없어지지 않는 이 냄새는 간혹 엄청난 정신적인 스트레스를 주는 경우가 있다. 정말 비위짱이 좋아서 얼굴이 두꺼운 경우가 아니라면 입냄새가 심한 수험생은 주위 친구들에게도 미안함을 느끼게 돼서 남들과 이야기하기가 부담스럽기도 할 것이다.

++ 원인

이를 닦아도 없어지지 않는 입냄새의 원인을 한방에서는 장에 열이 있어서라고 진단한다. 여름에는 음식물이 잘 썩어서 냄새가 지독하게 된다. 따뜻하고 습한 환경은 곰팡이가 자라는 최적의 환경이 되기 때문이다. 마찬가지로 장에 열이 있어 염증이 생기는 경우에는 음식물의 노폐물이 위의 염증과 섞여 아주 고약한 냄새가 나게 된다. 이것은 위 속 깊은 곳으로부터 나오는 냄새이므로 아무리 이를 닦아도 없어지지 않는다.

이런 현상은 평소에 기름진 음식을 많이 먹어서 생기는 경우가 많다. 기름진 음식은 한방에서는 습한 음식이라고 한다. 원래 습한 곳은 곰팡이가 자라기 위한 최적의 환경이다. 그러므로 습한 환경에서는 뭐든지 잘 썩게 마련이다. 마찬가지로 이런 습한 음식을 자꾸 먹으면 음식물 자체가 뻑뻑하니 위에서 소화가 부담이 되어 음식물이 위속에 정체되고 그에 따라 염증을 일으켜 썩게 된다. 이것이 바로 입냄새의 원인이 되는 것이다.

입냄새가 나는 또 다른 원인으로 아주 드물게 잇몸의 염증으로 인한 경우도 있다. 잇몸의 염증이 심한 냄새를 유발할 정도이면 염증의 상태가 심하다고 할 수 있다. 보통은 치과 의사에게 상담을 하겠지만 한방적으로 보면 잇몸에서 염증이 나는 것도 오장 육부에 이상이 생겨서 그런 것이다. 윗이빨의 잇몸에 이상이 있으면 대장에 이상이 있는 것이고, 아랫이빨의 잇몸에 이상이 있으면 위에 이상이 있는 것이다. 이것은 윗입술에 있는 인중혈(人中穴)에 대장의 기가 흘러가는 경로가 지나가고, 아랫입술에 있는 승장혈(承漿穴)에 위의 기가 흘러가는 경로가 있기 때문이다. 그러므로 위와 대장에 열이 있으면 잇몸이 붓고 염증이 생긴다. 이 때 한방에서는 위와 대장의 열을 식혀 주는 치료를 한다. 결국 위 속에서 나는 입냄새나 잇몸에서 나는 입냄새나 원인은 똑같다. 또 평소 몸에 열이 많은 사람들에게 자주 생긴다. 보통 입냄새가 많이 나면 기분도 언짢아지기 쉽고 사람과의 사이에서 상당한 스트레스를 받게 된다. 입냄새 중에 생겼다 쉽게 없어지는 입냄새와 잘 없어지지 않는 입냄새는 다음과 같이 구별한다. 쉽게 없어지지 않는 입냄새는 보통 소화 장애, 변비, 식후 더부룩함 등을 동반한다. 이런 입냄새는 위 속에 열이 있어 생긴 것이므로 쉽게 없어지지 않는다. 특히 변비가 있으면서 입냄새가 나는 것은 장속에 열이 굳게 뭉쳐 있는 것이므로 반드시 치료를 받아야 한다.

++ 치료법

위와 장 속의 열을 식혀 주는 치료를 위주로 한다. 보통 쓰이는 약재로는 석고, 황련, 황금, 죽엽, 죽염 등이 있다. 석고라는 약재를 쓰게 될 정도면 몸에서 열이 너무 많은 경우이다. 석고는 찬 성질이 강하여 웬만큼 위 속에 열이 심하지 않으면 쓰지 않는다. 처방으로는 가미양격산, 가감양격산화탕 등이 있다. 집에서도 할 수 있는 단방약 요법으로는 죽엽을 10g씩 1 l 주전자에 넣고 달여서 차같이 마신다. 죽엽은 대나무의 이파리로서 대나무의 시원한 기운을 담고 있기 때문에 위의 열을 식히는 데는 아주 좋은 약이다. 보통 대나무 숲의 아래로 가기만 하면 시원한 것은 대나무의 찬 성질을 나타내 주는 것이다. 또 죽염을 물에 타서 입을 헹구어도 좋다.

치료사례
50세의 여자 주부

○ 증상
윗잇몸이 아파서 보니 염증이 있었고 입에서 냄새가 났다. 냄새도 냄새려니와 윗잇몸이 아파서 치과에 갔더니 의사는 반드시 수술을 해야 한다고 하였다. 수술은 하기 싫었지만 어쩔 수가 없어서 하려고 마음먹고 있다가 마침 한의원을 찾게 되었다.

○ 치료법
수향침법으로 대장 정격을 놓았는데 맞은 첫날부터 통증이 줄어들기 시작해서 2번째 맞고 난 후 거의 통증을 느끼지 못할 정도로 염증이 호전되었다. 처방으로는 양격산화탕을 복용시켰다.

++ 음식

신선한 야채나 두부, 콩, 과일, 죽순 등이 좋다. 고기를 먹더라도 기름기를 제거한 후에 먹어야 좋고 먹더라도 과식은 하지 않아야 한다. 그리고 아무리 담백한 음식이라도 과식을 하면 위 속에서 정체되기 때문에 이 또한 입냄새의 원인이 되니 적당한 양의 식사를 해야 한다. 아무리 식물성 기름의 식사라도 많은 기름이 들어가면 이 또한 습한 기운의 음식이 되므로 입냄새를 유발할 우려가 있다. 보통 상식적으로 식물성 기름은 괜찮다고는 하지만 한방적으로 볼 때에는 역시 습한 기운을 가진 음식이므로 많은 양을 먹는 것은 조심해야 한다. 특히, 술과 담배는 몸 안의 기운을 습하게 만들고 소화 장애를 일으키기 때문에 줄이거나 끊는 것이 입냄새 제거에 도움이 된다. 모든 병은 평소 생활에서 온다. 평소의 식생활을 바로 잡아야 유쾌한 생활을 영유할 수 있을 것이다.

도움말

종류	입냄새
원인	장에 열이 있어 염증이 생기는 경우 잇몸의 염증으로 인한 경우
증상	소화 장애, 변비, 식후에 더부룩함 등을 동반
치료법	위와 장 속의 열을 식혀 주는 치료 약재로는 석고, 황련, 황금, 죽엽, 죽염 처방으로는 가미양격산, 가감양격산화탕 단방약으로는 죽엽을 10g 1ℓ 주전자에 넣고 달여서 차같이 마심 죽염을 물에 타서 입을 헹굼

chapter 2

순환기 질환

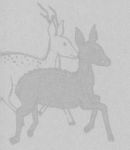

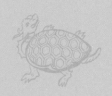

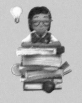

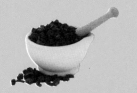

공부만 했는데도 너무 피곤해요
계절 탓인가 봐요
푹 자고 싶은데 잠이 안 와요
살아! 내 살들아!

01
공부만 했는데도 너무 피곤해요

유명한 한 스포츠 선수가 경기에서 우승한 후 만성 피로 증후군으로 쓰러지고 말았다. 운동선수의 열을 잰 의사가 고개를 저으며 말했다. "당신은 지금 40도까지 열이 올라서 위험합니다." "정말입니까?" 선수는 힘없이 물었다. "선생님, 세계 기록은 몇도입니까?"

책상 앞에 앉기만 하면 꾸벅꾸벅 조는 수험생들이 있다. 조는 모습을 혹여 선생님에게 들킬까 하여 교묘하게 자세를 취하며 자는 수험생들, 이런 수험생들은 스스로 '나는 공부와 취미가 안 맞아'라고 생각하여 중

도에서 포기하기가 일쑤이다. 그런데 이런 수험생들을 보면 공부뿐만이 아니라 다른 것도 제대로 하지 못하는 경우가 대부분이다. 하도 걱정이 돼서 부모님과 같이 병원에 가서 간에 대한 진단을 해 보아도 이상은 없고 병은 없다고 한다. 수험생들의 입장에서는 답답하기가 그지없는 일이다. 한방에서는 눈에 보이지 않는 기에서부터 병의 출발점을 잡는다. 즉 눈에 보일 정도로 병이 커졌으면 이미 늦었다는 것이다. 물론 치료가 안 된다는 의미는 아니다. 하지만 병은 커지기 전에 잡는 것이 좋다. 이 말은 기계로 진단해 보아 이상이 없다고 해서 정말 병이 없다고 생각해서는 안된다는 말이다. 조금만 몸에 이상이 있어도 우리는 몸에 병이 있다고 생각해야 한다. 큰 병과 작은 병의 차이일 뿐이다.

수험생들에게 아마도 제일 민감한 것은 피로일 것이다. 한번 피곤해지면 아무리 좋은 교과서가 앞에 놓여있어도 쏟아지는 잠 앞에 굴복하게 된다. '천하 장사인 삼손도 잠 앞에서는 지고 말았다고 하지 않은가! 그럴진대 나라고 어찌 이기겠는가.' 하면서 자고 나면 불호령 같이 떨어지는 어머님의 호통! 한번 야단을 맞으면 기분도 나쁘고 해서 또 공부가 안 되고…. 매일 이런 악순환이 반복된다. 그러면 피로는 왜 일어나는가. 한방에서는 전신이 피로한 원인을 기허, 혈허, 음허, 양허로 나눈다.

기허증

++ 증상

아침에 일어나기 힘들고 자꾸 드러눕고 싶다. 책상 앞에 앉으면 이유없이 꾸벅꾸벅 졸거나 기운이 없다. 공부를 하다가 식은땀을 흘린다. 이런 증상들이 있는 수험생들이 많을 것이다. 이것을 단순히 공부를 열심히 하다 보니까 피곤해서 그렇겠지 하고 그냥 놓아 두면 이런 증상이 더더욱 심해져 공부에 막대한 지장을 초래하게 된다.

++ 원인

이런 증상을 한방에서는 기허증이라고 한다. 기는 상승하는 작용이 있다. 이런 기가 몸 안에서 부족해지면 당연히 몸이 아래로 처지고 가라앉게 된다. 이런 기허증은 몸 안에 원기가 없는 증상으로서 과로하거나 신경을 많이 쓴 후 일어나는 현상이다. 한방에서는 이렇듯 병의 범위가 넓다. 사실 병이란 것은 다른 것이 아니다. 건강한 정신이 깃들수 있는 건강한 육체가 되지 못하면 그것이 병이다. 기허증이 있는 수험생들은 공부하느라 손상된 원기를 보충해 주는 방법과 규칙적 생활을 하면서 약간의 휴식을 취하는 것 외에 다른 방법이 없다. 급하다고 쪼으면 정말 탈이 나기 일쑤이다. 약간 쉬는 것이 장기적으로 볼 때는 더욱더 효과적인 것이다.

혈허증

++ 증상

의자에서 일어날 때 핑하고 어지럽다. 얼굴에 열이 확 달아오른다. 공부할 때면 가슴이 두근거린다. 불안하고 손발이 저린다. 눈이 침침하고 기억력이 감퇴한다. 아무 이유 없이 가슴이 두근두근거리고 공부하다 일어나면 쓰러질 듯이 머리가 핑하고 도는 경우가 있다. 스스로가 이런 증상이 나타나면 놀라기 일쑤이다. 시험에 쫓기다보니 괜히 초조해지고 그러면 그럴수록 이런 증상은 더욱 심해진다.

++ 원인

한의학에서는 이런 증상을 혈허증이라고 한다. 몸 안에 혈액을 생성하는 기능이 부족하여 순환이 잘 안되어 생기는 병이다. 혈(血)은 한의학에서는 간, 심장과 밀접한 관계가 있다. 혈이 부족하면 근육이 윤택함을 잃어 뻑뻑해지니 당연히 손발이 저리게 된다. 그리고 심장의 힘은 그대로인데 모자라는 피를 똑같은 박동으로 보내려고 하니 심장은 당연히 속에서 두근거림을 더 느낄 것이다. 눈도 혈이 부족하니 건조해져 뻑뻑하고 침침할 것이다. 이런 증상들이 나타나면 지체없이 치료를 해야 수험생들의 공부에 지장을 받지 않을 것이다.

양허증

++ 증상

식은 땀을 흘리고 손발이 차며 축축한 수험생들을 간혹 주위에서 보았을 것이다. 그리고 건강하다가 갑자기 그런 몸으로 되는 경우를 겪는 수험생들도 있으리라. 여자 수험생들은 아랫배가 차거나 냉이 심한 경우도 있다. 이런 경우를 한의학에서는 '양허증'이라고 하는데 선천적으로 양기가 부족하거나 자위 행위를 많이 하여 양기가 손상되어서 그렇다.

++ 원인

차가운 컵 표면에 물방울이 맺히는 것을 우리는 자주 본다. 신체의 양기가 손상되면 이런 현상처럼 손발에 축축한 땀이 맺힌다. 설사편의 오경설에서도 이야기하였지만 자위 행위란 것은 좋은 것이라고 볼 수 없다. 특히 자위 행위가 지나치면 신체적으로는 이 같은 증상이 나타나고 정신적으로도 좋지 못하다. 청소년기는 민감한 시기이기 때문에 이성 문제로 갈등을 하기도 한다. 이 때에 이런 이성 문제에 대해서 자세히 이야기해 주는 것이 학부모들이 해야 할 일이다. 성이란 것은 무작정 덮어 놓는다고 되는 문제가 아니다. 부모 자식 간에 허물없이 터놓을 수 있는 그런 분위기에서 나누는 대화만이 이런 청소년의 성문제를 해결해 줄 수 있을 것이다. 그렇지 않으면 약을 써서 나을지언정 또 다시 도지게 되니 속칭 도로아미타불이 될 것이다.

음허증

잠을 잘 때 땀을 많이 흘리거나 머리카락이 많이 빠지는 수험생들이 있다. 이런 수험생들은 머리카락이 가늘어지기도 하고 손발이 잘 트기도 한다. 이런 증상이 나타나면 수험생들은 자기에게 무슨 병이 있는 것이 아닌가 고민에 빠지게 된다. 혼자 끙끙대고 앓으면서 남몰래 고민하는 시간이 아마 공부하는 시간의 반 이상을 잡아먹을 수도 있다. 고민하면 고민할수록 증상은 더욱더 심해지고 마음도 같이 초조해진다.

++ 원인

이런 증상을 음허증이라고 한다. 선천적으로 호르몬과 내분비액이 부족한 경우와 자위 행위를 많이 하여 정액과 음액이 손상된 경우에 많이 생긴다. 호르몬과 내분비액을 포함한 우리 몸의 음기운은 몸의 형체를 형성하는 역할을 하는데 이것이 부족하면 당연히 몸이 건조해지고 머리카락을 붙잡아 두는 힘이 약해져 머리카락이 빠지게 된다. 머리카락을 한의학에서는 '혈지여(血之餘)'라 한다. 피가 남아돌아서 생긴 것이란 뜻이다. 혈허 증상이 극도로 심해진 증상이 음허 증상이다. 음허 증상이 생기면 혈을 생성시키는 기운과 내분비 호르몬을 생성시키는 기운이 약해진다. 그러므로 내분비 계통의 질병이 생긴다. 우리 몸의 혈과 정기가 부족하면 당연히 머리카락도 힘을 잃어 낙엽같이 떨어지게 된다. 이런 증상이 나타난다고 수험생들은 불안해하지 말고 치료를 받으면서 마음을 안정시켜야 할 것이다.

++ 치료법

기허증은 기운을 나게 하는 약을 복용하되 인삼이 주약이 된다. 처방으로는 보중익기탕, 익기보혈탕, 가감삼출건비탕 등이 있다. 특히 육공단을 복용하면 인체의 원기를 보충시켜 수험생의 건강을 유지시키는데 큰 도움이 된다. 육공단은 공진단에 육미와 인삼을 가감하여 쓴다. 공진단은 방약합편에 선천적으로 허약한 사람에게 쓴다고 했다. 인삼은 오래 된 것이 좋은데 6년생 인삼을 쓰면 3년생이나 2년생 인삼을 쓰는 것보다 효과가 더 좋다. 간혹 중국에서 수입된 인삼을 사는 경우가 있는데 인삼은 우리 나라 것이 제일 좋다. 예로부터 인삼은 '고려인삼'이라 하여 우리 나라에서 나는 인삼을 제일로 쳤다.

혈허증은 혈액을 만드는 기능을 강화시키는 치료를 하는데 녹용과 당귀가 주약이 된다. 처방으로는 녹각교탕, 건비보원전이 있다. 특히 녹용건비탕은 소화까지 잘 되게 만들어 아주 좋은 처방이다. 혈허 증상일 때는 반드시 당귀의 몸통 부분을 써야 한다. 녹용은 사슴의 아직 다 자라지 않은 뿔을 잘라서 쓰는 것이 좋다.

양허증은 몸을 따뜻하게 해 주는 약을 위주로 쓰는데, 육계, 오수유가 주약이 된다. 오수유는 열성이 강하므로 반드시 끓는 물에 2~3번 데쳐서 써야 한다. 처방으로는 가미이중탕이 있다. 특히 팔공단(육공+육계)을 복용하면 음양이 다같이 보충되기 때문에 특별히 권할 만하다.

음허증은 호르몬과 내분비계를 보충시키는 약을 위주로 쓰는데 숙지황이 주약이 된다. 처방으로는 가미육미지황탕, 우귀음 등이 있다. 또 예로부터 보약의 대명사로 잘 알려진 경옥고가 있다.

++ 음식

만성 피로에는 무엇이든지 잘 먹고 잠을 잘 자는 습관을 기르는 것이 좋다. 그런데 음식 가운데 피자, 햄버거, 라면, 콜라 등 인스턴트 식품이나 가공 식품은 오히려 혈액을 막히게 하는 것이기에 주의해야 한다. 피곤해 하는 학생들이 당분을 섭취한다고 초콜릿이나 설탕을 먹는데 이 또한 좋지 않다. 또한 요즘 수험생들은 즉석 식품, 가공 식품을 지나치게 많이 섭취한다. 이 식품들은 장기간 보관하기 위해 가공 과정에서 방부제로 인산염을 첨가하기 때문에 이런 종류의 첨가물이 혼합된 즉석 가공 식품, 음료수 등을 계속 많이 섭취하면 몸 안의 필수 미네랄인 아연 성분을 파괴시키는 결과를 초래한다. 즉 인산염이 아연 성분을 마멸시키므로 머리가 무겁고 둔해진다. 또 인산염이 칼슘 성분마저 감소시켜 정신 불안정 상태가 몸을 엄습한다.

옛날 왕궁에서는 왕세자들을 교육시킬 때 조청을 고아서 만든 엿을

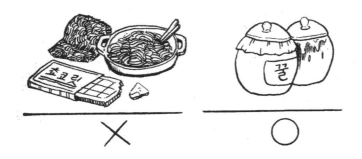

먹거나 떡을 조청에 찍어 먹게 한 후 공부에 임하게 했다고 한다. 예부터 과거 공부하는 집에서는 '엿고는 단내가 난다'고 했다. 이것은 과거 공부로 지쳐있을 때 엿을 고아 먹으면 체력에 좋다는 것을 말한다. 또한 엿이 기억력을 좋게 하며 에너지를 보충할 수 있고 진액도 충분하게 해 주었다는 것이다. 그래서 엿고는 냄새가 나면 "아! 이 집은 과거 공부하는 수험생 집이구나!"하고 알아봤다고 한다.

뇌에서 필요한 중요 영양 성분의 하나가 당분이다. 조청은 자연적으로 만든 당분이지만 설탕은 가공하여 만든 당분이다. 여기 설탕이 어떤 피해를 주는가 하는 충격적인 의학 보고서가 있다. 1971년 가네자와 대학 의학부에서 '토끼의 일상적인 먹이에 30%의 흰 설탕을 섞어 6개월 동안 먹이면 토끼에 어떤 영향을 미치는가'라는 주제로 실험을 하였다. 그 결과 실험에 사용된 토끼 모두 신체 조직이 죽어 검은 구멍이 뚫려 있었다는 것이다. 이것은 설탕의 과잉 섭취에 의해 조직의 모세 혈관에 극도의 동맥 경화가 일어난 결과이다. 더욱이 심장의 관상 동맥도 완전히 탄력성이 상실하여 경화되어 있었다. 설탕은 이처럼 인체에 해롭다. 치아가 나빠지고, 자주 골절이 될 뿐만 아니라 이와 같이 현저하게 동맥 경화를 야기시키고 노화를 촉진할 우려가 있는 것이다. 그 밖에도 피 속에 콜레스테롤을 급격히 증가시키고 고지혈증을 일으키거나 당뇨병을 촉진시키며 여러 가지 성인병의 원인이 된다는 사실은 학계의 상식이 되어 있다. 흰 설탕의 과용은 '수명을 단축시킨다.'는 사실을 명심해야 한다.

++ 운동

간단한 방법으로는 침대 위에 누워 양쪽 다리를 높게 올리는 발요법이 있다. 이 때 양손을 함께 올리면 효과가 배가 된다. 이렇게 한 뒤에 천장을 향해 올린 양손과 발을 관절의 힘을 빼고 흔들어 준다. 발목의 관절을 중심으로 세게 흔들면 무거웠던 다리가 점차 가벼워진다. 하루 종일 공부를 하면서 가장 피로가 쌓이기 쉬운 부위가 바로 다리이다. 온종일 서 있게 되면 혈액 순환이 악화되어 다리에 피가 몰리고 다리가 붓는 경우도 있다. 다리를 높이 올려 주면 혈액 순환을 촉진하는 심장의 부담이 줄게 된다. 그 결과 발 끝에 몰렸던 혈액이 폐로 돌아가 산소를 충분히 보급하여 전신으로 흐르게 해 준다. 이렇게 해서 피로가 회복된다. 또한 발을 흔들어 줌으로써 근육과 인대가 움직여 산소 공급이 왕성해진다. 그리고 이들 부분의 피로 물질이 빨리 순환된다.

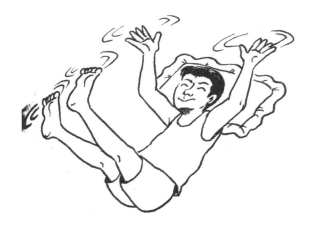

도움말

종류	기허증	혈허증	양허증	음허증
원인	몸 안에 원기가 없는 증상으로서 과로하거나 신경을 많이 쓴 후 일어나는 현상	몸 안에 혈액을 생성하는 기능이 부족하여 순환이 잘 안 됨	선천적으로 양기가 부족하거나 자위 행위를 많이 하여 양기가 손상됨	선천적으로 호르몬과 내분비액이 부족한 경우. 자위 행위를 많이 하여 정액과 음액이 손상된 경우
증상	아침에 일어나기 힘들고 자꾸 드러눕고 싶음. 책상 앞에 앉으면 이유 없이 꾸벅꾸벅 졸거나 기운이 없음. 공부를 하다가 식은 땀을 흘림	의자에서 일어날 때 핑하고 어지러움. 얼굴에 열이 확 달아오름. 공부 할 때면 가슴이 두근거림. 불안하고 손발이 저림. 눈이 침침하고 기억력이 감퇴됨	책상에서 공부를 할 때 사타구니에 땀이 자주 남. 소변을 자주 보고, 누는 데 힘이 없음. 팔다리에 힘이 없어 걷다가 자주 삠. 발이 유난히 참. 아랫배가 참. 여자 수험생들은 냉이 심함	잠을 잘 때 땀을 많이 흘림. 자고 나면 머리카락이 자주 빠짐. 머리카락이 가늘어짐. 손발이 잘 틈
치료법	기운을 나게 하는 약. 인삼이 주약. 보증익기탕, 익기보혈탕, 삼출건비탕. 좋은 약재로는 육공단	혈액을 만드는 기능 강화. 녹용이 주약. 녹각교탕, 건비보원전. 좋은 약재로는 녹용, 건비탕	몸을 따뜻하게 해주는 약. 육계, 오수유가 주약. 가미이중탕. 좋은 약재로는 팔공단(육공단+육계)	호르몬과 내분비계를 보충시키는 약. 숙지황이 주약. 가미육미지황탕, 우귀음. 좋은 약재로는 경옥고

02
계절 탓인가 봐요

1년 12달 계속 감기에 걸려 병원을 찾는 환자가 있었다. 그녀는 올 때마다 감기가 낫지 않는다고 불평하였고 그 소리에 의사는 매우 지쳐 있었다. 어느날 그녀가 도착하는 차 소리를 듣고 그 의사는 "맙소사! 그녀가 또 왔군. 저 감기가 날 죽이네."라고 말하며 긴장했다. 그녀는 문에 들어서며 여전히 불평을 하였다. 의사는 더 이상 견딜 수가 없어서 그녀에게 말했다.

"한 가지 방법이 있습니다. 나는 감기는 잘 못 고칩니다. 그런데 폐렴은 잘 고치니 먼저 폐렴에 걸리십시오. 그러면 감기는 사라질 것이고 내가 그 폐렴을 고쳐 드리겠습니다."

계절에 따라 사람들은 여러 가지 병을 앓는다. 이런 것을 계절병이라고 하는데 여기서는 수험생들이 주로 앓는 계절병에 대해 이야기하겠다.

춘곤증

++ 원인

아침에 일어날 때 누운 자리에서 일어나기가 싫다. 그 날 벌어질 지겨운 하루를 생각하면 머리가 지끈하여 더 눕고 싶곤 한다. 또 몸이 찌뿌드드하다.

봄은 탄생의 계절이다. 태어난 아기의 부드러운 살결처럼 파릇파릇하고 연한 새싹이 굳건한 땅을 뚫고 돋아난다. 봄은 하루를 통해 보면 아침에 해당한다. 아침은 휴식을 갖는 '밤'과 활동하는 '낮' 사이에 놓여 있다. 그렇기 때문에 자면서 늘어진 몸이 활동으로 바뀌려면 근육에 힘이 전달돼야 할 것이다. 아침에 일어나기 힘든 것은 아직 근육에 충분한 힘을 주지 못했기 때문이다. 이와 마찬가지로 춘곤증은 겨울의 움츠림과 여름의 활동, 그 중간에 봄이 해당하기 때문에 근육이 잘 풀리지 않아 생기는 것이다. 그리고 마음은 활동하고 싶은데 몸은 따라가지 못하니 그에 따른 부조화로 인하여 어지롭곤 한다. 그러므로 몸에 기운을 보태 주면 졸립고 처지며 어지러운 증상을 극복할 수 있을 것이다.

89

++ 치료법

춘곤증은 기를 보강하여 힘을 내게 하는 약을 복용해야 하는데 인삼, 황기 10g, 승마 5g씩 달여 먹는다. 황기는 소황기, 중황기, 대황기가 있는데 대황기를 써야 한다. 가격 차이는 소황기와 대황기는 3~4배 차이가 난다. 수입 황기는 토산품에 비해서 맛과 향기가 없다. 또한 효과가 많이 떨어진다.

빈혈은 혈액 생성 기능을 왕성하게 하는 약을 복용해야 하는데 당귀, 천궁, 작약을 10g씩 달여 먹는다.

여름 감기

++ 원인

여름에 더운 기운에 상했다면 옛날에는 찬 물에서 목욕 하는 수밖에는 없었다. 그러나 시절이 바뀌어 요즘은 더위를 극복하는 수단으로 에어컨이란 것이 나와서 난데없는 여름 감기라는 괴이한 병을 만들었다. 여름에는 땀을 많이 흘리게 된다. 감기에 안 좋은 기운은 바로 이 땀구멍으로 들어온다. 또 여름이라는 더운 날씨 때문에 땀을 많이 흘리게 되는데 몸에 수분이 충분히 있는 수험생들은 문제가 없겠지만 그렇지 못한 수험생들은 힘이 빠지고 손발이 차지는 등 큰 탈이 나게 된다. 이런 것들을 주의하면 지치기 쉬운 여름철에도 시험 공부를 분발하여 잘 할 수 있을 것이다.

++ 치료법

냉방병은 체내에 들어온 한기를 몰아 내는 약을 쓰는데 곽향, 소엽을 10g씩 달여 먹는다.

땀을 너무 많이 흘리는 경우는 기를 보충하고 수분을 보충시키는 약을 쓰는데 오미자, 백문동, 인삼을 10g씩 달여 먹는다. 또 황기 100g을 닭과 같이 넣어 삼계탕을 만들어 고아 먹는다.

가을 코감기

++ 원인

여름에서 가을로 넘어가면서 갑작스런 기후 변화 때문에 우리 인체는 적응력을 잃어 감기에 걸리기 쉽다. 이 때는 주로 코감기에 걸리기 쉬운데 가을의 건조한 기후 때문에 코와 인후가 자극을 받기 때문이다. 특히 수험생들은 공부를 열심히 하다 보면 몸이 약해져 있는 상태이므로 이런 기후 변화에 대해 적응할 만큼 면역력이 강하지가 못하다. 그래서 더욱더 감기에 걸리기 쉽다. 이런 감기는 한번 걸리면 오래가기 마련이다. 이 때의 감기는 또 겨울 감기하고는 달라 치료하는데에 애를 먹는다. 제대로 치료를 하고 넘어가지 않으면 비염이나 축농증으로 발전하기 쉬우니 주의해야 한다.

++ 치료법

콧물 감기는 호흡기를 맑게 하는 약을 쓰는데 곽향, 소엽을 10g씩 달여 먹는다.

알레르기성 비염은 자극받아 부어오른 코의 점막을 가라앉혀 주는 약을 쓰는데 신이화, 강활을 10g씩 달여 먹는다.

독감

++ 원인

겨울은 가장 추운 계절이어서 감기에 걸리기 쉬운 때이다. 이 때에 걸리는 감기는 독하다 하여 우리는 '독감'이라고 부르기도 한다. 차가운 기운은 제일 먼저 피부에 닿는다. 피부가 폐와 연관이 많다는 것은 앞에서도 이야기했다. 그래서 감기가 걸리면 폐의 질환이 많은 것이다. 코, 기관지, 편도선 등은 다 폐와 이어진 계통들이다. 그러므로 이런 계통의 병이 생기면 다 '폐병'이라고 한의학에서는 본다. 이것이 지속되면 나중에는 폐와 기관지가 안 좋아져 천식이 일어난다. 이렇게 이루어진 천식은 날씨가 추워지면 더욱더 심해진다. 수험생들은 정신적으로나 육체적으로나 피곤한 상태이기 때문에 몸이 허약해서 감기에 걸리기 쉽다. 또 한번 걸린 감기는 잘 떨어지지도 않는다. 그래서 이런 상태가 지속이 되면 천식이 이루어지는 것이다. 그러므로 감기에 걸리면 수험생의 학부모들은 조기에 발견하여 치료를 시키는 것이 천식을 예방하는 지름길이 될 것이다.

++ 치료법

독감은 한기를 강하게 몰아 내고 땀을 내는 약을 복용해야 한다. 단방약으로는 강활, 독활 10g씩을 1ℓ 주전자에 넣고 달여 먹는다.

천식은 기관지의 기능을 강화시켜서 호흡이 잘되게 하는 약을 복용해야 한다. 그런 약재로는 행인, 소자 10g씩을 1ℓ 주전자에 넣고 달여 먹는다.

++ 음식

봄의 춘곤증에는 두릅, 원추리나물, 씀바귀 등 봄철 산채를 즐기는 것이 좋다. 두릅은 통통한 것을 골라 밑동을 잘라 내고 씻어서 끓는 소금물에 삶아 소쿠리에 받쳤다가 초장을 찍어 먹으며, 원추리나물은 다듬어 씻어 끓는 물에 파랗게 데쳐 찬물에 헹궈 건져 낸 뒤 양념장에 무쳐 먹고, 씀바귀는 쌀뜨물에 삶아 이틀 동안 쓴 맛을 우려낸 뒤 양념장에 무쳐 먹는다.

빈혈에는 소를 비롯한 동물의 간, 우유, 사과, 김 등을 많이 먹는 것이 좋은데 특히 시금치가 좋다. 시금치에 들어 있는 비타민C는 레몬 2개 분량에 해당하며 비타민 B의 일종인 엽산은 조혈 작용 성분도 풍부하여 빈혈에 좋다. 시금치를 일명 '적근채'라고 하듯이 시금치를 살 때는 가급적 빨간 뿌리의 시금치를 사는 것이 좋다.

여름에 더위 먹은 경우 양성 체질의 수험생에게는 녹두죽이 좋다. 녹두의 찬 성질이 열의 체내 축적을 풀어 주고 머리를 맑게 해주기 때문이다. 음성 체질의 경우는 개고기, 삼계탕 등을 먹인다.

가을과 겨울에 감기에 걸렸을 때는 파 흰 뿌리 15g에 생강 5g을 배합하여 달여 마셔서 땀을 낸다. 기침, 가래가 심할 때는 귤 껍질을 말려 오래 묵힌 진피를 끓여 마시고, 감기가 빨리 낫지 않고 시간을 끌면서 체력이 떨어지면 부추로 죽을 쑤어 먹으면 좋다.

++ 운동

1. 풍문, 풍부, 풍지 등 '풍'자가 들어가는 경혈이 감기 예방 및 치료 경혈이다. 지압, 마사지 혹은 뜸을 뜨는데 예방목적일 때는 강한 자극을 주고 치료 목적일 때는 약한 자극을 준다. 이들이 기본 경혈이다. 어깨와 목둘레에 결림증이 있을 때는 견정, 천주에 자극하고 두통이 있을 때는 백회, 태양혈을 추가하여 지압한다.

2. 평소 목 부위를 따뜻하게 감싼다. 한기가 목 뒤에 풍문혈을 자극할 때 가장 감기에 잘 걸린다. 즉 풍문이란 바람이 드는 문이란 뜻이다. 외부의 찬 바람, 찬 기운이 우리 인체에 들어온다는 뜻이다.

3. 평소 냉수 마찰을 자주 한다. 목욕탕에서 건포 마찰을 한다. 마른 수건으로 피부를 마찰시켜 피부의 기능을 강화시키면 감기에 대한 저항 능력이 높아진다.

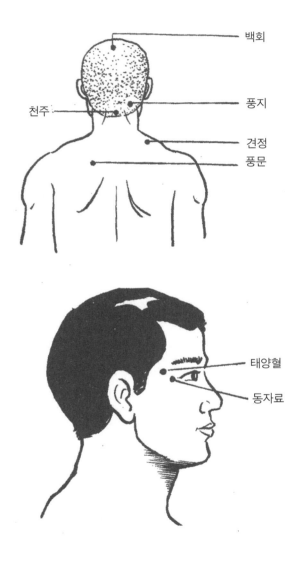

백회

풍지

천주

견정
풍문

태양혈

동자료

도움말

	봄		여름	
증상	춘곤증	빈혈	냉방병	땀을 너무 많이 흘려 기운이 없음.
원인	굳어있던 근육이 풀리면서 사지가 나른해지며 졸리워 진다.	겨울내 순환이 잘 되지 못한 기혈이 갑자기 순환이 되면서 생김.	너무 더워서 에어콘을 많이 쐬기 때문에 생김.	너무 더워서 기가 땀으로 빠져 나오기 때문에 생김.
치료	기를 보강 하여 힘을 내게 하는 약을 복용	혈액생성 기능을 왕성하게 하는 약을 복용.	체내에 들어온 한기를 몰아내는 약을 씀.	기를 보충하고 수분을 보충 시키는 약을 씀.
한방	인삼, 황기 10g, 승마 5g을 달여 마심.	당귀, 천궁, 작약을 10g씩 달여 마심.	곽향, 소엽을 10g씩 달여 마심.	오미자, 맥문동, 인삼을 10g씩 달여 마심. 황기 100g을 닭과 같이 넣어 고아 먹음.

가을		겨울	
콧물 감기	알레르기성 비염	천식	독감
갑작스런 기후의 변화로 인하여 생김.	건조한 기후로 인하여 코의 점막이 자극을 받아서 생김.	감기가 낫지 않아 기침이 오래 반복됐을 경우에 생김.	추운 날씨에 피부가 장시간 노출되기 때문에 생김.
호흡기를 순환 시키며 맑게 하는 약을 씀.	자극받아 부어오른 코의 점막을 가라 앉혀 주는 약을 씀.	기관지의 기능을 강화 시켜서 호흡이 잘 되게 하는 약을 복용.	한기를 몰아 내고 땀을 내는 약을 복용.
곽향, 소엽을 10g씩 달여 마심.	신이화, 강활을 10g씩 달여 마심.	행인, 소자를 10g씩 달여 마심.	강활 독활을 10g씩 달여 마심.

03
푹 자고 싶은데 잠이 안 와요

불면증에 시달리고 있는 러시아인이 죽어가고 있었다. 그는 누군가 문
두드리는 소리를 들었다. 그가 물었다. "거기 누구요?" 으스스한 음성이 들
렸다. "죽음의 사신이다." 러시아인이 한숨을 쉬며 말했다. "휴! 다행이군.
비밀 경찰인 줄 알았잖아."

한참 성장기인 중고등 학생 때에는 책상에 앉기만 해도 잠이 쏟아
진다. 공부는 해야 하는데 잠은 오고 방바닥에 앉아서 아니
면 엎드려서 책을 보노라면 어느 새 자신은 잠
에 빠져 있다. 특히 시험 기간 중에는 잠
에서 화들짝 깨어나 이미 아침을 가
리키고 있는 시계를 원망하기도 한

다. 그런데 그렇게 잠이 부족한 수험생이 불면증에 시달릴 때는 아주 고통스럽다. 내일을 위해서 잠을 자야 되는데도 불구하고 잠을 자지 못하므로 신경질이 나고 불안하고 초조해진다.

그러면 이러한 불면증의 원인은 무엇인가? 이러한 불면증의 원인은 물론 여러 가지가 있지만, 대표적으로 신경성으로 오는 불면증과 체력이 약해서 오는 불면증으로 나눌 수 있다.

신경성 불면증

++ 원인

신경성으로 오는 불면증은 어떠한 원인에 의해 생기는 것인가? 밤늦게 공부를 하다가 잠잘 때가 되어서 자리에 누워 잠을 청한다. 그런데 잠은 오지 않고 성적에 대한 불안감과 시험 준비 때문에 잠을 이루지 못한다. 또한 잠이 오지 않으면 당연히 불안한 심리가 더욱 더 잇따르게 된다. 잠에 대한 강박 관념은 오히려 더욱더 잠을 오지 않게 만들고 이것으로 인해 수험생들의 몸은 축나게 된다. 즉 잠을 이루지 못하므로 잠을 자야 된다는 공포감이 신경성 불면증을 야기시킨다. 왜냐하면 잠을 자야겠다고 지나치게 벼르면 그 긴장감이 뇌의 각성 중추를 자극해서 오히려 잠을 못 자게 한다. 각성 중추란 글자 그대로 깨어나서 활동할 때 필요한 중추다.

반면 잠은 수면 중추가 지배한다. 그런데 잠을 자야겠다고 정신적 긴장을 고조시키면 수면 중추가 아닌 각성 중추가 자극한다. 그래서 정신이 말똥말똥해질 수 밖에 없는 것이다.

약한 체력에 의한 불면증

++ 원인

그러면 체력이 약해서 생기는 불면증은 어떠한 원인에 의해서 생기는가? 한 마디로 말해서 기의 순환이 원활치 못해서 생긴다. 한방에서는 잠을 잘 자는 것은 기운의 순환이 잘 되는 것이라고 본다. 기운이 너무 위쪽으로 올라가면 꿈이 많고 자주 깨며, 심하면 불면증이 된다. 반대로 기운이 약해서 자꾸 아래로 가라앉으면 앉아 있기만 해도 잠이 온다. 성장기때 학생들이 자꾸 조는 것도 그런 이유 때문이다.

좀 더 구체적으로 한방적인 설명을 해 보겠다. 한의학에서는 우리 몸속에서 돌아다니던 혈이 낮에 간에서 출발하여 밤에 간으로 돌아오는 것을 잠이라고 한다. 이 말을 좀 더 자세히 풀어 보면 다음과 같다. 간은 근을 주한다. 즉 우리 몸의 운동과 활동을 주관한다는 말이다. 우리는 낮에 활동이 많다. 활동을 하려면 당연히 근육과 인대에 윤택한 혈이 공급이 되어야 삐거덕거리지 않는다. 마치 기계에 기름을 치는 것과 똑같다. 계속 움직이게 되면 당연히 어디인가가 이상이 생길 것이다. 그래서 휴식이 필요한데 이때 간에서 공급했던 혈이 다시 간으로 돌아오게 된다. 바로 이것이 잠이다. 그러므로 잠이 안오게 된다는 것은 간의 혈이 손상되었다는 것이다. 혈이 손상되면 이것과 연관되는 여러 질환을 유발시킨다.

간의 혈이 손상되었다는 말은 간장에 혈액을 생성시키는 기능과 몸 안의 독소를 해독시키는 기능이 떨어졌다는 얘기다. 우리가 너무 피곤하면 잠을 못 이루는 경우가 있다. 즉 간장에 인체의 피로 물질을 해독시키는 기능 이상으로 노폐물이 쌓였다는 말이다. 수험생들은 항상 공부를 하면서 머리를 쓰기 때문에 피로 물질이 언제나 두뇌에 잘 쌓이게 된다. 이러한 피로 물질을 피브리노겐 혹은 젖산이라고 한다. 그래서 수험생들은 몸 안의 피로 물질을 밖으로 빼주는 치료를 해야 공부의 능률이 높아지며 불면증이 치료된다.

++ 증상

불면증이 원인이 되어 생기는 증상으로는 다음과 같은 것들이 있다. 여러 가지 신경증적인, 정신적 또는 신체적인 증상이 함께 나타난다. 그 예로 가슴이 답답하고 잘 두근거리며 작은 일에도 깜짝깜짝 놀란다. 항상 소심하고 공연한 근심과 걱정이 많으며 항상 불안하다. 생활에 의욕이 없고 늘 피로감을 느낀다. 소화도 잘 안되어 항상 체한 듯 거북하며 빈 속일 때는 쓰리다. 대변은 변비가 되는 경향이 있으며 소변을 자주 보게 된다. 손발이 찬 편이며 반대로 얼굴은 화끈거려 상기가 잘 되고 조금만 긴장해도 얼굴이 붉어지며 땀을 잘 흘린다. 때로 긴장하면 손바닥에 땀이 많이 나기도 한다. 이러한 복잡 다양한 증상도 숙면을 취하게 되면 점차 가벼워지거나 아주 없어지기도 한다.

++ 치료법

안심안신(安心安身)이라는 옛말이 있다. 마음을 편안하게 하면 몸이 편안해지며 몸이 편안하면 마음도 안정된다는 얘기다. 즉 몸과 마음은 같은 에너지로 움직인다는 것이다. 불면증에 시달리는 수험생들은 우선 마음을 편안하게 할 수 있는 운동이나 명상법, 호흡법을 하면 마음이 안정될 수 있다. 그래서 불면증이 원인이 되어 일어나는 여러 가지 신체적인 증상을 개선시킬 수 있다. 그런 운동법은 뒷장 운동법 편에 소개하겠다.

그런데 중요한 것은 신체의 기능을 도와주는 약이나 음식을 먹으면 마음을 안정시킬 수 있는 놀라운 처방이 한방에 있다. 신경 안정제 종류가 아닌 손상된 간의 혈을 보충해 주는 약이다. 한방에서는 생각을 많이 하면 간장을 상한다고 한다. 그래서 수험생같이 머리를 많이 쓰는 사람은 간장이 나쁘지 않음에도 불구하고 유난히 피곤하고 온몸이 나른한 증상이 나타난다. 간의 혈을 보충하면 불면증뿐만 아니라 이러한 증상까지 개선된다. 그렇다고 간장이 나쁜 사람이 먹는 간장약을 복용시키는 것이 아니다. 간장에 흘러가는 기의 통로인 간의 경락을 소통시키는 약재를 쓴다는 말이다. 예를 들어 산조인 같은 약은 간장약이 아닌데도 불구하고 간에 영양분을 공급시켜 주는 약이다. 그래서 간의 혈을 보충시킨다는 얘기가 여기에서 나온다.

간의 혈을 안정시키고 보충해 주는 치료를 하는데 약재로는 용안육, 산조인, 당귀, 천궁 등이 있다. 산조인을 볶으면 잠이 잘 오게 하고 날 것으로 먹으면 잠이 안 오게 하니 반드시 볶아야 한다. 당귀는 반드시 큰 몸뚱을 쓰게 되어 있는데 보통 시중에서 나도는 당귀는 꼬리같이 가는 것이 섞여 있다. 이것은 불면증에 뿐만 아니라 혈을 보충시켜 주는 데에도 효과가 없으니 학부모들은 유의해야 할 것이다. 산조인은 원산조인을 써야 효과가 좋은데 보통 산조인보다 색깔이 더 붉다.

처방으로는 가미온담탕, 가미귀비탕, 황련해독탕, 시호가용골모려탕 등이 있다. 특히 천왕보심단은 불면증에 효과가 좋다. 천왕보심단은 진품 백복신을 구해야 효과가 탁월한데 수험생 스트레스와 불면증에 좋다. 또한 머리를 맑게 해 주는 옛 선비들이 선호했던 약이다. 진품 백복신은 우리 나라에서 나는 소나무의 뿌리에서 자라는 버섯의 가운데 부분을 말한다. 백복신은 머리의 피로물질을 풀어 주는 명약으로 스트레스에서 오는 질병을 고치는 약재 중 으뜸약이다. 수입품 백복신은 토산품에 비해 효과가 아주 적다. 토산품 백복신은 조금 잘라서 입에 넣어 보면 물기가 있으며 입천장에 잘 달라붙는다. 또한 푸석푸석하지 않다. 그런데 수입품은 입에 넣어도 달라붙지 않으며 푸석푸석하다. 우리 나라는 토양이 좋으며 산의 정기가 맑고 깨끗하기 때문에 소나무가 잘 자란다. 그래서 우리 나라의 기상을 소나무로 표현하는 경우가 있다.

++ 음식

고사리 뿌리를 말린 다음 가루를 내서 복용하면 불면증을 다스릴 수 있다. 「본초습유」에도 고사리를 먹으면 졸음이 온다는 기록이 있다.

또한 쌀과 함께 쑤어 만든 호두죽만큼 불면증에 좋은 음식도 없다.

청나라의 여걸 서태후가 잠을 이루지 못하고 뒤척이던 밤에 애용했던 음식이 바로 호두죽이다. 호두죽이 불면증을 없애는 작용은 놀랄 만큼 뛰어난데 죽을 쑬 때 대추를 많이 넣어 주면 효과가 더욱 좋아진다. 호두알을 갈아서 끓는 물에 집어 넣고 쌀과 함께 죽을 쑤는데 한 끼 분량이다. 하루 한 끼씩 지속적으로 복용시킨다.

++ 운동

첫째, 잠을 자기 전에 두 손바닥을 마찰한 다음 눈 위에 손바닥을 올려 놓는다. 1~2분 정도 올려 놓고 나서 눈 주위와 근육을 풀어 준다. 또한 목 뒤나 귀 뒷부분을 만지고 쓰다듬어 주어 긴장된 상태를 이완시킨다.

둘째, 잠자리에 누웠을 때 모든 생각을 끊고 코로 숨을 들이마셨다가 천천히 내쉰다. 온몸의 긴장을 풀고 호흡에만 집중한다. 숨을 들이마실 때는 아랫배를 의식적으로 내밀고 숨을 내쉴 때는 아랫배를 꺼지게 한다. 이러한 호흡법을 천천히 10회 정도 반복하다 보면 근심 걱정이 사라지는 것을 느끼게 된다. 그러면 마음이 안정되어 갑자기 눈

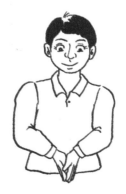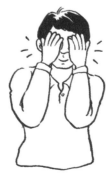

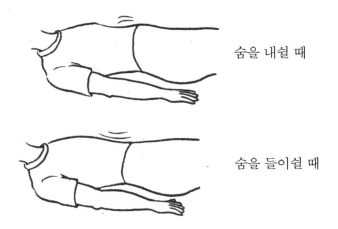

숨을 내쉴 때

숨을 들이쉴 때

꺼풀이 내려 앉으면서 졸음이 쏟아진다. 잠이 안 온다는 것은 마음에 번뇌가 많고 생각이 많아서이다. 결국 호흡법이란 그러한 번뇌와 잡념을 없애 주는 방편일 뿐이다.

셋째, 지켜야 할 생활 습관은 다음과 같다.

1) 정해진 시간에 잠자고 일어나는 습관을 유지한다.

2) 규칙적인 운동은 좋으나 수면 직전의 과격한 운동은 삼가야 한다.

3) 커피, 홍차, 콜라 같은 카페인 함유 음식을 피한다. 가급적 10시 이후에는 먹지 않는다.

4) 취침 전에 따뜻한 물에 몸을 담궈 신체의 긴장감을 덜어 주어 수면을 유도한다.

5) 취침전에 선정적인 내용이 담긴 영화나 비디오 테이프 감상은 수면유도에 지장을 줄 수 있기 때문에 피해야 한다.

치료사례

고2 수험생으로 18세

O 증상

책상에 앉으면 눈꺼풀이 내려앉고 잠이 와서 자리에 누우면 눈이 말똥말똥 떠지고 잠을 이룰 수가 없었다. 30분, 1시간을 뒤척거리며 억지로 잠을 청했다가도 시계 소리에 금방 잠을 깬다. 잠을 자지 못해 얼굴이 초췌해서 보기가 안 좋았으며 항상 피곤해했다. 학교에서 수업을 듣더라도 잠을 자지 못해 항시 머리가 멍하며 집중이 되지 않았다. 그래서 성적도 계속 떨어졌다. 이러한 상태가 중학교 때부터 계속되어 왔으며 신경 안정제나 여러 약을 먹어도 고쳐지지 않았다.

O 치료법

천왕보심단을 3개월 복용시켰다. 그리고 음식과 운동법을 가르쳐 주어 그대로 시험하게 했다. 그 결과 불면증과 여러 가지 증상이 차츰 개선되었다.

04
살아! 내 살들아!

어떤 여인이 경찰서에 찾아가 말했다.

"남편이 행방 불명된 지가 며칠 됐어요."

경찰관이 그녀를 안심시켰다.

"너무 상심하지 마십시오. 우리가 최선을 다해 찾아보겠습니다. 그런데 남편의 인상 착의는 어떻습니까?"

"글쎄요…." 그녀가 잠시 머뭇거리다가 말했다.

"그이는 키가 150㎝쯤 되고, 두꺼운 안경을 썼어요. 머리는 대머리고, 술을 잘 먹고, 살이 너무 쪄서 뒤뚱뒤뚱 오리 걸음을 걷고, 얼굴살이 많아…."

그녀는 말을 하다가 멈추고 잠시 생각하더니 말했다.

"아, 잊어 주세요. 없었던 일로 해 주세요."

비만

수험생들의 고민거리 중 큰 부분을 차지하는
것은 비만이다. 날마다 먹기가 바쁘게 책상에 앉
아서 공부를 하거나 자거나 하는 생활로 다리에
나 엉덩이에나 살이 오르는 소리가 들릴테니까.

++ 원인

비만이란 체내의 지방이 과다해서 생
기는 증상을 말한다. 비만의 원인은 내적
인 원인과 외적인 원인 두 가지로 나뉜다.
내적인 비만의 원인은 뇌하수체 호르몬이나 부신 호르몬 등의 변화
로 생긴다. 이는 스트레스를 받음으로써 생기기도 하고 내분비 질환
이나 시상하부 질환, 뇌종양으로도 생긴다. 사실 내적인 원인 중 대부
분은 스트레스성이다. 외적인 원인으로는 식사 습관이 잘못되어 편
식과 과식을 하기 때문에 오는 경우와 운동 부족으로 오는 경우가 있
다. 또한 시기적으로 볼 때 소아 비만과 성인 비만으로 나눌 수 있다.
소아 비만은 세포수가 증가하여 비만이 되기 때문에 살이 빠지기
힘들며 성인이 돼서도 비만의 상태가 계속되기 쉽다. 성인 비만은 세
포 면적의 증가로 생기기 때문에 쉽게 살이 빠질 수 있다. 그래서 수
험생 비만은 빠른 시기에 치료해야 한다.
한방에서는 비만의 원인을 습담과 습열로 나눈다. 습담은 소위 물체

질로서 저녁에 조금만 물을 먹어도 다음 날 몸이 붓고 살이 되는 경우이다. 게다가 순환이 되지 않아 수분이 소변과 땀으로 배출되지 못하기 때문에 더욱 붓는다. 습열이 원인이 되어 비만인 경우는 음식을 자주 먹는 경향이 많다. 음식을 먹어도 쉬 배가 고프며 자꾸 먹고 싶어 한다.

비만증을 구체적으로 말하면 지방 조직 중의 중성 지방이 다량 축적된 상태를 말한다. 의학상 비만의 판정은 표준 체중보다 20% 이상의 증가를 말하는 것이다. 이의 산출법은 여러 가지 방법이 있으나 간편한 것은 (신장 cm-100)×0.9한 숫자에 플러스 마이너스 10%한 숫자를 표준 체중으로 한다. 예를 들면 신장 160cm인 경우 (160-100)×0.9=54kg, 54kg의 앞 뒤 10%는 48kg~59.5kg이다. 즉 표준 체중은 48kg~59.5kg이 되는 것이다. 여기서 비만은 플러스 20% 이상을 말하는데, 54kg의 20%는 11kg으로 신장 160cm인 경우 65kg이상이 의학적으로 비만증이 된다.

++ 증상

비만에 의한 증상은 정신적인 측면, 신체적인 측면, 학습적인 측면으로 나눌 수 있다.

정신적인 측면은 우울증이 심해져서 감정의 기복이 심해지고 신경질적이 된다. 학교에 가기 싫어하고 친구들과 만나기 싫어하며 방 안에서 나오기 꺼려한다. 또 가족들에게 화를 자주 내며 자기 비하가 심해진다. 밥을 몇 끼니 굶기도 하다가 포기하고 폭식을 한다. 기분이 좋다가도 '너 요즘 살이 찐 것 같다.'라는 한 마디에 갑자기 우울해진다.

또한 체중계에 자주 올라가서 체중을 확인해 보며 체중의 조그만 변화에도 감정의 변화가 심해진다.

신체적인 측면은 다음과 같다.

사춘기에 들어선 수험생들은 체격이 어른처럼 변하지만, 석회질이 적은 뼈대와 관절은 약한 편이다. 그러므로 비만한 청소년에게서는 체중을 떠받치기 위해 발목과 무릎이 정상치 이상으로 두꺼워지는 등 골격이 기형적으로 된다.

보행시의 걸음걸이와 몸매가 뒤틀어져 아무리 옷을 잘 입어도 옷맵시를 내기가 어렵다. 또한 허리, 무릎, 발바닥의 관절통도 안고 살아야한다.

한편 비만한 수험생일 경우 생식기가 잘 발달하지 않는다. 생식기가 정상적인 크기라 할지라도 복부와 사타구니가 지방층으로 덮여 있어 소변 보기가 불편하다. 또한 발바닥이나 사타구니, 겨드랑이 등에서 땀이 흘러 피지선 물질이 많이 배출된다. 이 부위는 각종 세균이나 곰팡이류가 왕성하게 번식하므로 습진 등의 피부병이 자주 발생한다. 비만 수험생들은 냄새도 큰 고민거리다. 보이지 않는 부위에서 땀과 피지선 물질들이 부패하면서 암내나 고린내 등 악취가 심하게 난다. 소녀인 경우엔 이 무렵 처음으로 경험하는 생리가 불순해지기도 한다. 여기에 냉대하가 겹치게 되면 분비물의 냄새가 심해진다.

이런 냄새가 나는 수험생을 주위 사람, 특히 이성이 싫어하는 것은 어쩌면 당연한 일일 것이다. 그러다 보면 성격도 우울해지고 신경질적으로 변하며 성에 대한 콤플렉스가 생긴다.

학습적인 측면은 통계적으로 보았을 때, 비만 청소년은 같은 지능을 갖고 있는 정상 체중의 학생에 비해 학습 능률이 30% 정도 떨어진다. 한창 공부할 시기에 비만으로 인해 두뇌의 혈액 순환이 원활하지 못하기 때문이다. 또한 게으름과 식곤증, 피로감 등으로 생활에서 활력을 잃기 쉽다. 잠은 많아지고, 집중력은 떨어져서 성적이 향상되지 못한다.

++ 치료법

● 약물 요법

약물 요법은 체질에 따라 구분해서 쓰면 효과가 좋다.

체질은 크게 태양인, 태음인, 소양인, 소음인으로 나누는데 비만 환자의 90% 이상이 태음인과 소양인이다.

태음인은 체질적으로 간의 열이 많기 때문에 변비가 잘 생겨 노폐물이 잘 빠져나가지 않는 체질이다. 또한 육질이 풍부하고 체격이 크며 성품이 느긋하여 움직이기를 싫어하여 비만이 될 가능성이 높다. 이런 수험생은 주로 땀을 잘 내게 하고 대변을 소통시켜 노폐물을 제거하는 대황 등을 주약재로 사용한다.

한편 소양인은 비위의 기능이 활발하여 평소 음식 섭취가 왕성한 체질이나 성격이 급하고 화를 잘 내는 타입이라 스트레스를 받기 쉽고 이로 인해 과음, 과식하게 되어 비만이 된다. 이런 수험생은 주로 심장이나 비위의 습열을 제거하는 생지황, 저령, 택사 등을 주로 사용하여 비만을 치료한다.

- 가미이진탕 – 습담이 원인이 되어 비만일 경우
- 가미방풍통성산 – 소양인 체질로서 습열이 많아 음식을 탐하는

경향이 많을 경우

- 청폐사간탕 - 태음인 체질로 몸에 다소 열이 많고 변비가 있는 비만 수험생일 경우
- 가미보중익기탕 - 소음인 체질 중 냉한 체질이나 비위가 허약하면서 잘 붓는 비만일 경우

● 수지침, 이침, 전자침 치료

일반 치료법-수지침, 이침

특수 치료법-전자침

수지침 요법이란 손바닥에 침을 놓음으로써 과다한 식욕을 저하시키고, 순환 대사를 활발하게 하여 비만을 치료하는 방법이다. 큰 자극 없이 간편하여 이침과 병행해서 치료하면 많은 효과를 본다.

수지침의 반응점으로는 전중, 대황, 경거, 은백, 대돈, 상구가 있다.

이침 요법은 귀에 침을 놓는 방법으로 우리 몸의 식욕 중추를 변화시킨다. 그래서 식욕을 억제시켜 칼로리 섭취의 감소와 배설을 촉진시킴과 동시에 호르몬의 균형을 맞추어 주는 등 다른 질병을 예방할 수 있다. 반응점은 비, 간, 위, 기점, 내분비 등이다.

이침 요법

특수 요법인 전자침은 비만이 심한 특정 부위에 침을 꽂은 뒤 전기

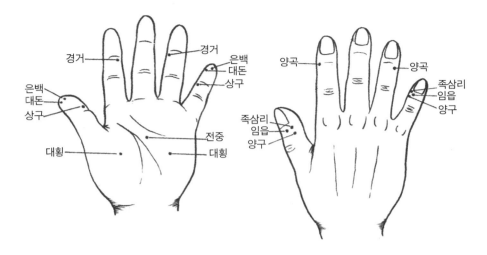

자극을 주어 지방 분해를 촉진시켜 살을 빼는 치료법이다. 이 치료법은 한약으로 전체적인 체중이 감소하였으나 아랫배나 히프, 허벅지 등 지방이 두꺼워 살이 잘 빠지지 않는 부분의 지방을 제거해 주는 특수 치료이다.

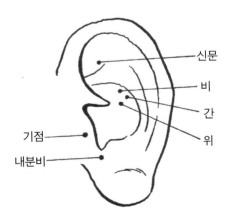

전자침은 특히 살을 뺀 후 피부가 늘어지는 것을 방지하기 때문에 몸매를 가꾸어 준다. 이 치료법은 특정 부위의 비만으로 고민하는 여자 수험생에게 필수적인 치료라고 할 수 있다.

치료 사례

- 변×경. 19세, 서울 종로구 누하동
- 키: 158cm, 몸무게: 58.15kg
- 비만 치료 시작: 1996. 5. 7
- 기타 증상: 두통, 어지러움, 소화 불량, 속쓰림, 부종
- 치료 방법: 비위에 습담이 많이 있어 소화가 잘 안 되고 잘 부으며 어지러움도 호소하였다.

치료는 식이 요법과 수지침, 이침, 그리고 약물 요법을 병행하였다. 이틀에 한 번씩 내원하여 정기적인 몸 상태의 체크와 침 치료를 하였다. 환자는 10kg을 줄이고자 하였으나 51~52kg이 정도가 적당하다고 판단하여 2개월 치료를 목표로 시작하였다. 우선 식이 요법으로 식사를 아침과 점심 2끼로 제한하고 저녁은 7시 이전에 간식을 약간 허용하였다. 수지침, 이침은 각각의 혈자리에 놓았으며 이침은 2일간 계속 귀에 꽂은 채 생활하도록 하였으며 약은 습담이 많은 체질이었으므로 반하복령탕에 부종을 치료하기 위해 쌍백피를 4g 가하였다.

- 치료 일지: 5월 7일: 58.15

   5월 13일: 56.60

   5월 20일: 54.85

   6월 6일: 54.10

   7월 8일: 52.00

약은 중단하고 집에서 식이 요법을 조금씩 하게 하였다. 그 후 2~3
개월 뒤 내원하여 정기 검진을 받도록 하였다.

10월 9일: 51.35kg

약간 통통하면서도 복부 비만이 많이 줄어(약 3인치 줄어듦) 전체
적으로 날씬하게 보였다. 그 외 부종이나 어지러움증도 많이 개선되
었다. 지속적인 관리를 위해 1개월 또는 2개월에 한 번씩 내원하여 약
을 복용토록 하였다.

비만을 이겨 내자

1. 음식

① 이것만은 꼭 기억합시다.

- 편식은 비만의 원인이 되므로 음식을 골고루 섭취하여 영양상 균

형을 잃지 않도록 한다.

- 오후 7시 이후의 식사 및 음식 섭취는 절대 금한다.
- 고칼로리 식품의 섭취를 피한다.(예: 튀김 요리, 볶음 요리, 중국 요리)
- 군것질, 간식을 삼간다.(카페인 음료, 탄산 음료, 알코올 포함)
- 평상시 식사량의 70~80%로 낮추어 준다.
- 음식은 가능한 싱겁게 먹는다.(짜고 매운 음식은 비만을 촉진시킨다.)
- 식사 10분 전에 물 2컵을 마신다.

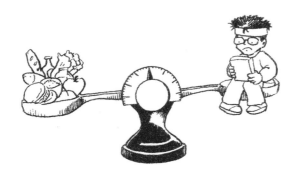

② 먹는 방법을 약간 바꾸면 날씬해진다.
- 단백질은 여분의 지방을 연소시킨다. 그러므로 고기는 좋은 감량식이다.
- 잘못된 감식은 역효과를 내므로 섬유질이 많은 식사를 한다.
- 차를 많이 마시며 과식하지 않게 한다. 단, 끈기를 가지고 꾸준히 해야 한다.

- 오래 씹어 먹으면 살찌지 않는다.
- 식사 때 한 숟가락을 남기면 1년에 12kg을 뺄 수 있다.
  (아깝다고 그 자리에서 먹지 말라.)
- 아침식사는 아무리 많이 먹어도 지방으로 축적되지 않는다.
- 자주 식사를 거르는 사람은 하루에 세 끼를 먹는 사람보다 더 살이 찐다.

③ 다이어트에 성공하는 생활의 지혜
- 목욕을 자주 하면 지방이 몸 밖으로 배출된다.
- 건포 마사지로 지방의 분해를 촉진하는 호르몬을 분비시킨다.
- 식후에 이를 닦는 습관을 갖는다.
- 매일 종아리를 꼬집어 주거나 주물러 주어 몸의 지방을 분해시켜 준다.
- 여성은 생리 첫날 감식을 시작하면 감량에 성공한다.
- 급하게 체중을 줄이는 감량법은 다시 뚱뚱해지기 쉽다.

2. 체질별 식단
▶ 태양인
태양인에 유익한 음식물은 더운 것보다는 담백하고 서늘한 것이다. 태양인은 매운 음식을 오래 계속 먹으면 병이 생긴다. 예를 들면 위를 상하게 하거나 식도 경련, 식도 협착증 같은 병이 될 수 있다.(고추의 확산 작용 때문이다.) 먹어서 좋은 음식물은 새우, 조개 종류, 포도 감

(건시), 앵두, 다래, 모과, 특히 메밀이 좋고 채소류는 다 좋으며, 될 수 있으면 지방질이 적은 음식물이 좋다. 저칼로리 고단백의 한약을 복용하여 공부에 필요한 영양을 섭취하면서 아래 식단을 지켜 나간다.

- 이로운 음식: 메밀, 현미, 포도, 감, 앵두, 키위, 머루, 다래, 붕어, 잉어, 조기, 모과, 솔잎, 해파리, 조개류, 전복, 비늘 있는 생선
- 권장주스: 키위 주스, 포도 주스
- 삼가할 음식: 밀가루, 소고기, 등푸른 생선, 녹용, 유제품

● 태양인의 식단

	아침	점심	저녁
월	밥(1), 조개국, 시금치무침(100g), 김(50g)	밥(1/2), 숙주나물 무침 (100g)	키위 2개, 포도 주스 1잔
화	밥(1), 조개국, 마른김, 생오이(1/2), 김치(50g)	찐감자 2개, 요구르트	흰죽(1/2), 간장, 토마토 1개
수	보리밥(1), 콩나물국, 게맛살(50g), 깍두기(50g)	현미밥(1/2), 마른김, 숙주나물 무침(100g), 김치(50g)	포도 주스 1잔, 키위 2개
목	현미밥(1), 콩나물국, 멸치볶음(50g), 김치(50g)	보리밥(1/2), 마른김 미역줄기 초고추장 송이버섯볶음(100g)	포도 주스 1잔, 키위 2개
금	보리밥(1), 물오징어국, 조기(1/2)	밥(1/2), 부추, 김(50g), 새우튀김 3마리(밀가루)	포도 주스 1잔, 키위 2개

토	현미밥(1), 시금치무침(100g), 깍두기(50g)	전복죽(1), 생오이(1/2), 간장	녹차 1잔, 찐감자 1개
일	현미밥(1), 양송이 무국, 조기(1/2), 김치(50g)	찐감자 2개, 요구르트 1개	포도 주스 1잔, 키위 2개

※ 주의 사항

1. 식단이 복잡한 경우 2가지를 선정해서 계속 반복한다.

2. 배가 많이 고픈 경우는 이로운 음식으로 과일이나 야채를 선택하여 주스를 만들어 먹는다.

3. 오후 7시 이후에는 금식한다.

▶ 태음인

태음인에게 유익한 음식은 소고기이다. 그러나 지방질보다 살코기의 단백질을 많이 섭취하는 것이 좋다. 배, 밤, 호두, 은행, 설탕이 좋다. 가끔 소화가 잘 안 될 때 설탕물을 먹으면 좋다. 채소류로는 무, 도라지, 연근, 마(山藥), 토란 등이 좋으며 이것은 약으로도 많이 쓰인다. 곡물류는 콩, 율무가 좋으며, 특히 두부, 콩나물, 콩, 비지 등에도 단백질이 많아서 구태여 비싼 소고기를 먹어야 할 이유도 없다고 본다. 태음인은 비교적 식성이 좋아서 폭음·폭식을 하므로 종종 예기치 않는 병이 발생한다. 따라서 될 수 있는 대로 규칙적인 생활로 폭음·폭식을 삼가면 병이 줄어 든다.

- 이로운 음식: 콩, 콩나물, 두부, 들깨, 깻잎, 잣, 도라지, 연뿌리, 무, 마, 은행, 호도, 수수, 옥수수, 율무, 밤, 당근, 우엉, 토란, 고사리, 호박, 도토리, 더덕, 미역, 김, 다시마, 파래, 가지, 고구마, 칡차, 죽순, 배, 참외, 수박, 유제품(우유, 버터, 치즈 등), 소고기, 등푸른 생선(참치, 삼치, 꽁치, 고등어 등)
- 권장 주스: 당근 주스
- 삼가할 음식: 메밀, 포도, 녹두, 돼지고기, 해파리, 문어, 현미

● 태음인의 식단

	아침	점심	저녁
월	밥(1공기), 파래무침(100g), 미역국, 김치(50g)	밥(1), 파래무침(50g), 오이지(50g), 요구르트	죽(1공기), 간장, 수박 2조각
화	콩밥(1), 미역국, 생오이(60g), 김치(50g)	찐감자 2개, 토마토 주스 1잔	녹차 1잔, 참외 1개
수	밥(1), 두부된장찌개, 멸치볶음(50g), 부추김치	밥(1/2), 부추무침(50g), 멸치(40g), 요구르트	우유 1잔, 수박 2조각
목	콩밥(1), 된장찌개, 멸치조림(50g), 부추김치(50g)	밥(1/2), 장조림(50g), 멸치(50g), 김치(50g)	율무 1잔, 수박 2조각
금	밥(1), 우거지국, 송이버섯볶음(100g), 파래무침(50g)	찐감자 2개, 토마토 주스 1잔	율무 1잔, 참외 1개

토	콩밥(1), 우거지국, 장조림(50g), 생오이(60g)	콩밥(1/2), 시금치무침(100g), 콩나물무침(100g)	우유 1잔, 참외 1개
일	잣죽(1), 장조림(50g), 송이버섯볶음(100g), 김치(50g)	콩밥(1/2), 생오이(60g), 멸치(50g), 김치(50g), 요구르트	녹차 1잔, 참외 1개

※ 주의 사항

1. 식단이 복잡한 경우 2가지를 선정해서 계속 반복한다.
2. 배가 많이 고픈 경우는 이로운 음식으로 과일이나 야채를 선택하여 주스를 만들어 먹는다.
3. 오후 7시 이후에는 금식한다.
4. 저녁을 소식하면 지병이 반으로 줄어든다.

▶ 소양인

소양인에 특히 좋은 음식물은 과일이며 수박, 참외가 좋다. 채소류는 배추, 오이, 가지, 호박 등이 좋고, 곡물류는 보리, 팥, 녹두 등이 좋다. 소양인은 평소에 더운 것보다 찬 것을 좋아하고 항상 시원한 것을 좋아하는 편이다.

여기 첨가해서 말하고자 하는 것은 어느 체질이고 간에 열이 많은 사람은 자연히 찬 것을 좋아하고 몸이 냉한 사람은 더운 것을 좋아하는 것이 자연의 이치이나, 비교적 체질에 따라서 뜨거운 것을 좋아하는 사람, 서늘한 것을 좋아하는 사람, 찬 것을 좋아하는 사람이 따로 있다는 것이다.

- 이로운 음식: 보리, 팥, 조, 녹두, 오이, 배추, 상추, 양배추, 감자, 미나리, 딸기, 토마토, 복숭아, 결명자차, 구기자차, 두릅, 시금치, 숙주나물, 청포묵, 알로에, 게, 새우, 오징어, 낙지, 꼴뚜기, 멍게, 해삼, 생굴, 청어, 가물치, 돼지고기, 비늘있는 생선
- 권장 주스: 토마토 주스, 딸기 주스, 복숭아 주스
- 삼가할 음식: 닭, 인삼, 꿀, 뱀장어, 개소주, 영지버섯, 사과, 우유, 맵고 짠 음식, 라면 등 인스턴트 음식

● 소양인의 식단

	아침	점심	저녁
월	밥(1), 시금치국, 오징어데침(100g), 김치(50g)	찐감자 2개, 복숭아 주스 1잔	구기자차 1잔, 참외 1개
화	보리밥(1), 시금치국, 김, 김치(50g)	밥(1/2), 오이냉국, 멸치(30g), 김치(30g)	우유 1잔, 야채 샐러드(200g)
수	밥(1), 게맛살(100g), 부추김치(50g)	밥(1/2), 김치(50g), 감자조림(100g)	포도 주스 1잔, 찐감자(1/2)
목	보리밥(1), 배추쌈, 감자볶음(100g), 고추장	찐감자 2개, 복숭아 주스 1잔	포도 주스 1잔, 찐감자(1/2)

금	밥(1), 감자조림(100g), 멸치(30g), 김치(50g)	밥(1/2), 오이냉국, 장조림(50g), 김치(30g)	우유 1잔, 토마토 1개
토	콩밥(1/2), 시금치무침(100g), 콩나물무침(100g)	콩밥(1/2), 시금치무침(100g), 콩나물무침(100g)	우유 1잔, 참외 1개
일	잣죽(1), 김치(50g), 송이버섯볶음(100g), 장조림(50g)	밥(1/2), 초고추장김치(100g), 물오징어데침(100g)	구기자차 1잔, 찐감자(1/2)

※ 주의 사항

1. 열이 많으므로 신선한 과일이나 야채를 많이 먹는 것이 좋다.

2. 식단이 복잡할 경우 2가지를 선택해서 계속 반복한다.

3. 배가 많이 고픈 경우 이로운 음식의 과일이나 야채를 선택하여 주스를 만들어 먹는다.

4. 오후 7시 이후에는 금식한다.

▶ 소음인

소음인은 비위가 약하고 소화기 장애가 많다. 소음인은 찬 것보다는 더운 음식물이 좋고 또 좋아하기도 한다. 육류로는 닭고기, 양고기, 염소고기, 노루고기, 꿩고기, 개고기, 생선은 명태, 고등어, 뱀장어, 민물고기로는 미꾸라지 등이 좋다. 채소류는 시금치, 미나리, 양배추, 쑥갓, 파, 마늘, 후추, 생강, 고추, 들깨, 엿, 꿀 등이 좋고 곡물로는 찹쌀,

조, 차좁쌀 등이 좋다.

　여기서 우리가 한 가지 생각하여 볼 점은 어느 체질이고 간에 우리 나라 사람은 가정에서 파, 마늘, 생강, 감자, 후추, 들깨, 고추 등은 안 먹고 못사는 민족이다. 그러므로 다른 체질인 사람은 절대로 먹어서 는 안 된다는 말이 아니고, 다만 소음인 체질에는 특히 더 좋다는 것 뿐이다. 오해 없으시기를 바란다. 세월에 따라 우리의 식생활에 변화 가 많은 것도 부인할 수 없다. 공부에 필요한 영양을 섭취하게 하면서 아래 식단을 지켜 나간다.

- 이로운 음식: 쑥, 쑥갓, 생강, 파, 마늘, 풋고추, 후추, 겨자, 부추, 다래, 귤, 사과, 오렌지, 레몬, 대추, 영지버섯, 계피, 찹쌀, 인삼, 꿀, 닭고기, 계란, 오리고기, 개고기, 뱀장어, 붕장어, 명태, 대구, 삼계탕, 추어탕, 닭똥집, 노루고기
- 권장 주스: 사과 주스, 오렌지 주스
- 삼가할 음식: 돼지고기, 녹두, 해삼, 멍게, 오징어

※ 주의 사항

1. 폭식, 폭음을 금하며 굶지 않는다.
2. 차가운 것을 삼간다.
3. 식단이 복잡한 경우 두 가지를 선정해서 계속 반복한다.
4. 배가 많이 고프면 이로운 음식의 야채나 과일을 선택하여 주스 를 만들어 먹는다.

● 소음인의 식단

	아침	점심	저녁
월	밥(1), 북어찜(100g), 김구이, 부추김치(50g)	밥(1), 파래무침(50g), 오이지(50g), 요구르트	쑥차 1잔, 옥수수 (1/2)개
화	찹쌀밥(1), 애호박볶음 (100g), 파래무침(50g), 김치(50g)	김밥(1인분), 나박김치	찐감자 1개, 녹차 1잔
수	밥(1), 북어국, 장조림(50g), 깍두기(50g)	찹쌀밥(1/2), 콩조림(50g), 김구이, 김치(50g)	쑥차 1잔, 찐감자 1개
목	밥(1), 두부찌개, 김구이, 김치(50g)	밥(1/2), 북어미역국 풋고추 3개, 고추장	레몬 주스 1잔, 토마토 1개
금	콩밥(1), 북어국, 김치(50g)	콩밥(1/2), 콩나물 무침(100g), 김치(30g), 요구르트	오렌지 주스 1잔, 찐감자 1개
토	찹쌀밥(1), 콩나물국, 도라지 생채(100g), 김치(50g)	밥(1/2) 양배추, 샐러드(100g), 장조림(50g), 김치(50g)	쑥차 1잔, 옥수수 (1/2)개
일	찹쌀밥(1), 깻잎, 양배추 채썰음(100g), 깍두기(50g)	밥(1/2), 양배추쌈, 풋고추 3개, 김구이, 고추장	야채 샐러드, (양배추, 당근 오이)

125

5. 저녁 7시 이후에는 금식한다.

▶ 자유롭게 먹을 수 있는 식품

다음 식품들은 열량이 매우 적게 들어 있으므로, 식사 계획 때 자유롭게 사용할 수 있다.

- 국 – 맑은 고깃국, 맑은 채소국
- 채소 – 오이, 배추, 상추, 양상추
- 향신료 – 겨자, 식초, 계피, 레몬, 후추

▶ 피해야 할 음식

사탕, 꿀, 케이크, 콜라(청량 음료), 술, 과일 통조림, 우유, 초콜릿, 피자, 햄버거

3. 다이어트 메모

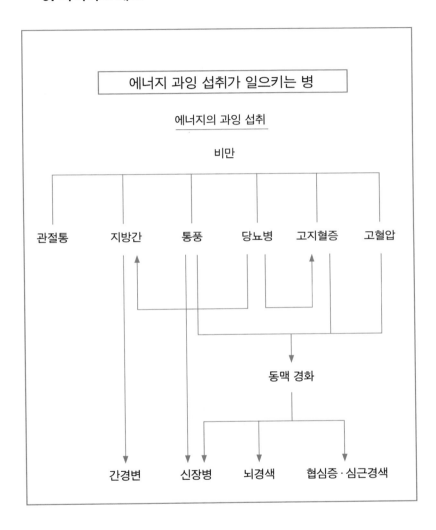

에너지 과잉 섭취가 일으키는 병

에너지의 과잉 섭취

비만

관절통　지방간　통풍　당뇨병　고지혈증　고혈압

동맥 경화

간경변　신장병　뇌경색　협심증·심근경색

3

피부 질환

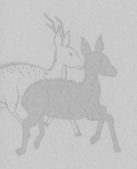

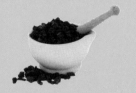

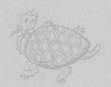

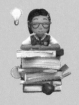

거울아, 여드름 좀 없애 주렴?
기미가 끼었어요
비듬이 눈 오듯이 떨어져요

01
거울아, 여드름 좀 없애주렴?

여드름이 얼굴에 너무 많이 나서 이성교제가 힘든 아들에게 어머니가 여자에게 접근하는 방법을 가르쳐 주었다. 무엇을 말해야하고 무엇을 말해서는 안 되는지 어떻게 그녀의 마음을 사로잡아야 하는지 가르쳤다. 아들은 나갔다가 30분도 안 되어 되돌아와서 어머니에게 말했다. "여드름 투성이는 싫어요. 이제 그녀를 떨쳐 버리는 방법을 가르쳐 주세요."

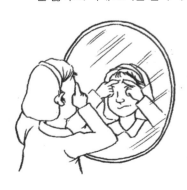

여드름은 청춘의 꽃이라는 말을 우리는 자주 들었다. 그만큼 청소년들에게는 여드름이 많이 난다. 그러나 여드름이 많이 나면 얼굴이 꺼멓게 파여 얼굴을 들고 다니기가 창피하게 된다. 이것은 수험생들에게는, 특히 여자 수험생들의 경우에는 엄청난 스트레스를 준다. 여드름 자체는 얼굴에 난 피부병이건만 이것으로 말미암는 스트레스는 여러 가지 질환을 유발시킨다. 외모를 초월한 마음의 소유자라면 모르겠지만 그렇지 않고서야 누가 얼굴에 검버섯처럼 난 여드름 자국을 좋아하겠는가! 여드름은 조금씩 나면 모르겠지만 많이 나면 조기에 치료를 받는 것이 좋다. 이미 파여서 헐어진 피부를 가지고 치료를 한다면 늦다.

++ 원인

우리는 여드름을 화산에 비유한다. 얼굴에 솟아난 화산! 화산이란 땅 속의 열기가 안에 묻혀 있기에는 너무 강렬해 땅 밖으로 분출해 나오는 과정에서 생겨난 산이란 뜻이다. 여드름도 체내의 열이 많은 사람이 그 열기를 주체하지 못해 피부 밖으로 발산한 것이다. 여드름이 터지고 아문 자리가 꺼멓게 가라앉는 것은 마치 화산이 폭발하고 난 후 산 중심의 구멍이 펑 뚫려 시커멓게 된 것과 같다. 그러므로 열이 적은 사람은 여드름이란 것이 있을 수 없다. 체내의 열이 많으면 얼굴이 붉어지거나 가슴이 두근두근한다. 또 변비가 생기기도 한다. 양성 체질의 수험생들에게 많이 나타난다. 여드름은 소위 면포라고 하는데 한방 병명으로는 '면분자' 또는 '곡취창'이라 한다. 이는 대부분의 위장 장애와 변비에 의해 발생된다. 이러한 여드름의 한방적 원인으로는 열이 피부에서 막혀 발생한다고 본다. 그리고 너무 기름지고 맵고 자극성 있는 음식을 오래 섭취하면 비장과 위에 습열이 생겨 그것이 얼굴로 올라와 발생하기도 한다.

++ 증상

여드름은 주로 얼굴 특히 이마와 뺨에 많이 나지만 가슴과 등에도 나며 그 크기는 좁쌀만한 것에서부터 녹두알만한 것에 이르기까지 다양하다. 검푸르거나 홍자색을 띠고 있으며 이를 짜면 하얀 비지 같은 것이 나온다. 여드름은 될 수 있으면 손으로 짜지 않는 것이 좋다. 왜냐 하면 여드름을 짠 뒤에 세균이 침입하면 농포가 형성되고 비지 대신 고름비지가 나온 후에 심한 자국이 남을 수도 있기 때문이다. 또한 수험생들이 여드름을 치료한다고 흔히 바르는 약을 사용하거나 염증을 치료하는 소염제, 강력한 화농 방지를 위한 항생제를 복용하는 일이 많다. 그러면 위장이 더욱 나빠져 여드름은 근본적으로 치료하기가 힘들다. 여드름은 위장 장애와 변비에서 오는 경우가 많기 때문에 위장의 기능을 풀어주고 변비를 고치면 낫는다.

++ 치료법

열을 식혀 주는 치료를 위주로 한다. 약재로는 방풍, 황금, 황련, 백지, 부평초 등이 있다. 처방으로는 변비가 있는 수험생에게는 가미방풍통성산, 열이 위로 상기해 있는 수험생에게는 황련해독탕 등이 좋다. 단방약으로는 부평초를 달인 물에 얼굴을 아침마다 씻으면 효과가 있다. 부평초는 개구리밥인데 물에 떠 있는 성질 그대로 매우 가벼워 열을 식혀 주면서 날려버리는 효능이 있다. 그래서 피부병 중열성 질환에 효과가 좋다. 또 여드름에 쓰이는 약으로는 광제고가 있다. 광제고는 모든 피부병을 치료하는데 많은 도움을 준다. 광제고는 두 가지 종류가 있다. 여드름과 다친 상처를 제외한 모든 피부병을 다스리는 것과 여드름을 치료하기 위해 특별히 제작한 광제고가 있다. 여드름을 치료하는 광제고는 부평초를 포함한 몇 가지 피부 질환을 치료하는 약재로 구성되어 있다.

++ 음식

여드름이 많이 났을 때는 닭고기, 돼지고기, 등푸른 생선, 땅콩, 치즈 등의 기름진 음식과 고춧가루, 후추, 커피 등 맵고 자극성 있는 음식, 그리고 술은 피하는 것이 좋다. 아울러 율무차를 장기적으로 마시면 효과적이다.

1. 튀긴 음식과 기름진 음식을 한방에서는 습열이 많은 음식이라 한다. 습열이란 체내에 '순환되지 못하는 열'을 말한다. 체내에서 소화시키고 남은 그 음식 찌꺼기와 음식을 소화시키면서 생기는 부산물은 가급적 빨리 체외로 배출시켜야 한다. 그 배출되는 통로는 피부를 통한 땀이나 소변, 대변이다. 그런데 튀긴 음식과 기름진 음식은 소화되면서 독소가 많이 생기기 때문에 그러한 독소가 피부에 쉽게 쌓인다. 그래서 여드름이라는 피부 질환을 만든다. 여드름은 피부 질환이지만 내과 계통의 약을 써야 낫는다.
2. 야채와 채소를 많이 섭취해서 피를 맑게 해야 한다.
3. 레시틴이라는 물질은 소변을 잘 나오게 하는 이뇨 작용이 있다.

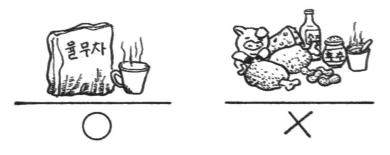

사람의 장 속에는 수많은 유해 세균이 살고 있고, 또 각종 노폐물이 쌓여 있는데 이 노폐물이 독물이 되어 체액 속에 흡수됨으로써 기미나 여드름 등 피부병의 원인이 된다. 이렇게 피부 건강에 큰 적이 되는 독소를 이뇨 작용에 의해 배설시킴으로써 몸 속을 깨끗한 상태로 만들어 준다. 레시틴을 '먹는 화장품'이라 부르는 이유도 여기에 있다. 레시틴이 많이 함유된 음식으로는 된장, 콩, 참깨, 두부, 잣, 호도 등이 있다. 평소에 된장국을 끓여 먹으면 좋다.

치료사례

18세 남자 수험생

○ 증상

얼굴에 열이 너무 많아 평소에 거울을 자주 보며 외모에 신경을 많이 썼다. 친구들이 '화산 폭발', '분화구'라는 별명을 붙여서 평소에 고민이 많았다. 공부할 때마다 손이 얼굴에 습관적으로 올라가 만지작거리는 버릇이 있었다. 위열이 많고 전형적인 열성 체질인 수험생이었다.

○ 치료법

얼굴을 습관적으로 만지는 버릇을 고치게 하였다. 왜냐하면 얼굴을 손으로 자주 만지면 염증이 더욱 악화되어 치료가 어려워지기 때문이다. 그 학생은 손으로 얼굴을 자주 만져 여드름이 곪았다. 게다가 그 고름을 짜서 얼굴색이 변색되었다. 가미방풍통성산과 가미양격산을 번갈아 3개월 복용시키면서 광제고를 얼굴에 바르게 했다. 그 결과 얼굴의 여드름이 많이 개선되었다. 하지만 아쉽게도 손으로 여드름을 만져 변질된 부분은 조금 남았다.

02
기미가 끼었어요

기미는 여자 수험생들에게는 아주 민감한 것이다. 한창 아름다움이 꽃피고 있는 때이고 감수성이 예민하여 기미가 자꾸 끼게 되면 남들은 그렇지 않아도 자신은 이상하게 눈치가 보이고 창피하다. 기미는 스트레스를 받으면 받을수록 이상하게도 더더욱 생기게 된다. 이것은 기미의 원인으로 스트레스가 상당수 작용하기 때문이다.

++ 원인

기미는 아주 쉽게 이야기하면 피가 생기를 잃어 돌아다니다가 얼굴에 멈추어 생긴 어혈의 일종이다. 어혈은 돌아다니던 혈이 생기를 잃어 정체된 것이 쌓이고 쌓여 생기는 덩어리이다. 작게는 기미, 점에서부터 크게는 핏덩어리까지 다양하게 분포된다. 그러므로 어혈이 많은

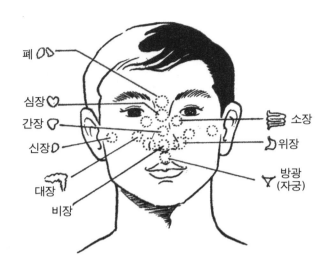

폐
심장
간장
신장
대장
비장
소장
위장
방광
(자궁)

사람은 기미가 많게 되어 있다. 이것은 예외가 없다. 햇볕을 많이 쬐어도 기미가 생기는데 이는 햇볕을 많이 쬐면 안면에 열을 많이 받아혈이 미세한 혈관(한방에서는 혈락(血絡)이라 한다.)을 이탈해 흐르다가 힘을 잃어 곳곳에 분포되는 것이다. 서양 의학에서는 이것을 멜라닌 색소가 증가하기 때문이라고 하는데 한방에서는 이것도 혈의 작용이라고 본다. 그러므로 월경이 있는 여성에게 더욱 자주 나타나는 것은 당연하다. 기미가 나타나는 부위에 따라 문제가 있는 장기를 한방에서는 알 수가 있다.

++ 치료법

기미는 어혈을 제거하고 혈을 순환시키며 보충시키는 치료를 위주로 해야 한다. 약재로는 당귀미(꼬리같이 생긴 당귀의 뿌리 부분), 천궁, 계지 등이 있다. 당귀는 몸통 부분과 얇은 뿌리인 당귀미가 서로 다른 효능을 가지고 있다. 당귀의 몸통 부분은 혈을 보충하여 주는 효과가 있고 당귀의 얇은 뿌리인 당귀미는 혈의 움직임을 활발하게 하는 효과가 있다. 똑같은 약재의 부분이지만 이같이 효과가 다르게 나타나는 것을 이야기하는 것이 바로 한방이다. 이것은 마치 똑같은 몸이지만 팔이 하는 기능과 다리가 하는 기능이 다른 것과 같다. 처방으로는 어혈이 많은 여자 수험생에게는 귀출파징탕, 세궁탕, 계지복령환을 쓰고 스트레스로 인한 혈병인 경우는 가미소요산을 쓴다. 단방약으로는 당귀비, 계지를 약 10g씩 1ℓ 주전자에 넣고 차처럼 달여서 마신다.

03
비듬이 눈 오듯이 떨어져요

++ 원인

비듬이 옷에 수북히 떨어져 항상 옷을 털어야만 하는 수험생들을 간혹 볼 수 있다. 보통은 머리를 감으면 비듬 떨어지는 것이 줄어든다. 그러나 머리를 감아도 감아도 계속 떨어지는 비듬…. 이런 경우는 한창 외모에 민감한 반응을 보이는 수험생들로서는 고민이 아닐 수 없다.

비듬이란 머리의 피부가 말라서 각질화되어 떨어지는 것을 말한다. 원인은 여러 가지가 있지만 한방에서는 열이 많으면 머리의 피부에 공급된 혈액이 마르거나 혈액을 생성하는 기능이 부족해서 머리의 피부가 갈라져 떨어져 나와 생긴다고 한다.

그러면 그렇게 되는 원인으로는 어떤 것이 있을까? 첫 번째로 스트레스를 들 수가 있다. 스트레스를 많이 받으면 간이 나빠진다. 한의학에서는 간은 나무에 비유한다. 나무처럼 쭉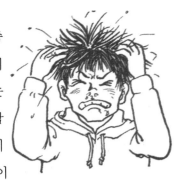
뻗는 힘을 발휘하는 장기가 간이라는 것이
다. 스트레스란 하고 싶거나 되기를 원하는
것이 되지를 않았을 때 쌓이는 심적인 부담
감이다. 마음이 하나의 생각에 집착하면 기
도 뭉쳐서 흩어지지 않는다. 그러므로 간이
부담을 받는 것은 당연한 것이다. 간이 나빠지면 기운을 흩는 작용이
약해지므로 기가 뭉쳐서 열을 발생시킨다. 이 열이 위로 떠서 머리 피
부에 있는 혈액을 마르게 하면 비듬이 되는 것이다. 이것은 책상에 앉
기만 해도 느끼는 피로감, 눈의 침침함, 소화불량 등을 동반한다. 둘
째로 위에 열이 많아서 그 열이 위로 떠서 혈액을 마르게 하여 비듬이
발생한다. 이런 수험생들은 평소 몸에 열이 많고 찬물을 마시기를 좋
아한다. 셋째는 과도한 자위 행위나 선천적인 허약 체질로 인해 혈액
생성 기능이 부족하여 생긴다. 그러면 혈보다는 기가 많아져서 기가
열처럼 작용하여 생기는 비듬이 있다. 특히 여자는 월경시 과도한 출
혈이 오면 혈이 부족해져 비듬이 많이 생기기도 한다.

증상으로는 손발이 차거나 열이 위로 갑자기 확 달아오른다. 쉽게
피곤해지고 다리에 힘이 없다. 여자의 경우 생리통이 심하기도 하다.
이처럼 혈은 우리 몸에서 부족하면 많은 병을 야기시키기도 한다.

++ 치료법
스트레스로 인한 비듬은 뭉친 기운을 풀어 주는 치료를 한다. 약재

로는 향부자, 시호, 원지, 석창포 등이 있다. 처방으로는 가미사칠탕, 가미소요산, 육울탕, 귀비탕 등이 있다. 단방약으로는 원지, 용안육을 10g 씩 1ℓ 주전자에 넣고 달여서 차같이 끓여 마신다.

위의 열 때문에 비듬이 생기는 경우는 열을 식혀주는 치료를 한다. 약재로는 방풍, 석고, 대황, 생지황, 지모, 황련 등의 약이 있다. 처방으로는 가미방풍통성산, 청상보하탕 등이 있다. 단방약으로는 생지황 10g을 1ℓ 주전자에 넣고 달여서 차같이 끓여 마신다.

혈이 부족하여 생기는 비듬에는 혈액을 생성하는 기능을 도와주는 치료를 한다. 약재로는 당귀, 천궁, 작약, 숙지황, 하수오 등이 있다. 처방으로는 가미사물탕, 가미사육탕, 육공단, 경옥고 등이 있다. 단방약으로는 당귀, 천궁을 약 10g 씩 1ℓ 주전자에 넣고 달여서 차같이 끓여 마신다.

비듬뿐만 아니라 보편적으로 쓰일 수 있는 피부병 고약으로 광제고가 있다.

++ 음식

위에 열이 많아서 비듬이 생긴 경우에는 부추를 쓴다. 부추는 위 열을 제거하고 혈액 순환을 맑게 해준다.

대나무잎은 찬 성질이 있으며 위장으로 들어가는 기운이 강하다. 기름진 음식을 많이 먹어서 생긴 비듬에 효과가 좋다.

혈액 생성 기능을 도와주는 식품으로는 당근, 대추, 굴, 참깨가 좋다.

chapter 4

호흡기 질환

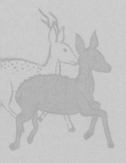

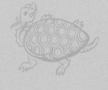

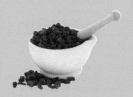

날씨가 추우면 코가 막혀요
코가 막혀 머리까지 어지러워요

01
날씨가 추우면 코가 막혀요

비염 때문에 1년 내내 콧물과 기침을 달고 다니는 한 남자가 어느날 소개팅을 했다. 소개팅에 나온 여자는 정말 아름다운 여자였다. 남자는 황홀한 가운데 정신이 없어서인지 기침이 나오는 것을 막지 못했다. 심한 기침과 가래 파편이 여자에게 튀었다. 난감한 남자는 다음과 같이 말했다. "콧물이 당신에게 튀는 것을 보니 내 콧 속의 콧물까지도 당신이 마음에 들었나 봐요."

비염

++ 원인

평소 때는 코가 크게 막히지 않다가 날씨만 추워졌다 하면 코가 막히

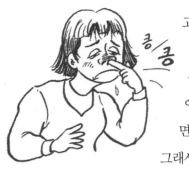

고 기침이 나와 견딜 수 없는 수험생들이 많다. 이런 질환을 비염이라고 한다. 비염은 코에 염증이 생겨 코가 막히는 질환이다. 코감기가 자주 되풀이 되면서 생기는 경우가 제일 많다. 감기에 걸리면 콧속의 점막이 과민 반응을 일으켜 예민해진다. 그래서 점막이 붓고 염증이 생겨 콧물이 흐른다. 마치 피부에 상처가 난 상태에서 찬 공기나 찬물을 자주 접촉하면 피부병이 악화되는 것과 같다. 즉, 감기가 낫지 않은 상태에서 다시 감기가 걸리면 코 점막이 부어 오르고 막혀서 답답해진다. 이것을 한방에서는 비구라고 한다. 알러지성 비염은 과민성 비염 또는 신경성 비염이라고 부른다. 일반적으로 기후 변화에 의하거나 에어콘 등의 찬 공기, 매연, 최루탄, 유독 가스, 꽃가루, 먼지 또는 집먼지 진드기, 동물의 털, 담배 연기, 향수, 벤젠 냄새가 원인이다. 알러지성 비염 중에서 우리 나라에서 가장 문제가 되는 것은 집먼지 진드기에 의한 것이다. 집먼지 진드기에 의한 경우는 사계절 내내 증상을 호소하고 특히 겨울에는 밀폐된 환경 내에서 환기를 잘 시키지 않아 방안 내의 먼지 분포가 증가하여 더욱 악화되는 양상을 보인다. 이 질환은 어느 연령층에서나 찾아볼 수 있지만 대개는 어린 아이들이나 청소년 시절에 발병하고 나이가 들수록 감소하게 된다. 다른 알러지성 질환과 마찬가지로 이것도 유전적 소인과 밀접한 관련이 있다. 재채기가 계속되고 물같이 맑은 콧물이 다량으로 지속적으로 흘러나오는 특징이 있다. 또한 코가 막혀 쿵쿵대고 호흡 곤란을 느끼기도 하다. 이러한 코 증상 외에도 눈이 가렵거나 심한 눈물이 동반되기도 하고 머리가 아프거나 청력이 떨어지기도 한다. 또한 알러지성 비염이 반복되면 육체적, 정신적 피로감을 느끼게 되고 아이들의 경우는 소화기가 약해져서 식욕부진으로 인한 허약증을 유발시키기도 한다. 알러지성 비염의 3대 증상으로는 재채기, 콧물, 코막힘이 있다. 대부분의 알러지성 비염 환자는 여름에는 증세가 나타나지 않다가 찬 바람이 부는 가을이나 겨울이 되면 증세가 심해지는 것이 보통이다.

++ 치료법

코에 있는 염증을 없애는 치료를 한다. 약재로는 자소엽, 곽향, 백지 등이 있다. 처방으로는 자소엽탕이 있다. 단방약으로는 자소엽, 곽향을 각 10g씩 1ℓ 주전자에 넣고 차처럼 달여 마신다.

이런 약 처방 외에 반드시 침 처방을 병행해야 완치가 가능하다. 비염에 걸린 수험생들의 콧속을 들여다보면 코 점막이 크게 부풀어올라 콧구멍을 막고 있는 것을 볼 수 있다. 숨을 쉬는 통로가 막히니 얼마나 답답하겠는가? 콧구멍의 비정상적인 점막이 부어오른 정도가 어느 정도이냐에 따라 코로 숨을 못쉬는 답답한 정도가 나타난다. 침 치료법으로는 콧속에 부어오른 점막을 사혈(瀉血, 피를 뽑아 냄)시키는 방법을 쓴다. 또 대장정격을 놓으면 더욱 효과가 좋다.

또 중이염 치료법인 청이투뇌봉을 코에 꽂으면 비염뿐만 아니라 축농증의 치료에도 효과가 있다.

++ 음식

비염에 걸린 수험생들이 주의해야 할 음식은 다음과 같다.

첫째, 기름진 음식은 가급적 피한다.

둘째, 항상 복부를 따뜻하고 느슨하게 해 준다. 왜냐 하면 장을 따뜻하게 하면 기관지 기능이 좋아지기 때문이다.

셋째, 추우면 항상 코가 막히므로 날씨가 추워지면 옷을 두껍게 입고 마스크를 하는 것이 좋다. 젊다고 객기를 부리면 좋을 것이 없는 질환이 이 알러지성 비염이다.

권할 만한 음식으로는 달팽이 껍질 또는 육질을 볶아 갈아 낸 것을 하루에 한번 5g씩 물에 타서 복용하면 좋다. 달팽이는 소염 작용이 아주 강하다 . 이것은 축농증에 좋다.

++ 운동

양 손바닥으로 10회 정도 마찰한다. 그리고 양손의 가운데 손가락으로 콧대의 양옆을 20~30회 마찰해 주어 코의 안팎을 따뜻하게 한다. 이렇게 하면 코의 공기 흡입을 원활하게 하여 비염이나 축농증이 개선되는 데 효과가 있다.

호흡법으로는 강식 호흡법이 있다. 강식 호흡법이란 코로 숨을 들이 마셨다가 입으로 내쉬는 방법이다. 숨을 들이마실 때에는 아랫배를 내밀고 입으로 내쉴 때에는 아랫배를 집어 넣는다. 코로 숨을 들이 마실때에는 소리가날 정도로 들이마시고 입으로 내쉴 때에는 폭발하듯이 내쉰다. 이 방법은 기도와 폐와 장내에 있는 모든 독소를 입 밖으로 강제로 배출시키는 방법이다. 2~3분만 해도 콧구멍이 시원해지며 목이 확 트이는 것을 느낄 수 있다.

치료사례

17세의 여자 수험생

○ 증상

알러지성 비염으로 항상 콧물이 흐르고 재채기가 자주 나온다. 항상 머리가 무겁고 띵해서 공부할 때면 힘들어 했다. 그리고 자주 피곤해했으며 소화가 잘 되지 않았다.

○ 치료법

비염침을 1주일에 1회씩 맞으며 자소엽탕을 3개월 복용시켰다. 그 결과 증상이 거의 개선되었다.

도움말

	알러지성 비염
원인	찬 공기 매연, 최루탄, 유독가스, 꽃가루, 먼지 집먼지 진드기, 동물의 털, 담배 연기, 이종단백, 향수, 벤젠 냄새.
증상	재채기, 콧물, 코막힘. 가을이나 겨울이 되면 증세가 심해짐. 소화기가 약해져서 식욕 부진으로 인한 허약증을 유발.
치료법	코에 있는 염증을 없앤다. 약재로는 자소엽, 곽향, 백지. 처방으로는 자소엽탕 단방약으로는 자소엽, 곽향을 각 10g씩 1ℓ 주전자에 넣고 차처럼 달여 마심. 침 치료법으로는 콧속에 부어오른 점막을 사혈(瀉血) 시키는 방법.

02
코가 막혀 머리까지 어지러워요

유럽의 한 도시에 흡혈귀가 자주 출현하였다. 사람들은 모두 흡혈귀가 싫어하는 마늘을 지니고 다녔다. 어느 한 사람이 밤중에 길을 가다가 흡혈귀와 마주쳤다. 그 사람은 호주머니 속에서 자신만만하게 마늘을 꺼내어 내밀었다. 잠시 멈칫하던 흡혈귀는 말했다. "이놈아! 나는 축농증 환자야!"

++ 원인

공부를 하다가 코가 막히면 많은 책들로 정신없는 책상에 휴지까지 계속 쌓인다. 코는 우리 인체에서 호흡을 하게 하는 중요한 통로이다. 그 코가 막혀 숨을 들이마시고 내쉬는 데 지장이 생기면 머리 회전이 둔해진다. 호흡은 생명 활동을 영위하는 근본이다. 그 호흡이 막혀서 순환이 되지 못하면 다른 여러 가지 질환보다 더 힘들어 한다. 코가 자주 막히는 대표적인 증상으로는 축농증과 비염이 있다. 그 중 축농증은 코에 생긴 염증이 오래되어 농으로 변하여 그것이 쌓이고 쌓여 이루어진 질환이다. 비염이 오래되거나 혹은 급성 감기로 인한 열 때문에 콧속에 농이 차서 생긴다. 한방에서는 비연(鼻淵)이나 뇌루(腦漏)라고 한다. 비염과 축농증은 치료가 잘 안 되는 질환 중 하나이다.

비염과 축농증은 한의학에서는 폐에 풍열이 쌓여서 생겼다고 한다. 인체에서 폐와 코는 가장 많은 영향을 주고 받는 부분이다. 감기에 걸려 기관지가 안 좋은 상태가 계속되면 염증을 유발한다. 그런 기관지의 염증을 폐에 풍열이 쌓였다고 하는 것이다. 또한 수험생들이 기름진 음식을 많이 먹으면 비염이나 축농증이 자주 걸린다. 피자나 햄버거 같은 음식은 한방적으로 보면 폐에 많은 독소를 배출시켜 폐의 기능을 떨어뜨리게 하는 음식이다. 기름진 음식을 좋아하는 사람들은 호흡기 질환에 걸리기가 쉽다.

++ 증상

평소에 코막힘이 양쪽 코에 번갈아 일어나며 밤에 옆으로 누우면 아래쪽 코가 완전히 막혀버리는 경우도 있다. 공부를 할 때 머리가 무겁고 멍하며 집중이 잘 안 된다. 눈이 쉬 피로하고 짜증이 잘 난다. 주의력이 산만해지며 입으로 호흡해야 할 경우가 많다. 남들보다 감기에 잘 걸리고 그로 인해 위와 같은 증상들이 점점 더 심해진다. 입으로 숨을 많이 쉬기 때문에 목구멍이 자주 마른다. 축농증의 증상은 이러한 증상들이 심해져서 냄새를 잘 못 맡으며 누런 코를 수시로 풀어야 한다. 또한 누런 코가 목구멍을 타고 넘어가기 때문에 불쾌감을 느낀다. 그 누런 코는 세균 덩어리이기 때문에 위장에 들어가 위장 장애를 일으킨다. 그래서 축농증이 오래된 수험생은 만성 소화 불량 증상이 많다.

++ 치료법

수험생들의 머리를 맑게 하려고 머리를 맑게 하는 약인 청뇌탕을 먹이는 경우가 많다. 그러나 비염이나 축농증이 있는 경우에는 이 약이 전혀 효과가 없다. 비염은 코에 있는 염증을 없애 주어야 그에 따른 두통이 없어진다. 마찬가지로 축농증은 비강에 찬 농을 삭혀 주어야 머리가 아프고 어지러운 증상이 없어진다. 학부모들은 반드시 이 점을 유의해야 한다. 코에 쌓인 열을 날려버리고 피부에 오랫동안 축적된 차가운 기운을 몰아내는 치료를 한다. 약재로는 길경, 신이, 창이자, 백지, 방풍 등이 있다. 창이자는 반드시 가시를 제거하여 쓴다. 처방으로는 가미여택통기탕, 가미소청룡탕, 가미통규탕 등이 있다. 소화기 허약증이 있는 수험생은 보중익기탕으로 체질을 개선한 다음 위의 처방을 쓴다. 단방약으로는 창이자, 신이, 백지를 각 5g씩 1*l* 주전자에 넣고 차처럼 달여서 마신다. 이런 약 처방 외에 반드시 침 처방을 병행해야 완치가 가능하다.

침 치료법으로는 콧속에 부어오른 점막을 사혈시키는 방법이다. 그래서 콧속에 순환되지 못하여 뭉쳐 있는 혈액을 밖으로 빼 주므로 비염이나 축농증을 빨리 낫게 해주는 치료법이다. 옛날 할머니들이 손주가 체했을 때 손가락 끝을 딴다. 그 이유는 피를 내어 막혀 있는 기운을 소통시키기 위함이다. 독자들도 한 번쯤은 손가락 끝을 따서 위장의 체한 증상을 치료해 본 경험이 있을 것이다. 콧속의 부어오른 점막을 침 치료법으로 가라앉히면서 약을 먹으면 낫기 힘든 만성 비염, 축농증, 알러지성 비염 등에 탁월한 효과가 있다. 또 죽염을 물에 타서 코로 넘겨 입으로 뱉으면 콧속의 염증을 소독시켜 주는 효과가 있다.

++ 음식

축농증 환자가 주의해야 할 음식은 다음과 같다.

첫째, 기름진 음식은 가급적 피한다. 이것은 축농증 환자에게는 정말 중요한 사항이다. 식물성 기름이라고 좋다는 생각은 금물이다.

둘째, 축농증이 있을 때 당분을 과잉 섭취하면 병세가 악화된다. 한방에서는 당 성분은 위장으로 들어가 열을 쉽게 발생시킨다고 한다. 즉, 당분은 염증이 있는 질환일 때에는 피하는 것이 좋다. 따라서 야채와 해조류를 충분히 배합한 음식을 먹는 것이 좋다.

셋째, 항상 복부를 따뜻하고 느슨하게 해 준다. 왜냐 하면 콧속으로 들어온 기가 장까지 순환되도록 하기 위함이다.

++ 운동

비염의 운동법과 같다. 양 손바닥으로 10회 정도 마찰한다. 그리고 양손의 가운데 손가락으로 콧대의 양옆을 20~30회 마찰해 주어 코의 안팎을 따뜻하게 한다.

호흡법으로는 강식 호흡법이 있다. 강식 호흡법이란 코로 숨을 들이마셨다가 입으로 내쉬는 방법이다. 숨을 들이마실 때에는 아랫배를 내밀고 입으로 내쉴 때에는 아랫배를 집어넣는다. 코로 숨을 들이마실 때에는 소리가 날 정도로 들이마시고 입으로 내쉴 때에는 폭발하듯이 내쉰다. 이 방법은 기도와 폐와 장내에 있는 모든 독소를 입 밖으로 강제로 배출시키는 방법이다.

치료사례
32세의 여자

○ 증상

오랜 감기로 코가 막힌 증상이 계속되어 결국 축농증이 되었다. 머리가 아프고 기침이 나오며 콧물을 계속 삼키니 소화까지 안 되었다.

○ 치료법

가미통비고를 폐와 대장의 기운이 흘러가는 경로상에 붙이고 가미통규탕을 복용시켰다. 또 수향침법으로 대장정격을 놓았다. 그 결과 10번 치료를 받은 후부터 거의 치료가 되어 기침과 코막힘 증상이 없어졌다. 가미통비고는 붙이면 피부에 물집이 생기는 원리를 이용하여 치료하는 방법인데 원래는 인당에다 붙이는 것이다. 그러나 인당에 붙이면 얼굴에 큰 흉터가 남을 우려가 있기 때문에 팔다리의 중요한 자리에 응용한 것이다. 오히려 이 방법이 효과가 좋은 것임을 임상에서 필자는 경험을 했다. 대장의 기가 흘러가는 코 옆의 영향혈에서 끝나는데 바로 코를 지나가는 대장경락을 이용하여 질병을 고치는 것이다.

도움말

	축농증
원인	비염이 오래되어 농이 쌓여 이루어짐. 폐의 기능이 떨어지고 염증이 생긴 것이 오래됨.
증상	코막힘. 머리가 무겁고 멍하며 집중이 잘 안 됨. 눈이 쉬 피로하고 짜증이 잘 남. 입으로 숨을 많이 쉬기 때문에 목구멍이 자주 마름. 냄새를 잘 못 맡음. 누런 코가 목구멍을 타고 넘어가기 때문에 불쾌감을 느낌. 축농증이 오래된 수험생은 만성 소화 불량 증상.
치료법	비강에 찬 농을 삭여 주는 치료. 약재로는 길경, 신이, 창이자, 백지, 방풍. 처방으로는 가미여택통기탕, 가미소청룡탕, 가미통규탕. 단방약으로는 창이자, 신이, 백지를 각 5g씩 1 l 주전자에 넣고 차처럼 달여서 마심. 침치료법으로는 콧속에 부어오른 점막을 사혈시키는 방법.

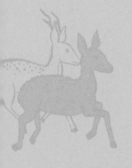

chapter **5**

신경계 질환

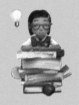

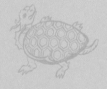

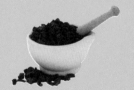

머리가 띵하고 집중이 안 돼요
책상 앞에만 앉으면 머리가 아파요
불안하면 손장난을 하게 돼요
열심히 해도 자꾸 까먹어요

01
머리가 띵하고 집중이 안 돼요

공부하는 시간을 많이 투자하고도 능률이 오르지 않고 암기가 잘 되지 않는 것은 집중이 되지 않아서이다. 어떤 사람은 10시간을 앉아 있어도 집중하는 시간은 불과 1시간 밖에 안되는 경우도 있고, 또 어떤 사람은 단지 3시간을 앉아있어도 2시간 이상 집중이 잘 안되어 능률이 높은 경우도 있다. 집중을 잘 하려면 어떻게 해야 하는가? 여기 한 에피소드가 있다.

옛날, 제나라에 몹시도 황금을 갖고 싶어하는 사람이 있었다. 새벽에 그는 외투를 입고 모자를 쓴 다음 시장에 나갔다. 그는 보석상에 들어가 상인에서 금을 강탈하여 줄행랑을 쳤다. 그러나 포졸이 그를 체포했다. 포졸이 물었다.
"너는 왜 다른 사람의 금을 강탈했는가? 그것도 많은 사람들이 지켜보는 앞에서 말이다!"

그가 대답했다.

"금을 보았을 때, 나는 사람들을 보지 못했습니다. 눈에는 금밖에 보이는 것이 없었습니다."

++ 원인

위의 농담과 같이 공부할 때는 공부만 생각해야 하는데 많은 수험생은 다른 상념에 시간을 많이 보낸다. 집중이 안 되는 원인은 무엇인가?

① 집중 훈련이 안 되어서 상념이 생기는 경우

② 몸이 허약하여 제대로 집중이 안 되는 경우

③ 또는 식생활이 잘못되어 뇌에 피로 물질이 쉽게 쌓이므로 집중이 안 되는 경우도 의외로 많다.

각각의 경우 증상과 치료법에 대해서 생각해 보자.

잡념

공부를 잘하든 못하든 수험생 모두는 시험에 대한 강박 관념에 사로잡힌다. 공부를 안 하더라도 마음 한구석에는 경쟁 의식 때문에 성적에 예민한 반응을 갖는다. 또한 이성에 대한 호기심으로 여러 잡념이 생긴다. 가정 환경이 주는 영향도 상당히 많다. 부모, 형제의 애정과 우애가 부족하면 정서적인 불안 때문에 집중이 어렵기도 하다. 수험생은 마음의 집중을 방해하는 이 모든 요인을 얼마만큼 잘 극복하고 조절하느냐

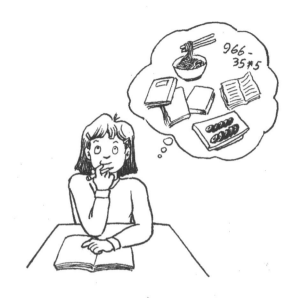

에 따라 공부의 능률이 좌우되는 것이다.

++ 증상

집중이 잘 안 되는 이유가 뭘까? 집중이 안 되는 수험생들은 다음과 같은 공통점을 갖는다.

- 한 과목을 꾸준하게 보지 못하고 1시간에 영어, 국어, 수학 등 여러 책을 훑어 보면서 시간을 보낸다.
- 자기가 공부한 분량을 체크하면서 진도가 많이 나가지 못한 것을 자책하면서 시간을 보낸다.
- 책상에 오래 앉아 있지 못하고 화장실도 갔다가, 냉장고도 열어보고, 음악도 들어 보고, 친구에게 공부 많이 했냐고 전화해서 확인해 본다.

- 의자에 앉아서 계속해서 발을 떨고 손을 어디에 놔야 할지 모르며 계속해서 볼펜을 돌려댄다.
- 애꿎은 볼펜을 물어 뜯고, 손가락을 입에 물며, 손톱을 물어 뜯는다.
- 공부하다가 멍하니 넋을 잃고 잡념에 사로 잡힌다.

이러한 모든 현상들은 마음이 집중되지 않은 상태에서 생긴 습관들이다. 이러한 습관이 많을수록 능률적으로 공부하기가 힘들다.

++ 치료법

이러한 습관이 있는 수험생들은 다음과 같은 집중 훈련으로 습관을 바꾸어 나간다. 이러면 비단 학창 시절뿐만 아니라 사회 생활에 있어서 무슨 일을 하든지 성공하는 사람이 될 것이다.

① 마음을 비워야 공부가 잘 된다.

'몇 등을 해야 한다', '이 과목은 끝내야 한다', '이 부분을 모두 암기해야 한다' 등의 모든 생각을 버리고 그저 즐거운 마음으로 공부 그 자체를 즐긴다. 잘해야 된다는 강박 관념을 버려야 공부의 능률이 높아진다.

② 공부에 임하기 전 몇 분 동안 마음을 비우고 호흡을 조절하면서 명상을 한다.

배꼽 아랫부분을 단전이라고 하는데, 의식을 집중하는 힘이 여기에서부터 생긴다. '뱃심'이라는 말과 '배짱 좋다'라는 말이 있다. 이는 배에 힘이 있어야 호연지기가 생긴다는 얘기다. 호연지기가 생긴 강한 정신력으로 모든 것을 헤쳐 나갈 수 있다.

단전 호흡을 하는 방법은 다음과 같다. 눈을 감고 배꼽 아래를 마음속으로 응시한다. 그리고 숨을 5초 동안 천천히 코로 들이마시면서 5초 동안 멈췄다가 다시 5초 동안 숨을 천천히 내뱉는다. 이러한 방법을 5회 실시한다. 이러한 호흡법을 통해서 탄산가스가 밖으로 배출되면서 머리가 맑아지고 집중이 잘 된다. 몸 속에 있는 탄산가스를 효율적으로 많이 배출하게 되면 기혈이 맑아져 잡념이 잘 생기지 않는다.

허약 체질

한방의 원리상 피, 즉 혈(血)을 끌고 다니는 근본적인 에너지를 기(氣)라고 한다. 그래서 '기행은 곧 혈행'이란 말이 있다. 이는 기가 가면서 혈을 끌고 다닌다는 말이다. 원기가 떨어지면 머리에 혈액을 공급시키는 힘이 부족해진다. 공부를 할 때에는 일시적으로 혈액이 뇌에 많이 모이게 된다. 그런데 인체에 기가 부족하고 혈이 부족한 경우에는 뇌에 혈액 공급이 원활히 되지 않는다. 'Sound Body, Sound Mind'라는 말이 있다. 몸이 건강해야 마음도 건강해진다는 뜻이다.

++ 증상

몸의 원기가 떨어져 집중이 잘 안 될 때는 다음과 같은 증상이 나타난다. 책상 앞으로만 앉으면 닭이 졸 듯이 꾸벅꾸벅 잠이 오고, 하품을 자주 한다.

- 뒷목이 뻣뻣하고 몸이 무기력하여 책상을 떠나 자꾸만 눕고 싶어

진다.

- 책을 몇 장만 봐도 머리가 띵하고 암기가 잘 안 되며 앞에서 공부한 내용을 잘 잊어버린다.
- 글씨를 쓰다가 손이 저리고 힘이 빠진다.

++ 치료법

위와 같은 증상이 있는 경우는 몸이 허약하여 집중력이 떨어진 대표적인 경우이다. 이럴 때에는 녹용을 보통 분량보다 3~4배 정도 첨가한 가미삼귀룡탕이 좋다. 또한 공진단에 육미를 가감한 육공단이 좋다. 공진단의 주약은 녹용과 사향이다. 사향은 뇌의 혈액 순환을 도와 준다. 육미는 여섯 가지 약재를 쓴다하여 육미라 하는데 그 중 한가지 약물이 숙지황이다. 숙지황은 생지황을 막걸리로 구증구포(아홉번 쪄서 아홉 번 말림)해서 만들어진다. 생지황을 보통 3~4번만 쪄서는 효과가 없다. 아홉 번 쪄서 아홉 번 말린 숙지황은 잘 쪘을 때 속도 검다. 이런 숙지황을 조제해서 쓸 때만이 효과가 탁월하다.

수험생 체질을 크게 나누어 보면 양성 체질과 음성 체질이 있다. 양성 체질은 원기가 부족해서 몸에서 열이 많이 나는 체질이며, 음성 체질은 원기가 부족하면서도 몸이 냉해지는 체질이다. 그래서 얼굴에 여드름이 나며 눈이 충혈되며 입이 마르고 차가운 물을 좋아하는 수험생은 양성 체질이므로 숙지황과 작약을 주약으로 하는 약재를 써야 한다. 손발이 차가우며 추위를 잘 타고 기운이 없고 몸이 나른하며 아침에 일어나기 힘든 증상을 겸비한 수험생은 음성체질이므로 인삼, 황기를 주약으로 하는 약재를 쓴다.

뇌의 피로 물질

식생활이 잘못되어 집중이 안 되는 경우는 두 가지가 있다.

첫째, 과식을 해서 배가 부른 상태에서 공부하는 습관을 갖는 경우이다. 배가 부르면 소화시키기 위해 모든 혈액이 일시적으로 위장에 모이기 때문에 뇌에는 혈액이 부족해진다. 그러므로 뇌가 피로하면서 집중이 안 되며 멍해진다. 밥은 적당히 먹어야 공부가 잘 된다. 이 말은 수험생들이 꼭 명심해야 할 말이다. 그리고 자기 전에는 가급적 먹지 않는다. 밤참이나 야식을 많이 하면 식곤증으로 피곤해진다. 부모님들이 늦게까지 공부하는 수험생들에게 과일이나 빵, 우유 등을 밤참으로 주는 경우가 많다. 하지만 이러한 밤참과 야식으로 포만감을 느끼면 졸립고 집중이 되지 않는다. 결론적으로 그래서 육공단이나 쌍보단 같은 환약을 저녁에는 한두 알씩 먹으면서 공부를 하면 충분한 영양 공급이 되면서 배가 부르지 않기 때문에 공부가 잘 된다.

둘째, 라면, 초콜릿, 사탕, 빵, 탄산 음료, 튀김 음식은 가급적 삼가한다. 이러한 식품들은 체내에 불활성 산소를 유발시키며, 독소를 배출시켜 뇌에 피로물질을 많이 쌓이게 한다. 수험생들은 냉동 식품이나 가공 식품을 가급적 먹지 않는 것이 좋다. 이러한 식품들은 오래 보관하기 위해 인산염을 가공 과정에서 첨가한다. 이런 종류의 첨가물이 혼합된 음식물을 많이 섭취하면 몸 안의 필수 미네랄인 아연 성분이 파괴된다. 그 결과 머리가 무겁고 둔해진다. 또 인산염이 칼슘 성분마저 감소시켜서 정신 불안정 상태를 만든다.

아연 성분이 몸속에 부족하면 수험생이 입맛을 잃어버리게 되고 원형 탈모증이 될 정도로 머리카락이 한 움큼씩 빠진다. 이런 경우 아연 성분이 많이 함유된 굴, 게, 샐러리, 생무, 고수(미나리과) 등을 섭취하면 좋다. 가공 식품을 특히 많이 섭취하는 미국인은 최근에 아연 부족 현상인 건망증, 원형 탈모증, 식욕 부진 등에 시달리고 있다고 한다.

++ 운동
기억력의 근원인 뇌하수체를 자극하는 방법을 쓴다.
① 의자에 앉은 채로 두 손바닥을 귀에 갖다 대고 양쪽 손가락을 뒤통수에 갖다 댄다.
② 양쪽 손가락으로 뒤통수를 가볍게 두들긴다. 횟수는 한 번에 30회

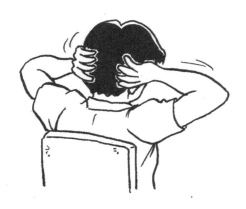

씩 한다. 공부를 하다가 능률이 오르지 않고 잡념이 생길 때마다 시행하는 것이 좋다.

● 머리를 좋게 하는 8대 영양소 및 음식

기능	영양소	음식
기억력을 좋게 한다.	레시틴	콩, 두부, 된장, 청국장, 호두, 잣
뇌에 활력을 준다.	지방	깨, 정어리, 호두, 콩
두뇌 회전을 빠르게 한다.	단백질(글루타민)	우유, 두유, 김, 다시마, 미역, 생선, 조개류, 청국장, 두부
뇌의 에너지원이 된다.	당질	쌀, 보리, 감자, 고구마, 메밀, 흑설탕
사고력을 높이고 두뇌를 지치지 않게 한다.	비타민B	효모, 소맥배아, 녹황색 채소, 뱀장어, 멸치, 정어리, 콩
스트레스를 완화 시킨다.	비타민C	토마토, 당근, 귤, 오렌지, 레몬, 딸기, 녹황색 채소, 김, 고구마류
학습 능력을 높여 준다.	비타민E	현미, 깨, 녹황색 채소, 소맥배아
집중력을 키워 준다.	칼슘	깨, 멸치, 호두, 두유, 우유, 콩, 두부

02
책상 앞에만 앉으면 머리가 아파요

++ 원인

공부를 하다 보면 지끈지끈하게 머리가 쑤셔서 책을 집어 던지고 싶은 때가 한 번쯤은 있었을 것이다.

시험 성적에 가장 큰 적인 두통은 왜 생기는가?

두냉족열(頭冷足熱)이라는 말이 있다. 머리는 항상 열이 나면서 뜨거워지기 쉽기 때문에 차갑게 하는 것이 좋고, 손발은 혈액 순환이 안 되면 차가워지기 때문에 따뜻하게 해야 한다는 것이다. 공부를 하다 보면 뇌에 혈액이 모이면서 순환이 되지 못하는 울혈(鬱血) 현상이 생긴다. 그 결과로 머리에 열이 발생하여 머리가 무겁고 두통이 생긴다.

열두통과 혈허 두통

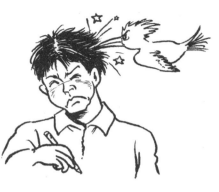

++ 증상

두통의 종류는 많으나 수험생이 앓는 두통은 대부분 열두통이거나 혈허 두통이다. 혈허란 피를 생성시키는 능력이 부족하다는 것이다. 공부를 할 때 뇌에 충분히 공급해야 할 혈액이 부족할 경우 혈허 두통이 생긴다. 보통 여자나 체격이 마른 사람은 혈허 두통이 많다. 혈허 두통을 앓는 사람은 얼굴이 약간 창백하고 입술 색깔이 붉지 못하며, 마른 체질인 경우가 많다. 또 여자는 월경을 하기 때문에 혈허 두통이 많은데 보통 냉증을 수반한다.

남자나 몸이 뚱뚱한 사람은 열두통, 혹은 습담 두통이 많다. 습담이란 몸안에 콜레스테롤이나 노폐물이 많이 쌓여서 생기는 독소를 말한다. 열이 많으면서 몸이 뚱뚱한 학생은 습담이 많이 쌓여 두통을 일으킨다. 열두통이나 습담 두통이 있는 학생은 여드름이 많이 나며 머리에 열이 나면서 입이 자주 마른다. 또한 눈이 자주 충혈되며 피로를 쉽게 느낀다. 이런 학생은 두통이 매우 심하고 어느 일정한 부위가 유난히 아픈 경우가 많다. 습담 두통은 미릉골이 유난이 아프다. 미릉골은 눈썹 주위를 말한다.

++ 치료법

열두통이나 습담 두통은 열이 많아서 생기는 두통이기 때문에 우선 열을 식히는 약물을 복용해야 한다. 그리고 습담 두통은 몸 안의 습담을 밖으로 배출시키는 약물을 복용한다. 그런 약물로는 의이인(율무) 같은 약이 있다. 이에 반해 열두통은 열만 내리는 약을 복용하면 된다. 집에서 끓여 마시는 결명자는 열을 식히는 작용을 한다. 결명자는 그래서 열두통이 있는 학생에게는 좋다. 눈이 충혈되면서 입이 마르고 머리가 아픈 학생은 결명자나 치자, 박하 같은 약간 차가운 약물을 포함한 '청열청뇌탕'을 써야 한다.

혈이 부족하면 부족한 부위가 차가와지면서 순환이 되지 못한다. 그래서 혈허 두통이 있는 학생은 피를 생성시키는 약물과 몸을 따뜻하게 하는 약물을 동시에 써야 한다. 결명자 같이 차가운 약물을 눈에 좋다고 하여 무조건 먹이는 경향이 있다. 그러나 마르고 창백한 얼굴에 머리가 은은히 아픈 증상이 있는 학생은 먹지 않는 것이 좋다. 장복하게 되면 속이 냉해지면서 두통이 더 심해질 수 있다. 혈허 두통인 경우는 집에서 당귀와 황기를 1:1의 비율로 섞어서 달여 마시면 좋다. 혈허 두통이 있는 학생은 당귀, 황기, 인삼, 오수유 같은 약이 포함된 '광제익기보혈탕'을 복용하면 좋다.

편두통

++ 원인

「동의보감」에서는 피가 부족하거나 어혈 때문에 순환하지 못할 때 왼쪽 머리가 아프다고 했다. 그래서 왼쪽 머리가 아플 때에는 피를 맑게 하거나 순환이 잘 되게 하는 약물을 써야 된다. 오른쪽 머리가 아플 경우는 습담이나 열이 많아서 생긴다고 했다. 그 원리는 인체의 기와 혈의 순환 경로를 알면 쉽다.

인체의 기혈은 왼쪽에서 오른쪽으로 순환된다. 기혈의 순환에서 왼쪽은 혈의 기능이 크게 작용하고 오른쪽은 기의 기능이 크게 작용한다. 그러므로 혈을 생성시키는 기능이 부족할 경우는 왼쪽 머리가 아프고, 원기가 부족하거나 기운이 떨어졌을 경우는 오른쪽 머리가 아프다. 사실상 임상을 하다 보면 혈허 두통이면서 왼쪽 머리가 아픈 경우가 60~70%에 해당되며, 오른쪽으로 통증이 나타나는 경우가 30~40%에 해당된다.

++ 증상

찬 바람이 불면서 낙엽이 떨어지는 가을이 되면 수험생뿐만 아니라 부모들도 두통에 시달린다. 대학 입시의 주역은 수험생이지만 수험생의 부모 역시 입시를 치르는 고통을 같이 겪는다. 옛날에는 시어머니 시집살이가 있었으나 요즘에는 자식에게 시집살이 하는 경우가 많다. 그래서 수험생 부모의 스트레스도 많아 76%는 두통 증세가 있고 38%는 온 몸이 나른한 증세가 있으며 38%는 귀에서 소리가 나는 증세까지 나타난다. 시험이 끝나면서 60만명의 수험생 부모들은 허탈감, 좌절감에 빠지면서 만성 두통에 시달린다. 그럴 경우 당사자들이 어떤 종류의 두통인지 알아서 건강에 신경써야 할 것이다.

++ 치료법

대개 두통에 대한 근본 치료는 단순히 진통만을 없애주는 치료보다는 근본적인 효과를 낼 수 있는 약물과 대화가 필요하다.

간의 열을 식히고 담을 없애주며 혈을 보충시키는 치료를 위주로 한다. 약재로는 좌편두통에는 당귀, 천궁 등이 있다. 우편두통에는 가미이진탕을 쓴다.

++ 음식

섬유질이 많은 음식을 섭취하는 것이 좋은데 그 중에서도 특히 옥수수가 굉장히 좋다. 서태후가 연합군에 쫓겨서 서안으로 도망하던 중에 농가에서 '워워 타우'라는 옥수수떡을 먹고 편두통을 치료했다는 얘기가 있듯이 옥수수는 참 좋다. 그리고 식초 요법도 여기에 도움이 된다. 생수 한 잔에 식초 3~4티스푼을 넣고 희석시켜서 하루에 2~3번, 한 번에 한 잔씩 마시게 되면 편두통 또는 그냥 두통, 어지럼증, 그리고 머리가 맑지 못한 증세들이 한결 깨끗하게 낫는다. 그리고 아울러서 열두통이 발작적으로 나타나게 되면 관자놀이와 이마를 차게 식혀 주어야 한다. 이 때는 강판에 간 무즙에 얼음을 녹여서 차게 해 가지고 무즙을 가제에 적셔서 관자놀이와 이마를 차게 식혀 주면 더욱 좋다.

등푸른 생선에 많이 든 핵산에는 세포를 활성시키는 기능이 있어 노화를 방지하고 각종 성인병과 암까지 예방할 수 있다. 또 놀랍게도 고등어가 편두통에 탁월한 효능이 있다는 발표도 있다. 흔히 메스꺼움과 구역질이 함께 오는 이 편두통에 고등어가 좋다는 연구 결과가 나온 것을 보면 결국 고등어는 뇌혈관 장애에 효과적이라는 이야기가 되겠다. 고등어에 들어있는 영양분으로 보아 고등어는 강한 산성 식품이지만 철분이나 니아신 같은 영양분도 들어있으므로 산성을 중화시킬 수 있는 채소류와 곁들여 먹기만 하면 아주 훌륭한 자양 식품이 된다.

++ 운동

운동법으로는 경추 C자 운동이 좋다. 이것은 필자가 두통이나 뒷목이 뻣뻣한 증상이 있는 환자에게 꼭 권하는 운동 치료법이다.

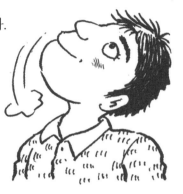

공부를 하다가 머리가 아프고 뒷목이 뻣뻣한 경우는 혈액 순환이 되지 못하는 울혈 증상이 있기 때문이다. 그런 경우에는 목을 뒤로 젖힌 상태에서 2분 정도 가만히 있는다. 그러면 머리로 올라가는 관상 동맥이 넓어져 머리의 혈액 순환이 잘 되어 머리가 맑아진다. 공부를 할 때 2시간 간격으로 한 번 정도 하면 학습 능률이 높아진다.

원래 사람의 목뼈는 C자 모양으로 약간 휘어져 있다. 그러나 계속 고개를 숙이고 있으면 일자목이 된다. 이럴 때 목을 뒤로 젖히는 경추 C자 운동을 해 주면 다시 목뼈가 C자 모양으로 돌아온다.

치료사례

20세의 남자 재수생

○ 증상

만성 두통으로 3년 이상 고생했음. 본 한의원에 찾아온 환자였는데 진찰 결과 심한 열두통이었다. 머리카락을 조금만 잡아당겨도 머리가 찢어질 듯한 아픈 증상이었다.

○ 치료법

열을 밖으로 빼 주기 위해서 조선침을 머리의 두통혈 자리에 놓았다. 약은 열을 빼 주는 치자, 박하 같은 약재를 가미해서 2개월 복용시켰다. 평소에 얼굴에 열이 올라 항상 얼굴이 붉고 입술이 마르고 눈이 충혈되고 피로한 증상이 있었다. 치료 결과 증상이 80~90% 개선되었다.

03
불안하면 손장난을 하게 돼요

두 명의 꼬마가 길거리에서 만났다.

한 꼬마가 말했다.

"난 다섯 살인데 너는 몇 살이니?"

"몰라."

"너 여자에 대해 생각해 본 적 있니?"

"아니."

"그럼 넌 네 살이야!"

요즘같이 비디오 문화가 발달하고 성에 대해 개방적인 시대에 성에 대한 호기심은 높아만 간다.

성에 대해서 관심을 갖기 때문에 나이 어린 수험생도 올바른 성교육이 필요하다.

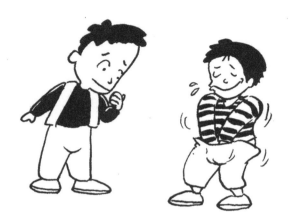

　대학교에 합격한 학생과 어머니가 한의원에 찾아온 적이 있다. 그 학생은 학교에 다니는 2년 동안 공부가 안되고 아무런 의욕이 없어서 한 학기 다니다가 한 학기 휴학하고 다시 한 학기 다니다가 한 학기 휴학하고…. 이렇게 휴학하는 것을 되풀이 했다고 한다. 그리고 이유 없이 마음이 불안하고 초조하고 우울증에 빠지고 해서 신경 정신과에 상담도 했다. 그런 증상이 호전되지 않다가 우연히 본 병원에 오게 되었다. 진맥을 하고 상담을 해 보니 자위 행위를 많이 하여 생긴 음허 화농증과 수화 불교증이었다.

　상담 결과 내용을 알아본즉 그 학생은 중학생 시절부터 자위 행위를 하기 시작했다.

　어렸을 때부터 성숙한 편으로 초등 학교 4학년 때는 나무 위에 올라가 과일을 딸 때 신체가 나무에 마찰을 일으키면서 일어나는 쾌감을 느꼈다. 그래서 어려서부터 나무타기를 좋아했다. 그리고 중학교부터 1주일에 5일정도를 자위 행위를 하면서 사정을 했다. 고등학교 때까지 자위 행위가 계속 반복되었다. 그 결과 음허 화동증과 수화 불교증까지 이르렀다.

++ 원인

자위행위란 무엇이며, 그것은 나쁜 짓인가? 부모들은 수험생의 자위 행위에 대해서 얼마나 파악하고 있으며 필요한 만큼의 지식을 가지고 있는가?

자위 행위란 이성과의 성적 접촉 없이 스스로 성적 쾌감을 얻는 행위를 말한다. 우리 나라의 한 연구 보고서에 의하면 기혼 남자의 87.2%, 기혼 여자의 34.4%가 자위 행위 경험이 있었다는 결과가 있다.

이렇듯 많은 성인 남녀가 자위 행위를 한 경험이 있거나, 그것이 무엇인 줄 이해하고 있다. 많은 사람들이 성적 충동을 해결하는 방법의 하나로 자위 행위를 이용하고 있음을 알 수 있다.

사실 자위 행위란 건강한 남녀가 경험할 수 있는 건전한 행위일 수 있다. 그 자체는 선악의 개념으로 판단할 수 있는 성질의 것이 아니다. 하지만 수험생의 시기는 정서의 발달과 육체의 성장이 급속도로 이루어지는 시기다. 이 때의 습관적이면서 빈번한 자위 행위는 심각한 정서적, 신체적 후유증을 가져온다. 한 자리에 오래 앉아 있지 못하고 불안해 한다.

음허 화동이란 무슨 의미인가?

음이란 우리 인체 내의 호르몬을 이르는 말이다. 또한 내부 장기에서 생산하는 중요한 분비물이기도 하다. 예를 들면 인체의 하반신에서는 정액(남자), 음액(여자)에 해당된다. 뼈에서는 골수를 생산하는데, 이러한 골수를 음이라고도 한다. 상반신에서는 입에서는 타액이며, 눈에서는 눈물이며, 머리에서는 뇌하수체 호르몬이다.

한방에서는 이러한 것들을 '음'이라고 한다. 이러한 음이 일시적으로 부족하면 인체에서는 병리적인 현상인 '화'가 일어난다.

마치 마른 나뭇가지가 불이 잘 붙듯이 몸 안에 음 기운이 부족하면 염증성 질환이나 여러 가지 질환이 생긴다.

++ 증상

자위 행위를 많이 하면 다음과 같은 증상이 일어날 수 있다.

- 입이 마르고 얼굴에 열이 올랐다가 갑자기 내려간다.
- 가슴에 불이 있는 것처럼 답답해진다.(화동)
- 신체의 일시적인 열오름 현상이 생겼다가 갑자기 추워져 옷을 껴입는다.
- 한자리에 오래 앉아 있지 못하고 불안한 듯 행동을 한다.
- 기억력이 감퇴되고 이유 없이 신경질을 자주 낸다.
- 잠을 자도 피로가 풀리지 않으며 팔다리에 힘이 없다.
- 잠을 잘 때 식은 땀을 많이 흘리며 자주 깬다.
- 사타구니에 땀이 나며 허리와 아랫배에 은은한 통증이 있다.
- 부모에게 이유없이 반항한다. 친구들과 얘기하기 싫다.

음허 화동이 더 심각해져 정신적인 문제까지 생기는 것을 수화 불교라고 한다. 수화 불교의 증상은 다음과 같다.

- 기억력이 심하게 감퇴되며 집중력, 사고력이 현저히 떨어진다.
- 암기력이 떨어지며 멍한 상태가 되풀이된다.
- 말이 없어지며 친구들하고 얘기하기 싫어한다.
- 방 안에만 있고 싶어하고 방에서 나오기 싫어한다.
- 조그만 일에도 감정의 변화가 아주 심해진다.
- 우울증이 심해져 울거나 화내는 경우가 많다.

이러한 일련의 증상은 사춘기 때면 있을 수 있지만 그 증상이 아주 심한 정도를 얘기하는 것이다.

남녀 수험생이 공부를 잘 하다가 어느 시점에서부터 학업 성적이 떨어지면서 위와 같은 일련의 증상이 나타난다면 부모님들은 자위 행위에서 오는 음허 화동증과 수화 불교 증상이 아닌가 생각해 봐야 한다.

++ 치료법

음허 화동증에 쓰는 약재로는 작약, 숙지황, 지모, 황백 같은 약재가 있다. 자위 행위로 인한 음허 화동증은 음을 보충시키는 한약을 빨리 먹어야 한다. 그렇지 않고 수화 불교증까지 간다면 치료 기간이 장기화되며 정신적인 문제까지 유발할 수 있다. 서양에서는 정액은 단순히 단백질 덩어리이며, 칼로리가 얼마 안되기 때문에 많이 배출된다 하더라도 몸에 지장이 없다는 학설도 있다. 그러나 유전자적인 측면에서 살펴보면 정자 하나하나가 생명을 잉태할 수 있는 에너지 정보 덩어리이다. 그러한 에너지 정보 덩어리를 만들기 위해 우리 인체의 생명 에너지는 음축이 되어 정액을 생성시킨다. 그런데 그러한 생명의 에너지를 많이 배출시키는 것이 어찌 건강에 지장이 없겠는가? 그것도 육체적으로 미성숙한 시기에는 더욱 더 치명적이다. 우리 나라는 옛날에 자손을 빨리 보기 위하여 일찍 결혼시키는 조혼 관습이 있었다. 그 결과 사춘기 때부터 정액을 발산시켜 오래 살지 못했다.

음허 화동증과 수화 불교증의 대표적인 약재로는 경옥고가 있다. 경옥고는 예로부터 고약으로 만들어 사용해 왔다.

모든 약을 끓여서 먹는데 경옥고는 왜 고약으로 만드는가? 고약으로 만들 경우 우리 인체 호르몬을 생성시키는 기능이 강화된다. 그래서 신경성 무력증이나 음이 부족한 증상에 탁월한 효능이 있다.

보약을 많이 먹으면 음이 좋아져서 이성에 대한 생각이 더 나지 않겠느냐는 염려가 있다. 하지만 자위 행위를 많이 했을 경우 급격하게 신체의 기능이 떨어지기 때문에 약물을 필요로 한다. 경옥고에 몇 가지 약재를 가미해서 만든 '광제경옥고'는 임상 결과 음허 화동증이나 수화 불교증에 상당히 좋았다.

또 환약으로는 음양쌍보단을 쓴다. 물약과 환약을 쓰는 차이는 환약이 인체에 오랫동안 남아 있으면서 그 효력을 계속 발휘한다는 것이다.

++ 음식

소뼈인 사골을 고와 기름기 있는 부분은 버리고 맑은 국물을 자주 섭취한다. 이는 뼈에 있는 골수 성분을 섭취하기 위함이다.

소의 뇌하수체를 구입해서 조리해서 먹는다. 또 소의 간을 살짝 데

쳐서 먹는 것도 좋다. 일반적으로 채소나 과일만으로는 인체의 음을 보충시키기에 부족하다. 식물성이 아닌 동물성 음식을 써서 급히 음을 보충시키는 방법을 써야 한다.

++ 운동

기공법으로 되도록 아침이나 혹은 이른 점심 시간에 태양을 마주 바라본다. 그리고 두 손으로 원을 그리면서 2~3분 간 주먹을 쥐었다. 폈다를 계속한다.

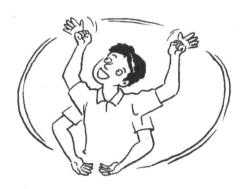

그리고 손바닥을 태양을 향해서 뻗은 상태에서 가만히 있는다. 이는 태양의 좋은 에너지를 손바닥을 통해 몸 안에 받아 생체 에너지를 활성화시키기 위한 방법이다.

손바닥은 우리 인체의 기가 들어갔다 나왔다 하는 통로이다. 그래서 예로부터 할머니들이 손자가 배가 아플 때, '할머니 손은 약손이요. 손주 배는 똥배다'하면서 몇 번씩 쓰다듬어 주곤 했다.

그러면 손자의 배가 낫는 이유는 무엇 때문인가? 그것은 할머니의

정성어린 기가 손바닥을 통해서 손자에게 전해져 아픈 곳을 치료하는
효과를 냈기 때문이다.

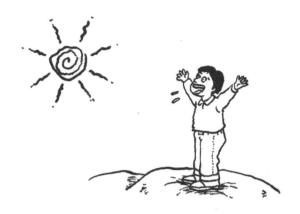

치료사례

19세 남자 수험생

O 증상

환자가 내원했을 때 증상이 입이 마르고 얼굴에 열이 많이 달아 올
랐다. 또한 불안하고 잘 놀래서 전화벨 소리에도 깜짝깜짝 놀랬다.
허리가 평소에 은은히 아팠다.

O 치료법

정액이 많이 고갈되었기 때문에 음을 보충하기 위해서 경옥고를
3개월 복용시켰다. 그리고 상담을 충분히 하여 자위 행위로 인한 후
유증의 심각성을 납득케 하여 스스로 그만두게 하였다.

고1까지 우등생으로 공부를 잘하였었다. 그런데 2학년 올라가면서 입시에 대한 초조감과 이성에 대한 호기심 등이 복합적으로 작용하여 시작한 자위 행위가 1년 이상 계속되었다. 다행히 상담을 통해 일찍 알게 되었으며 약을 복용한 이후 공부에 전념하여 지금은 일류 대학의 학생이 되었다.

도움말

수험생들이 다음과 같은 일련의 행동을 보이면서 앞에서 얘기한 증상을 많이 보일 때는 전문가와 상담할 필요가 있다.

① 비디오를 자주 보거나 밤늦게까지 PC통신에 매달리는 경우

② 책상 서랍에서 야한 잡지책 또는 만화책을 발견한 경우

③ 전화비 중 정보 이용료가 갑자기 많이 나왔을 경우(이는 수험생이 음성 전화 서비스를 통해 데이트나 성상담을 할 경우가 많기 때문이다.)

④ 갑자기 이유없이 체력이 떨어져 맥을 못 추는 경우

04
열심히 해도 자꾸 까먹어요

성적 불안 신경증(고3병)

  어렸을 적에 신동이라고 불리우던 한 학생이 있었다. 이 학생은 주위의 칭찬과 격려 속에 점점 더 스트레스를 받았다. 신경증세가 나타나기 시작하다가 급기야 사람들을 만나기 싫어하는 고3병이 나타났다. 이것을 안 부모는 그의 긴장된 정신을 풀어주기 위해 연극을 같이 보러갔다. 휴식 시간에 그의 아버지가 물었다. "어떠냐! 연극 재미있니?" 그 학생이 이렇게 대답했다. "아버지! 저 배우들이 연극 도중에 지껄인 대사는 85,323개의 단어였습니다."

++ 원인
대학 입시를 위해 재수를 한 필자는 수험생들의 고통을 너무도 잘 알고 있다. 앞날에 대한 불안감과 시험에 대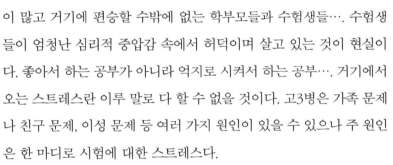
한 중압감, 주위의 격려와 질책…. 정말
숨이 막히는 한 때였다. 예전과 또 다
르게 요즘은 더더욱 입시에 대한
중압감이 심한 것 같다. 어릴 때
부터 시작되는 영어 기초 교육,
한자 학습 등등 각종 학원 교육
이 많고 거기에 편승할 수밖에 없는 학부모들과 수험생들…. 수험생
들이 엄청난 심리적 중압감 속에서 허덕이며 살고 있는 것이 현실이
다. 좋아서 하는 공부가 아니라 억지로 시켜서 하는 공부…. 거기에서
오는 스트레스란 이루 말로 다 할 수 없을 것이다. 고3병은 가족 문제
나 친구 문제, 이성 문제 등 여러 가지 원인이 있을 수 있으나 주 원인
은 한 마디로 시험에 대한 스트레스다.

 '스트레스'라는 말은 라틴어에서 파생된 것인데 영어로써 최로로
사용된 것은 17세기이다. 당시는 고뇌, 억압, 곤란이나 역경 등을 의
미했었다. 18세기, 19세기에 이르러 스트레스의 일반적인 의미가 변
해 물체나 인간에게 작용하는 힘, 압력, 강한 영향력을 가리키는 말로
사용되기 시작했다. 쉽게 말해 스트레스는 긴장을 야기시킨다는 뜻이
며 또한 압박감을 뜻한다.

 시험 스트레스는 어떻게 해서 스트레스 불안을 낳는가? 그리고 불
안은 시험 성적에 어떤 영향을 미치는가? 1950년대 초, 쉘모어 사라
슨과 죠지 만도라가 일련의 연구를 한 결과, '스트레스 불안이 높은'

학생은 '스트레스 불안이 낮은' 학생보다 지능 테스트에서 낮은 점수를 얻었다. 그러나 스트레스가 없는 상태에서 공부하게 했더니 스트레스 불안이 높은 학생도 비교적 좋은 성적을 올렸다. 또한 스트레스 불안이 높은 학생과는 달리 불안이 낮은 학생은 오히려 공부하고자 하는 마음과 집중력이 높다.

스트레스가 주 원인이 되어 생기는 고3병도 한방적으로 따지고 보면 내부장기의 기능이 약해짐으로써 더욱 심해질 수 있다. 그러면 고3병이란 무엇 때문에 생기는 것인지 알아보자. 첫째, 심장의 기능이 약하여 생기는 고3병이 있다. 우리는 심약하다는 말을 쓴다. 같은 자극을 받더라도 유난히 더 스트레스를 받으며 불안해하는 사람을 지칭하는 말이다. 수험생들 중에서도 심장 기능이 약하여 더 예민하게 고3병을 앓는 경우이다. 둘째, 비장의 기능이 허약하여 소화기 증상을 호소하는 수험생들은 또한 고3병에 쉽게 걸릴 수 있다. 왜냐하면 음식물을 섭취하여 흡수되는 영양분을 만드는 기능이 부족해지기 때문이다. 그래서 외부 자극에 대항하는 신체 기능이 약해지므로 고3병이 더욱 심해진다. 셋째, 과다한 자위 행위나 타고날 때부터 신체가 허약한 수험생은 고3병을 앓기 쉽다. 신체의 기혈 순환이 잘 되어 건강한 수험생이라면 시험에 대한 압박과 스트레스를 잘 이겨 낼 수 있다. 하지만 심약하거나 소화기능이 약하거나 성신경 허약 증상이 심해지면 고3병은 더욱 깊어진다.

++ 증상

고3병의 증상으로는 두통, 불안, 초조, 긴장, 기억력 감퇴, 심한 짜증과 심술, 식욕 부진, 우울증 등이 있다. 심지어 무엇을 부수어야 속이 풀릴 것 같은 심정을 경험하기도 한다. 체중은 감소되고 입안이 늘 써서 입맛도 떨어지고 긴장감으로 소화도 잘 되지 않는다.

++ 치료법

첫째, 생각이 많고 스트레스를 받으면 몸 안의 기가 잘 뭉치게 된다. 이것을 기울증이라고 한다. 심장 기능이 약할 경우 이렇게 기가 뭉쳐서 풀어지지 않는 상태가 심해진다. 그래서 심장 기능을 강하게 해 주는 약과 기를 풀어주는 약을 동시에 같이 쓴다. 약재로는 시호, 원육, 소엽, 진피, 박하, 향부자가 있다. 시호는 원시호, 죽시호, 식시호가 있는데 보통 시중에 도는 것은 식시호이다. 식시호는 아무리 많이 써도 원시호의 효능을 발휘하지 못한다. 원시호는 시중에 유통이 잘 되지 않기 때문에 구하기는 힘드나 식시호를 6배 많이 써도 효과가 나지 않는 것을 단 몇 g으로 효과를 볼 수 있기 때문에 힘들더라도 원시호를 구해서 쓰는 것이 좋다.

처방으로는 보심육공단, 천왕 보심단, 보심환 등이 있다. 단방약으로는 백복신과 용안육을 각각 10g씩 1ℓ 주전자에 넣고 끓여서 마신다.

둘재, 비장이 허약하여 소화 기능이 약하고 식욕이 없고 가슴이 답답한 증상에는 보비청뇌탕을 쓴다. 약재로는 반하, 진피, 백복령, 감초 등이 있다. 처방으로는 가미귀비탕, 가미소요산 등이 있다. 단방약으로는 진피, 복령을 각 10g씩 1ℓ 주전자에 넣고 끓여 마신다.

셋째, 신이 허아여 성신경 장애가 있는 수험생은 가미육미지황탕, 음양쌍보전, 쌍보단이 좋다. 약재로는 두충, 보수유, 보골지, 육종용, 쇄양 등이 있다. 단방약으로는 육종용, 두충을 각 10g씩 1ℓ 주전자에 넣고 끓여 마신다.

++ 음식

우리 몸의 신진 대사를 조절하고 지방을 운반하는 역할을 하는 레시틴은 뇌를 이루는 중요한 성분이다. 검은 깨에는 이 레시틴 성분이 들어 있기 때문에 정신 노동을 하는 사람에게 검은 깨가 들어간 아침 식사가 좋다. 연뿌리를 찢으면 실과 같은 것이 늘어난다. 이 물질을 '무친'이라고 하는데 단백질 소화를 크게 도와 준다. 연뿌리는 자른쪽부터 검게 변한다. 탄닌 성분 때문이다.탄닌은 위장을 튼튼하게 하는 성질이 있다. 또 연뿌리에는 식물성 섬유가 많아 콜레스테롤을 제거하는 작용도 한다. 시험 공부로 쌓인 스트레스를 풀어 주기 위해서 익히거나 찌지 말고 생 연뿌리에 식초를 쳐서 먹어도 좋다.

칼슘을 많이 섭취한다. 최근의 연구로 칼슘이 스트레스에 강한 정신력을 기르는 데 매우 중요한 작용을 한다는 것이 밝혀졌다. 범죄, 학교내 폭력, 가정내 폭력 등을 일으키는 아동 및 수험생들의 식사를 조사해 보니 칼슘 섭취량이 다른 아동 및 수험생들에 비해 극히 적다는 것이다. 그래서 칼슘을 섭취하게 했더니 정신이 안정되었다는 연구 보고도 발표되었다. 이와 같은 칼슘의 효과로 칼슘제가 많이 판매

되고 있다고 한다. 칼슘이 풍부한 사골을 푹 고아서 먹는 것이 고3병 예방에 좋다. 멸치를 기름에 볶다가 조청을 넣어 조린 것을 밑반찬으로 하면 칼슘을 보충시켜 스트레스에서 오는 전신 피로 상태, 정신 불안 등을 진정시킨다.

++ 운동

1. 불안, 초조를 가라앉히는 호흡법

(1) 반좌의 자세를 취한다.

(2) 두 손을 깍지 끼고 손바닥을 위로 향하게 한다.

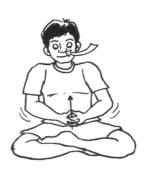

(3) 두 손바닥을 하복부를 끌어안듯이 갖다 댄다.

(4) 코로 숨을 들이마시면서 입으로 숨을 내쉬기를 2~3회 하여 호흡을 가다듬는다.

(5) 숨을 들이쉴 때는 배를 밀어올리듯 두 손에 힘을 준다.

(6) 숨이 가빠지기 직전에 배에 가한 손바닥의 힘을 늦추고, 입으로 숨을 내쉰다. 한 번 할 때 1~2회 행한다. 이 호흡법은 머리로 올라간 피를 당장 내려보내기 때문에 효과가 매우 뛰어나다.

2. 스트레스에 의한 심신의 고통을 해소하기 위해서는 기분을 전환하고 몸의 기능을 잘 조절하여야 한다.

(1) 오감을 자극한다: 음악과 예술을 통한 스트레스 해소 방법이 있다. 아

름다운 경치를 보는 등의 시각, 좋은 향기를 맡는 등의 후각, 경쾌한 음악을 듣는 등의 청각을 자극함으로써 마음을 풀고 기분 전환을 한다.

(2) 생활에 리듬을 준다: 체온, 호흡, 배뇨, 배변 등의 리듬을 무시하면 몸의 조화가 깨진다. 수면, 식사의 시간을 될 수 있으면 일정하게 한다. 또한 일과 휴식을 잘 배분하여 긴장과 완화를 잘 조절한다.

(3) 자세를 바르게 한다: 어떤 플라맹고 댄서에 의하면 리듬에 맞는 포즈를 취할 때는 신체에 가장 무리가 없는 움직임을 하는게 좋다고 한다. 걷는 자세가 불안하면 반드시 어느 곳에 힘이 가해져 몸을 상한다. 평상시 생활할 때 자세를 바르게 하여 공부하는 것이 좋다.

치료사례

17세 남자 수험생

○ 증상

고3병이 심해져 정신 신경 증세가 나타났다. 가끔 부모에게 이유 없이 대들고 욕도 하며 화를 자주 낸다. 방에 들어가면 거의 나오지 않고 사람 만나길 싫어했다. 정신이 멀쩡하다가도 논리에 안 맞는 얘기를 자주 하곤 했다.

○ 치료법

고3병으로 인한 스트레스로 정신과적인 문제까지 생긴 것이다. 증상이 너무 심해서 침 치료법과 약물 요법, 뜸 요법도 동시에 진행했다. 그리고 무엇보다도 상담을 자주 많이 했다. 대화를 해보니 순수한 학생이었으며 고칠 가능성이 보였다. 1주일에 2회씩 침을 맞아서 속에 있는 열을 풀었으며 약으로는 원시호를 가미한 가미소요산을 6개월 복용시켰다. 약을 복용한 후 증상이 점차로 개선되었다. 그 뒤로 사람들을 보고 웃기도 하며 학교에 다녀와서는 부모님에게 문안 인사도 드릴 정도였다.

이 세상 모든 것은 억지로 시켜서 되는 것이 하나도 없다. 말을 물가까지 끌고 갈 수는 있어도 말에게 물을 먹일 수는 없다고 하지 않은가! 바로 여기에 학부모들이 수험생들을 입시에서 성공시키느냐 못하느냐에 달려 있다. 즉 자발적으로 공부를 하게 하느냐 못 하느냐이다.

모든 과목을 다 좋아할 수는 없다. 이것은 모든 것을 다 잘하는 완벽한 인간이 되라는 이야기와 다를 것이 없다. 실제로 그런 사람은 아무리 눈을 씻고 봐도 없다. 즉, 다 잘하기를 기대하기 보다 어느 하나를 잘하게 함으로써 나머지는 연쇄적으로 따라오게 만드는 것이 더 현명하다는 것이다. 한 과목을 잘하여 그 과목의 성적이 좋게 되면 나머지 과목은 시키지 않아도 따라가려고 하는 것이 사람의 자연적인 심리이다. 수험생들 중 그런 학생들이 많이 있을 것이다. 수학을 잘하는데 다른 과목은 그저 그렇다고 해도 나중에는 결국 다 따라가면 된다는 것을 주위에서 볼 수 있다. 모든 것이 자연스럽고 자발적인 것이 좋다. 억지로 시키면 자기가 좋아하는 것까지 하기 싫어지는 것이 사람의 심리이다. 그러므로 학부모들은 자녀들이 어떤 과목에 취미가 있는지 잘 알아서 그 쪽에 취미를 키워주는 것이 좋다. 자동차를 보면 한 번 가속을 낼 때 그 안에 탄 사람과 짐까지 똑같은 가속을 내게 된다. 이처럼 한 과목을 키워 다른 과목의 연쇄 반응을 일으키는 것이 현명한 학부모들의 입시 전략이 아닐까 한다. 물론 여기에는 기다려 주는 지혜가 필요하다. 학부모들이 자녀에게 너무 무거운 중압감을 주면 자녀들은 스트레스를 받게 된다. 이런 상황에서 자라난 자녀들은 스트레스를 못 이기면 탈선에 이르게 된다. 설사 그럭저럭 따라갔다고 하

도움말

	성적불안 신경증(고3병)
원인	심장의 기능이 약함 비장의 기능이 허약하여 소화기에 문제 과도한 자위 행위나 타고날 때부터 신체가 허약
증상	두통, 불안, 초조, 긴장, 기억력 감퇴, 심한 짜증과 심술, 식욕 부진, 우울증, 체중 감소
치료법	심약해서 생기는 경우 약재로는 시호, 원육, 소엽, 진피, 박하, 향부자 처방으로는 보심육공단, 천왕보심단, 보심환 단방약으로는 백복신과 용안육을 각각 10g씩 1ℓ 주전자에 넣고 끓여 마심. 약재로는 박하, 진피, 백복령, 감초, 처방으로는 가미귀비탕, 가미소요산, 단방약으로는 진피, 복령을 각 10g씩 1ℓ 주전자에 넣고 끓여 마심. 신이 허하여 성신경 장애가 있는 경우 약재로는 두충, 오수유, 보골지, 육종용, 쇄양 단방약으로는 육종용, 두충을 각 10g 1ℓ 주전자에 넣고 끓여 마심

더라도 적자생존의 이치를 너무 빨리 깨우쳤기 때문에 사회에 나가서 자기가 잘되기 위해서는 남을 밟고 올라가는 것을 아무 양심의 가책도 없이 하게 된다. 어릴 때 어떤 사회의 모습이 그들의 눈에 비춰졌는가는 그들의 앞으로의 방향에 큰 영향을 미치게 된다. 그들을 올바르고 바른 인간이 되게 하려면 모든 것은 순리적으로 하는 것이 좋다.

수험생 건망증

어떤 바보가 3층 창문으로 뛰어내렸다. 사람들이 모여들었다. 경찰관이 와서 물었다. "무슨 일이오?" 바닥에 누워서 피투성이가 된 바보가 말했다. "모르겠어요. 나도 방금 왔는걸요."

이유 없이 잘 까먹고 생각이 나지 않는 경우가 있다. 몇 시간 전에 외운 수학 공식이나 영어 단어가 암기가 안 되고 생각이 나지 않을 때는 미칠 일이다. 자기가 행한 일이나 익힌 바를 잊어버려 사물 처리 능력마저 약해진 것을 건망증이라고 한다.

++ 원인
건망증은 스트레스나 생각, 염려 따위가 지나쳐서 심장의 혈액이 손상되고 비위장 소화기 기능이 쇠약해진 것이다. 스트레스를 많이 받으면 한 생각에 집착하게 되고 그것은 몸 안의 기를 뭉치게 하며 열을 발생시켜 여러 질환을 유발하게 된다. 이것을 심리적으로 이야기해 보겠다.

우리는 살아가면서 어떤 고민에 빠지면 길을 가다가도 그 생각밖에 안 난다. 이것은 시험을 앞두고 공부하는 학생이 스트레스를 받으면 그 생각밖에 안 난다는 것을 의미하기도 한다. 스트레스 때문에 거기에 온 신경을 집중하면 책은 읽고 있으나 읽었는지 마는지 기억이 통 안나게 된다. 마치 음식을 먹으면서 신문을 보면 음식이 무슨 맛이었는지 잘 못 느끼는 것과 같다. 시험을 준비하고 있다는 것에 앞서 수험생들도 지금 현재는 어른인 사람들의 어린 시절과 같이 따뜻한 감정을 느끼고 싶고 민감한 감수성을 가진 하나의 인간이다. 그러하기에 따뜻한 보살핌과 자녀에 대한 믿음이 더더욱 중요하다. 물론 한방에서는 이런 스트레스로 인한 병을 다스려 기억이 더 잘 나게 할 수 있기는 하다. 그러나 더더욱 근본적인 것은 약이 아니다. 바로 마음을 다스리는 것이다. 마음을 다스리지 못하고 약으로써 마음을 다스리는 것은 일시적인 효과는 있을지언정 영구적 효과는 없다. 바로 이 것을 잘 알아 수험생들이 시험에 올바로 대처할 수 있도록 학부모들은 해 줘야 할 것이다.

또 어린 시절 너무나 엄청난 충격을 받은 경우도 자꾸만 그것을 잊으려고 하는 마음이 무의식적으로 일어나기 때문에 다른 것까지 덩달아서 잊어버리는 경우가 간혹 있다. 우리 인간의 대뇌 속에서는 작은 흥분도 전류와 같이 흘러 기억으로 남게 된다. 그 중 강렬한 인상을 받은 어렸을 때의 특이한 사건이나 화재, 돌발 사고 같은 일들은 일생을 통해 잊어버리지 않게 된다. 그러나 일생 생활 중 특별한 인상없이 지

낸 많은 사건들은 시간이 흐름에 따라 잊어버리고 새로운 기억이 추가된다. 이 때 지나치게 모든 사건이나 추억들을 잊어버리지 않고 간직한다면 노이로제에 빠지기 쉽다는 것이다.

결국 인간이란 알수록 잊어버리게 마련이며 잊어버릴수록 또한 새로운 사실을 기억할 수 있는 여지를 갖게 되므로 건망증이 좀 있다고 해서 두려워하거나 걱정할 필요는 없다. 심하면 믿을 수 없는 사람이라고 경멸하는 수도 있지만 대뇌 생리학자들의 설명에 의하면 불필요한 기억은 멋있게 잊어버릴수록 두뇌 활동에 좋은 효과를 갖는다는 것이다. 또 암기를 잘 하는 방법은 수험생들에게 아주 민감한 부분이다. 사고하는 기술의 개발이란 두뇌 집중력을 개발하는 방법들이다. 공부를 잘하는 학생일수록 집중력이 뛰어나다. 이는 연습에 의한 것이지 선천적인 능력은 결코 아니다. 현대의 암기력 개발이나 마인드 콘트롤이 바로 그런 방법이다. 옛날 선승이나 고승들은 암기력이나 집중력이 월등했다. 임진왜란 때 사명대사가 일본에 간 일이 있는데 일본 병풍에 쓰여진 한시를 힐끗보는 것으로 다 외웠으며 그 당시 일본의 대학자들의 콧대를 꺾어 버렸다. 조선 시대의 진묵대사는 성리대전을 유학자 김봉곡에게 빌려서는 걸어가면서 보는 동안 다 외웠다. 대유학자 김봉곡도 질투할 정도인 진묵대사의 암기력, 집중력은 어디에서 나오는가?

명경지수라는 말이 있다. 맑은 거울같은 호수 수면을 들여다보면 얼굴이 잘 비추어진다. 마음이 이와 같으면 생각이 잘 정리되고 한두 번 본 것으로도 뇌에 입력이 잘 된다. 마음을 명경지수같이 만들 수 있는 방법은 무엇일까? 그것은 근심 걱정을 버리는 것이다. 공부하기 전에 "이것을 외워야 한다." "이만큼 진도가 나가야 한다." "이번에는 10등 안에 들어야 된다."는 생각, 잡념들을 버리고 공부에 임해야 한다. 편안한 마음으로 영어 단어, 수학 공식 외우는 것이 즐겁게 느껴져야 한다. 수험생 스스로 강박 관념을 버리는 상태에서 시작해야 집중력이 높아진다. 마음이 불안한 상태에서 외우는 영어 단어는 시간을 많이 투자해도 다음날 생각이 나지 않는다. 바둑의 고단자나 무술의 고단자일수록 대전에 임하기 전에 자기 마음을 평정하는 습관이나 힘이 강하다. 공부를 하는 것도 중요하지만 공부에 임하는 마음을 편안하게 갖게 수험생 스스로나 주위에서 따뜻한 배려를 해 주어야 한다.

++ 치료법

생각을 많이 해서 손상된 간과 혈을 다스리는 치료를 한다. 약재로는 용안육, 복신, 숙지황 등이 있다. 처방으로는 청뇌귀비탕, 가미귀비탕, 보심육공단, 귀비탕, 인숙보심탕, 보심환 등이 있다. 이것은 불안한 심리 상태를 안정시키는 약리 작용을 한다. 그래서 같은 시간을 투자해도 효율이 높게 하고 공부하는 학생의 집중력과 암기력을 높게 하는 것이지 공부를 안 하는 학생이 약만 먹는다고 성적이 높아지는 것은 아니다. 단방약으로는 복신, 용안육을 각 10g씩 1ℓ 주전자에 넣고 차처럼 달여서 마신다.

++ 음식

식사와 약을 통한 두뇌 회전 상승 효과에 대해서 알아보겠다.

중국의 진시황은 기억력이 좋기로 유명했다. 그 당시 왕궁 건설 책임자가 올린 건설 계획서 목록을 한 번 훑어 본 적이 있었다. 그는 건물이 들어선 뒤 계단이 한 칸 부족하다는 이유로 책임자를 처형했다. 진시황의 폭정에도 불구하고 철권 통치가 가능했던 것은 그의 남다른 기억력 때문이라는 얘기도 있다.

암기가 잘 되고 기억력을 좋게 하려면 어떻게 해야 하는가? 여러 가지 방법이 있겠지만 꼭 지켜야 할 원칙 중 하나는 뱃속이 100% 꽉 차면 뇌의 기능이 원활하지 못하다는 것이다. 배가 조금 고프다 싶을 때 암기가 잘 되며 공부 능률이 오른다. 배가 부르면 소화시키기 위해서 기혈의 흐름이 위장 중심이 된다. 뇌로 올라가는 혈액 공급이 줄어들기에 피로감을 더 느낀다. 밥먹고 오는 식곤증은 이런 연유이다 몸이 약하다고 식사 때 고기를 잔뜩 먹게 하고 밤에도 밤참을 수시로 챙겨준다면 공부 능률이 오르지 못하고 암기력이 떨어진다.

그러면 영양 공급은 어떻게 하느냐고 반문할 수 있다. 배가 부르지 않으면서 고영양 고칼로리를 제공할 수 있는 약과 식품을 상복하면 된다. 머리를 맑게 하여 고칼로리를 제공하는 식품으로 호두가 있다. 정월 대보름 때 아이들에게 호두를 까먹게 하는 풍습은 자라나는 아이들의 두뇌를 발달시키기 위한 자연스런 풍습이었다. 호두는 단백질과 지방분이 풍부하여 10g당 영양가가 70kcal가 된다. 참깨도 매우 좋다. 또 뇌신경의 이상 흥분을 가라앉히는 진정효과가 크면서 정신 집중을 강화하는 칼슘도 듬뿍 보충시켜야 한다. 다시마, 미역, 뼈째 먹는 생선, 무청, 우유 등이 이런 음식이다. 밤늦게 까지 공부하는 학생들의 밤참으로 라면같은 인스턴트 식품은 금물이다.

평소에 영양 공급을 고단위로 하면서 배가 부르게 하지 않는 방법으로 산약죽을 권하고 싶다. 「동의보감」에 산약은 허약한 것을 보충해 주며 심장의 기능을 좋게 하고 뇌와 신경 기능을 튼튼하게 해 준다고 나와 있다.

- 재료 : 산약 45~60g, 쌀 60~90g
- 방법 : 산약을 곱게 가루내어 쌀과 함께 죽을 쑨다.
- 복용 : 계절에 상관없이 어느 때라도 먹을 수 있으며 따뜻하
       게 해서 먹으면 좋다.

보통 머리를 좋게 하는 영양소로 뇌세포 구성 성분 중 65%를 차지하는 불포화 지방산, 칼슘, 비타민C, 단백질을 얘기한다. 특히 불포화 지방산이 중요한데 호두, 땅콩, 밤, 참깨, 해바라기씨, 호박씨 등에 많다. 조금씩 매일 섭취하고 절대로 포만감을 느낄 때까지 먹지 않는 것이 좋다.

뇌의 기초 물질인 레시틴이 많이 함유된 식품으로는 콩이 있다. 우리 전통 음식인 된장국, 청국장은 머리에 좋은 음식이다. 한방에서 머리를 맑게 해 주는 약에도 이런 물질이 다량 함유되어 있다. 공부를 잘하고 학습 능률이 뛰어난 수험생 일수록 배부르게 먹지 않고 조금씩 자주 먹는 습관이 있다. 앉아서 공부할 때 필요한 칼로리는 2500~3000kcal 이다. 뇌의 활동이 왕성하면서 육체를 상대적으로 많이 움직이지 않는

수험생들은 배가 많이 부르지 않으면서 뇌의 활동을 활발히 움직이게 하는 식품을 책상 옆에 두고 조금씩 먹는 것이 좋다. 그리고 배가 고플 때는 인스턴트 식품보다는 '산약죽'이나 '천왕보심단', '녹용환' 등을 먹으면서 공부를 하면 능률이 훨씬 높아질 것이다.

++ 운동

우선 책상에 앉아서 눈을 감고 숨을 코로 1초 동안 천천히 들이마시면서 3초 동안 멈췄다가 다시 입으로 10초 동안 천천히 내쉰다. 이 방법을 3회 반복하면서 불안한 마음을 안정시킨 뒤 공부에 임한다. 보통 명상이나 좌선을 할 때 느린 호흡을 한다. 그러면 몸 안에 생체 에너지가 크게 활성화된다. 오히려 숨찬 것처럼 과호흡을 하면 뇌에 산소 결핍이 생긴다.

또 뒤로 걷기 운동이 매우 좋다. 인간은 평상시 앞만 보고 걷다보니 뇌의 내부 작용 부분 및 뇌의 사고, 판단 시스템이 고정되고 만다. 그러나 뒤로 걷는 운동을 계속하면 뇌 내부에서 새로운 부분이 작용을 하고 그 작용에 맞는 시스템도 새롭게 만들어진다. 이 일련의 작용이 뇌의 활성화에 연결된다.

치료사례
18세 여자 수험생

ㅇ 증상

중학교 때까지 공부를 잘 하던 학생이 고등 학교에 들어오면서 암기력이 떨어지고 집중이 잘 안 되었다. 책상에 앉아서 공부하는 시간은 많았는데 성적은 계속 떨어졌다. 주위에서는 격려와 위안을 주면서 오히려 부모님들은 성적에 너무 신경 쓰지 말라고 말은 했지만 본인은 점점 더 신경증이 나타났다. 외운 것은 자꾸 까먹고 밤에 잠이 오지 않으며 가슴이 답답함을 자주 호소했다. 피로를 자주 느꼈으며 아침에 일어나기가 힘이 들었다.

ㅇ 치료법

신경을 많이 쓰고 공부하는데 의욕은 강하지만 몸에서 받쳐주는 체력이 딸려 기와 혈이 손상된 경우였다. 더군다나 기가 울체된 증상까지 나타났다. 귀비탕과 보중익기탕을 합방한 보중귀비탕을 먹이면서 천왕보심단을 복용시켰다. 침으로는 수향침법으로 비정격을 놓았다. 그결과 노력한 만큼 성적이 올라가 성격이 명랑해졌다. 수향침법이란 침을 놓는 숫자와 침을 놓는 방향으로 치료하는 침법이다. 침을 오래 꽂아두지 않고, 찔렀다가 금방 빼는 것을 몇 번 자극하느냐에 따라 치료 효과가 달라진다. 장부의 기운이 흘러가는 경로의 방향과 같은 방향으로 침을 놓으면 그 장부의 기운이 강해지고, 반대로 놓으면 약해지게 된다. 침을 놓는 숫자는 음양 오행의 원리에 입각해서 놓는다. 조선 시대의 사암침을 응용하여 개발한 침법으로서 효과가 빨라서 본 한의원에서 개발하여 사용하고 있다.

도움말

	건망증
원인	수험생 스트레스나 생각, 염려 따위가 지나쳐서 심장의 혈액이 손상되고 비위장, 소화 기능이 쇠약해지는 것.
증상	자기가 행한 일이나 사물처리 능력마저 약해짐.
치료법	생각을 많이 해서 손상된 간과 혈을 다스림. 약재로는 용안육, 복신, 숙지황 처방으로는 청뇌귀비탕, 가미귀비탕, 보심육공단, 귀비탕, 인숙보심탕, 보심환 단방약으로는 복신, 용안육을 각 10g씩 1 *l* 주전자에 넣고 차처럼 달여서 마심

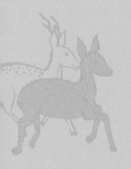

chapter **6**

이비인후과 질환

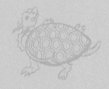

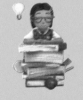

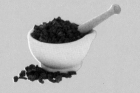

눈이 계속 나빠져요
귀가 울려요
목이 자주 쉬어요

01
눈이 계속 나빠져요

어떤 사람이 기분이 좋아 집으로 가는 도중 다리를 건너게 되었다. 그 다리 입구에는 항상 눈먼 거지가 앉아 있었다. 기분이 좋은 그 사람은 천원을 거지에게 주었다. 거지가 그 돈을 살피더니 "아저씨! 이 돈 가짜인데요!" 하고 말했다. 그러자 그 사람이 "당신은 소경인데 그 돈이 진짜인지 가짜인지 어떻게 안단 말이요?" 그러자 다시 거지가 말했다. "어제까지만해도 나는 소경이었습니다. 그런데 사람들이 가짜돈으로 자꾸 저를 속이더군요. 그래서 저는 귀머거리가 되기로 했습니다."

눈은 마음의 창이라고 한다. 또 귀머거리는 진리를 깨달을 수 있지만 장님은 깨달을 수 없다고도 한다. 이 정도로 눈은 우리 몸에서 아주 중요한 부분이다. 즉, 본다는 것이 그만큼 중요한 것이다.

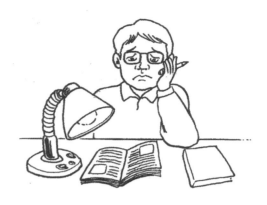

++ 원인

눈은 한의학에서 간과 연관이 되어 있다고 한다. 즉, 눈은 간의 혈과 밀접한 관계가 있다. 오래 보면 혈을 상한다는 말이 한의학의 최고 고전인 「내경」에 나와 있다. 실제로 수험생들은 책을 오래 보기 때문에 간의 혈을 손상받아 시력이 떨어지게 된다. 눈은 간의 기능이 나빠지고 좋아짐에 따라 영향을 받는 신체의 부분이다. 간의 혈이 부족하다는 뜻은 간장의 혈액 생성 기능이 부족하다는 뜻이다. 그러면 눈이 가장 많이 영향을 받는다. 우리 몸이 피곤해지면 눈이 가장 먼저 피곤해지는 이유도 여기에 있다.

눈이 나빠지는 원인을 좀 더 자세히 알아보자. 물을 대야에 받아 놓고 외부 사물을 거기에 비추면 외부 사물이 그대로 보인다. 이 물을 혼탁하게 하면 사물은 좀 더 흐리게 비칠 것이다. 그리고 물을 조금 빼내게 되면 물의 양이 줄어든 만큼 사물이 비치는 범위도 적어진다. 이것은 물에 비치는 화면이 적어지기 때문이다. 이와 마찬가지로 기혈이 어지러운 사람은 난시가 오고 혈이 부족한 사람은 근시가 온다.

평소에 기름진 음식을 많이 먹으면 기혈이 어지러워진다. 그러므로 수험생들은 기름진 음식을 조금씩 먹는 것이 좋다. 또 너무 오랫동안 공부를 하게 되면 혈을 상하게 되니 1시간 공부를 하면 5분씩 눈 운동을 하는 것이 좋다.

++ 증상

책상 위에 앉아 30분만 책을 봐도 눈이 아파서 공부를 못하여 눈이 쉬 피로해 진다. 칠판 글씨가 잘 보이지 않으며 시력이 자꾸 떨어진다. 눈이 자주 충혈되어 가끔 쑤시고 머리까지 은근히 아프다. 밤에 잘 때도 눈이 뻑뻑해서 잠이 잘 안 온다. 가끔 어지러운 증상이 있으며 귀울림 증상까지 겹친다.

++ 치료법

기혈을 맑게 하고 혈을 보충하는 치료를 한다. 약재로는 결명자, 구기자, 숙지황, 당귀, 천궁 등이 있다. 처방으로는 근시에 양화조명탕이 대표적이고, 가미보간탕, 가감양혈거풍탕, 가감시갈해기탕, 가감죽엽석고탕 등을 쓴다. 단방약 요법보다는 결명자를 베갯속에 넣고 자면 머리가 맑아지고 눈의 피로도 풀어지니 베갯속에 결명자를 넣는 것이 좋다.

++ 음식

양성 체질로서 열이 많아서 여드름이 많이 나고 눈이 붉게 충혈된 사람은 열로 인한 것이므로 결명자차가 좋다. 결명자는 열을 식혀 주

는 구실을 하므로 오래 먹으면 눈이
맑아지고 눈의 염증을 쉽게 가라앉
게 한다. 결명자 10g을 1*l* 주전자
에 넣고 끓여 마신다. 또한 국화도
찬 성질이 있으면서 눈을 맑게 하므
로 국화를 달여 먹어도 좋다.

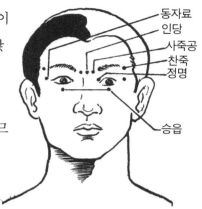

음성 체질로 눈이 충혈되지
않고 얼굴이 창백하며 눈이 건
조한 사람은 구기자차가 좋다. 구기자는 따뜻한 성질이 있고 눈을 맑
게 하며 눈의 피로를 풀어 준다. 구기자 10g을 1*l* 주전자에 넣고 끓
여 마신다.

석이버섯, 굴, 전복, 명태, 소간 등은 눈의 피로를 풀어 주고 시력을
좋게 해 주는 좋은 음식이다.

++ 운동

두 손바닥을 2분 정도 힘차게 열이 날 정도로 부벼서 눈에 갖다 대
고 지긋이 문질러 준다. 손바닥을 부비면 손에서 기가 방출된다. 그래
서 눈의 막힌 기와 혈의 통로를 뚫어 준다.

눈 주위에는 침자리로 정명, 승읍, 찬죽, 사죽공, 동자료라고 하는
혈자리가 있다. 이 혈자리를 손가락 끝으로 몇 번씩 눌러주면 시력이
나빠지는 것을 예방할 수 있다.

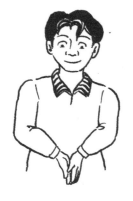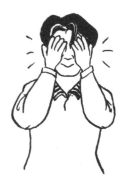

치료사례

<u>23세의 여성</u>

ㅇ 증상

눈이 점점 침침해져서 가까운 데 있는 것이 잘 안 보이고, 심지어는 눈이 빡빡해져 아프기까지 하였다. 시력은 점점 떨어지고 당장 눈이 너무 아파서 견딜 수가 없다고 하였다.

ㅇ 치료법

수향 침법으로 간정격을 놓으니 침을 맞은 그 날부터 눈의 통증이 줄어들었다고 하였고, 침을 4번째 맞은 후부터 눈은 예전처럼 밝아졌다. 간정격은 간에 부족한 혈을 보충해 주는 기능을 강화시키는 침법이다. 간은 눈과 깊은 연관이 있기에 간의 혈을 보충해 주는 기능이 살아나면서 효과가 나타난 것이다. 처방으로는 건비보원전을 한 달 동안 복용하도록 했다.

02
귀가 울려요

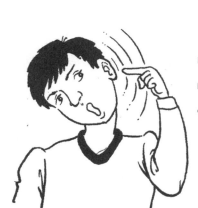

어느 동물원에서 일어난 일이다. 기타에 미친 두 사람이 경비원에게 말했다. "우리 형은 담이 크고 기타의 명수입니다. 경비원 아저씨! 우리 형을 사자우리에 들여 보내십시오. 사자들조차 우리 형 기타 소리에 넋을 잃을 겁니다." 경비원은 형을 사자우리로 들여보냈다. 첫번째 사자는 기타 소리에 취해 춤을 추었다. 조금 후 두번째 사자도 트위스트를 추었다. 그러나 마지막 사자는 형을 한입에 삼켰다. 당황한 경비원이 이야기하기를 "아이구! 세 번째 사자는 귀먹은 놈이었단다."

귀울림

++ 원인

공부를 하다가 갑자기 귀가 울리는 경우가 있다. 보통 신경을 쓰지 않고 지나가는 경우가 대부분이다. 그러나 이것이 심해지면 나중에는 시도때도 없이 귀가 울리고 급기야는 두통까지 유발하게 된다. 그러므로 조기에 예방하는 것이 좋다.

귀는 마치 소라고등처럼 안으로 말려 들어가 있는데 이것은 안으로 무엇을 흡수하는 것 같은 느낌을 받는다. 즉, 양과 음에서 음에 가깝다는 말이다. 그래서 양적인 낮보다는 음적인 밤에 더 소리가 자주 들리게 되는 것이다. 여기서 소리는 외부의 것을 흡수함으로써 듣게 되는것을 우리는 알 수 있다. 그런데 음적인 혈과 정이 손상되면 기운을 흡수하는 능력이 떨어지고, 기가 위로 뻗쳐 귀에서 소리를 흡수하지 못하게 된다. 이것이 바로 이명(耳鳴: 귀가 울림)이 되고 심해지면 이롱(耳聾: 귀머거리)이 된다. 원인은 여러 가지가 있다. 소화가 안 되어 밥을 먹지 않으니 영양분이 부족해져 혈이 손상되는 경우, 체질적으로 콩팥 기운이 허약한 경우, 과도한 자위 행위로 말미암아 정혈이 손상된 경우, 화를 많이 내어 기운이 위로 뻗치는 경우, 스트레스를 많이 받아 기울이 되어 열이 위로 뻗치는 경우 등등이 있다.

++ 증상

증상으로는 다음과 같다. 공부를 하다가 윙 하는 소리가 들렸다 그

211

쳤다가 반복한다. 검사를 하여도 귀에는 아무 이상이 없다고 한다. 가끔씩 머리가 자주 아프며 귀 부위에 통증이 있다. 신경을 많이 쓰고 시험볼 때가 되면 귀에서 여러 종류의 소리가 들린다.

++ 치료법

기혈을 보충하거나 위로 뻗친 기운을 가라앉혀 주는 치료를 한다. 약재로는 시호, 용담초, 숙지황, 당귀 등이 있다. 처방으로는 소화가 안 되어 밥을 먹지 않으니 영양분이 부족해져 혈이 손상되는 경우 가미보중익기탕을 쓴다. 체질적으로 콩팥 기능이 허약한 경우나 과도한 자위 행위로 말미암아 정혈이 손상된 경우는 육공단을 복용한다. 화를 많이 내어 기운이 위로 뻗치는 경우는 가감시호청간탕, 가감용잠사간탕을 쓴다. 스트레스를 많이 받아 기울이 되어 열이 위로 뻗치는 경우는 가미사칠탕, 가미육울탕을 쓴다. 단방약으로는 반드시 구증구포한 숙지황 10g을 1*l* 주전자에 넣고 끓여 마신다. 주의할 점은 구증구포하지 않은 숙지황을 단방약으로 먹게 되면 설사하기가 쉽다.

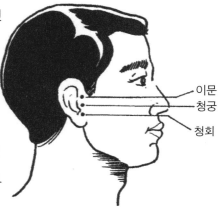

이문
청궁
청회

++ 음식

오골계, 염소고기, 개고기, 옥수수, 검은 콩,
두부 등이 신장의 기능을 도와 주므로 청력
에 도움이 된다.

++ 운동

스트레스를 많이 받아 옆
머리가 아프고 귀가 울릴
때는 이문, 청궁, 청회라는
귀 옆의 혈자리를 손으로
자주 눌러준다.

명문

신유

몸이 약해서 귀가 울리는 경우는 신장 부위의 혈자리를 눌러 준다.
신유, 명문혈은 신장의 기능을 강화시켜 주는 대표적인 혈자리이다.

치료사례

32세 남자 회사원

O 증상

처음에는 허리가 아파서 왔지만 귀가 울리고 몸에 힘이 없으며 귀
에서 소리가 들릴 때에는 윙윙 소리까지 난다고 하였다. 소변에 힘
이 없고 노란 색깔로 소변이 나왔다.

○ 치료법

신장의 기운이 허해서 일어나는 귀울림이므로 신장의 기운을 보태주는 침을 놓았다. 침법으로는 수향침법으로 신정격을 놓았다. 침을 놓은 지 하루만에 귀가 울리는 것이 줄었고, 5번째는 귀울림 증세가 없어졌다. 아울러 소변도 많이 나오면서 색도 좋아졌고, 요통까지 겸해서 없어졌다.

중이염

++ 원인

우리는 귀의 질환은 생활하는 데 불편하지 않으므로 그냥 신경쓰지 않고 살아가는 것이 보통이다. 특히 귀의 염증 질환은 농이 귀 밖으로 흘러나오지 않는 이상 그냥 지나친다. 그러다가 농이 귀 밖으로 흘러나오는 정도가 되면 그때서야 병원에 온다. 그러나 이 정도가 되면 상당히 심해진 것이다. 그러므로 치료를 해도 시간이 걸리게 된다. 그리고 귀의 염증은 보통 양방 이비인후과로 가는 것이 보통이다. 이 중이염은 치료를 빨리 하지 않아 너무 심해지면 심지어는 귀머거리까지 되기도 한다. 이렇게 되기 전에 조기에 발견하여 치료하는 현명함이 필요하다.

중이염은 귀에 염증이 생겨서 귓속이 심하게 붓거나 심지어는 농이 귓속에 고이게 되는 질환이다. 한방적으로 보면 소장에 열이 있어 소장의 기운이 흘러가는 경로상에 있는 귀로 열이 뻗치게 되면 안에서 염증 반응이 일어나 생기는 것이다. 소장에 열이 있게 되는 원인으로는 첫째로 신장의 기운이 약해지는 것이 있다. 신장은 한의학에서 수기운에 해당하고 소장은 화기운에 해당한다. 신장의 기운이 약해지면 소변을 걸러 주는 기능에 문제가 생겨서 방광에 좋지 않은 영향을 미친다. 방광의 기운이 흘러가는 경로는 새끼발가락 끝에서 허리를 지나 머리 끝으로 가서 눈에서 끝난다. 방광이 안 좋게 되면 서늘한 기운을 머리 위까지 올려 주지 못한다. 인체의 차가운 수기운을 머리위까지 올려 주지 못하기 때문에 인체의 열을 제압하지 못하게 된다. 그렇게 되면 열이 위로 뜨게 된다. 소장은 항상 신장의 서늘한 기운의 통제를 받아야만 열이 넘치지 않게 되는데 그렇지 못하게 되면 열이 넘쳐 질병이 발생한다. 그래서 생긴 것이 중이염이다. 이 때는 소변이 노랗거나 붉그스름하게 되고 얼굴에 열이 뜨며 소변에 힘이 없는 등의 증상을 동반한다. 둘째는 더러운 이물질이 들어와 귀내의 염증을 불러일으키는 경우이다. 이 경우는 신장의 기운이 부족해지지 않더라도 귀에 염증이 생기게 된다. 셋째로 화를 많이 내거나 기름진 음식을 많이 먹는 경우 담의 기운이 세어져 담의 기운이 흘러가는 경로상인 귀(이문: 耳門)에 열이 뻗쳐 중이염이 생기기도 한다. 보통 중이염은 심하지 않을 때는 귓속이 가려운 증상 정도밖에 나타나지 않으나 심해지면 귓속이 아프고 심지어는 두통, 귀울림 증상까지 올 수도 있다. 반드시 조기에 치료하여 심하게 발전시키지 말아야 한다.

++ 치료법

신장의 기운이 약해지는 경우는 신장의 기운을 보충해 주는 치료를 한다. 약재로는 숙지황, 산수유, 하수오 등이 있다. 처방으로는 육공단, 경옥고, 육미지황환 등이 있다.

더러운 이물질이 들어와서 귀내의 염증을 불러일으키는 경우는 소장의 열을 식히는 것을 위주로 한다.

화를 많이 내거나 기름진 음식을 많이 먹는 경우 담의 기운이 세어져 담의 열을 식혀 주는 치료를 위주로 한다. 약재로는 시호, 용담초 등이 있다. 처방으로는 소시호탕, 시호총이탕 등이 있다. 중이염이 어떤 경우로 해서 왔든지 다 쓸 수 있는 것으로 청이투뇌봉이 있다. 청이투뇌봉은 귀를 맑게 하고 그 시원한 기운이 머리까지 시원하게 한다고 하여 붙여진 이름이다. 이 청이투뇌봉은 본 한의원에서 개발하여 4과에서 김상연 부원장님이 환자들에게 시술하고 있는 요법이다. 중이염은 좋아져도 재발하기가 쉽기 때문에 약과 청이투뇌봉을 쓰고 없어졌어도 몇 개월 후에 정기적으로 검진을 받아야 한다.

단방약으로는 우렁이 10g을 숙지황 10g과 같이 1ℓ 주전자에 넣고 끓여 마신다.

++ 음식

기름진 음식과 매운 음식은 몸 안에서 열을 발생시키므로 가급적이면 피하는 것이 좋다. 특히 보약이라고 해서 인삼을 많이 복용하면 더 나빠질 우려가 있으니 주의해야 한다.

달팽이는 소염 작용이 강하기 때문에 중이염에 효과가 좋은 음식이다. 소라나 고동은 생긴 모습이 귀처럼 생겼으므로 귀의 질환에 먹으면 좋은 효과가 있다고 전해지고 있다. 실제로 소라와 고동, 우렁이를 많이 먹으면 염증이 쉽게 가라앉으므로 좋은 효과를 볼 수 있다.

++ 운동
이명 질환에 나오는 운동법과 같이 이문, 청궁, 청회 혈자리를 자주 주물러 준다. 경추 2번에서 귀에 들어가는 신경이 나오기 때문에 경추 1번과 2번을 맞사지 해준다.

치료사례
26세 남자 대학생

ㅇ 증상
중이염으로 농이 흘러 나오고 비염의 증세까지 겹쳐서 평소 괴로워 하던 중이었다. 귀속이 아프고 부어서 병원에서 치료를 받았으나 낫지를 않았었다.

ㅇ 치료법
청이투뇌봉을 귀와 코에 꼽게 하여 한 달 간 하였더니 중이염 뿐만 아니라 비염까지도 많이 좋아졌다. 처방으로는 육공단을 1일에 3개씩 한 달 간 복용하였다.

03
목이 자주 쉬어요

어느날 밤, 부인이 남편에게 이렇게 말했다. "당신은 이젠 절 사랑하지도 않고 키스도 않고 안아 주지도 않아요. 당신이 나에게 구애하던 때에는 이빨로 깨물 듯이 사랑했고, 저도 무척 사랑했는데 다시 한 번 날 이빨로 깨물 듯 사랑할 수 없나요?" 평소에 인후염으로 목이 쉬고 치주염으로 고생하던 남편이 침대에서 일어나 걸어가면서 말하기를

"욕실에 가서 틀니를 가져올게."

++ 원인

노래를 심하게 부르거나 소리를 지르지 않았는데도 이상하게 목이 쉬어 말이 잘 안 나오는 경우를 수험생들은 가끔 겪기도 한다. 변성기는 이미 지났지만 이상하게 목이 쉰다. 또 다른 변성기가 온 것이 아

닌가 의아하기도 하지만 별로 신경쓰지 않
고 지나가는 경우가 많다. 그러나 이것을
그냥 두면 이 목소리가 나중에 고착될 수
있으므로 초기에 치료를 하는 것이 좋다.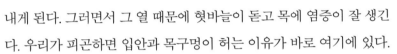

　한방에서는 소리를 주관하는 것은 심장
이라고 한다. 이 말은 심장이 혀를 주관한다
는 말과도 통한다. 심장이 심하게 박동하면서
신경을 쓰면서 스트레스를 많이 받으면 심장
이 심하게 박동하면서 순간적으로 혈액을 내보

내게 된다. 그러면서 그 열 때문에 혓바늘이 돋고 목에 염증이 잘 생긴
다. 우리가 피곤하면 입안과 목구멍이 허는 이유가 바로 여기에 있다.

　한의학에서는 심장의 기운을 화에 비유한다. 화라고 하는 것은 불
같이 계속 타오르며 움직이는 성질이 있다. 우리 인체에서 말을 할 때
에 가장 활발하게 움직이는 부분이 혓바닥이다. 혀는 마치 뾰족하고
불그스레한 촛불처럼 생겼다. 성대에서 혀까지 다 심장이 주관한다.
그러므로 심장에 부담을 많이 주게 되는 경우 목소리가 잘 쉬게 된
다. 특히 얼굴에 열이 많이 뜨는 수험생들에게 이런 증상이 많다. 성
대에서 혀까지 수분이 말라서 마치 쇠가 긁히는 소리처럼 쉰 소리가
나게 되는 것이다.

++ 증상
증상으로는 시험 때만 되면 목이 마르고 자주 쉰다. 감기가 아닌데

도 목이 자주 부어 음식을 먹기가 힘들다. 또는 감기만 걸리면 목부터 먼저 붓는다. 그러면서 몸에서 약한 열이 조금씩 계속 난다.

++ 치료법

심장의 열을 식혀 주고 몸 안의 수분을 보충시켜 주는 치료를 한다. 한방에서는 이것을 수승화강이라고 한다. 심장의 열 기운이 아래의 단전으로 내려오고 신장의 차가운 기운이 위로 머리까지 올라와야 우리 몸은 건강할 수 있다는 말이다. 머리는 차가와야 공부가 잘 되고 배는 따뜻해야 건강해진다. 머리를 시원하게 해 주는 기능은 인체의 신장 기능이 담당하고 배를 따뜻하게 하는 기능은 심장이 담당한다. 즉, 우리 인체에 혈관 외에 에너지 통로가 있는데 이것을 경락이라고 한다. 이런 에너지 통로가 순환이 잘 돼야 건강하다. 신장의 기능은 단순히 소변만 배출하는 기능 외에 혈액을 맑게 하면서 맑은 기운을 위로 상승시키는 기능이 있다.

책상에 오래 앉아 있으면서 공부하게 되면 신장은 나쁘지 않더라도 신장의 에너지가 위로 올라가는 통로인 척추가 조금씩 비뚤어진다. 그래서 이유 없이 피곤해 하며 검사상 아무 이상이 없는데도 안과나 이비인후과 질환이 생긴다. 이런 이유 없는 질환은 수승화강을 잘 시켜주어야 한다. 이러한 약재로는 원지, 석창포, 석곡이 있다. 처방으로는 가감지황음자가 있다. 단방약으로는 석곡을 10g씩 1ℓ 주전자에 넣고 차처럼 끓여 마신다. 먹을 때는 한 달 정도만 먹는다. 옛날 노래 부르는 사람들은 목소리가 잘 나오게 하려고 검은 콩을 삶아 먹고 석곡으로 차를 끓여 마셨다.

++ 음식

다시마, 미역 등의 해조류와 고사리, 소라, 고둥, 등푸른 생선 등이 좋다.

치료사례

50세 후반의 남자

O 증상

스트레스를 많이 받은 후에 갑자기 입안과 콧속이 건조해져 목이 마르고 밥맛도 없어졌다. 그러던 어느날 갑자기 혀가 움직여지지 않으면서 말을 해도 알아들을 수 없을 정도로 혀가 뻣뻣해졌다. 아문, 금진옥액 등 어디를 놓아도 치료가 안 되어 본원에 내원하였다.

O 치료법

처음에는 대장정격과 간승격을 놓았는데 조금씩 조금씩 효과를 보다가 계속 입안이 건조하다고 하여 비정격을 놓으니 4번 맞고 난 후 콧속과 입 안의 건조함이 없어졌다. 치료하는 중간에 환자가 눈이 옛날부터 건조하고 아팠었다고 말하여 처방에 간정격을 첨가시켰다. 처방은 지황음자로 바꾸었다. 첫번째 맞은 날부터 좋아지기 시작하여 세번째 맞으니 눈이 밝아지고 통증이 없어졌다. 지금은 이야기를 하면 알아들을 수 있을 정도로 혀를 돌릴 수가 있게 되었다. 목소리도 잘 나오고 전화로 해도 알아들을 수 있게끔 되었다.

도움말

	시력 감퇴	이명	목이 쉰다
원인	간장의 혈액 생성 기능이 부족하여 눈이 영향을 많이 받기 때문	소화가 안 되어 영양분이 부족해져 혈이 손상 체질적으로 허약, 과도한 자위 행위로 정혈 손상. 스트레스를 많이 받음	심장에 부담을 많이 줄 때 성대에서 혀까지 수분이 말라서 목이 자주 쉼
증상	조금만 책을 봐도 눈이 아프고 눈이 쉬 피로해짐 시력이 자꾸 떨어짐 눈이 충혈되며 가끔 가다 쑤시고 머리까지 은근히 아픔	공부를 하다가 윙하는 소리가 들렸다 그쳤다가 반복 가끔씩 머리가 자주 아프며 귀 부위에 통증이 있음 신경을 많이 쓰고 시험 때가 되면 귀에서 여러 종류의 소리가 들림	시험 때만 되면 목이 마르고 목이 자주 쉼 감기가 아닌데도 목이 자주 부어 음식을 먹기가 힘듬. 감기만 걸리면 목부터 먼저 부음 몸에서 약한 열이 조금씩 계속 남
치료법	약재로는 결명자, 구기자, 숙지황, 당귀, 천궁 근시에 양화조명탕, 가미보간탕, 가감양혈거풍탕, 가감시갈해기탕, 가감죽엽석고탕 결명자를 베갯속에 넣고 잠	약재로는 시호, 용담초, 숙지황, 당귀 소화가 안되어 혈이 손상되는 경우 가미보중익기탕 체질적으로 허약한 경우, 과도한 자위 행위로 정혈이 손상된 경우는 육공단화를 많이 내어 기운이 위로 뻗치는 경우는 가감시호청간탕, 가감용담사간탕. 스트레스를 많이 받은 경우는 가미사칠탕, 가미육울탕	약재로는 원지, 석창포, 석곡. 처방은 가감지황음자 석곡을 10g씩 1ℓ 주전자에 넣고 차처럼 달여서 마심

chapter

7

비뇨·생식기 질환

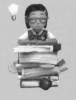

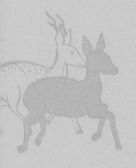

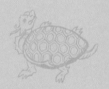

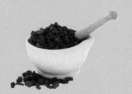

자고 일어나면 퉁퉁 부어 있어요
아랫배가 너무 아파요

01
자고 일어나면 퉁퉁 부어 있어요

●

아침만 되면 붓는 여자가 있었는데 어느날 미국여행을 한 달간 갔다왔
다. 며칠 후 저녁에 놀러온 친구는 그 여자의 얼굴을 보고 말했다. "어, 너 왜
저녁인데도 그렇게 얼굴이 부어있니?" 그때 그 여자가 말했다. "지금이 미
국 시간으로는 아침이거든!"

수험생들 중 이유없이 몸이 자꾸 부어 고민하는 경우가 많다. 특히
여학생일수록 비만에 민감하기 때문에 더더욱 고민을 하게 된다. 그
러나 한 번 부은 것은 계속 부어 있어 날이 갈수록 살이 더 붙는다. 좋
은 살도 아닌 푸석푸석한 살이 찌니 걱정이 이만저만이 아니다. 이렇
듯 몸이 붓는 증상을 한방에서는 부종(浮腫)이라고 한다. 과자에 물을
뿌리면 그 과자가 원래의 부피보다 더 커지는 것을 우리는 볼 수 있

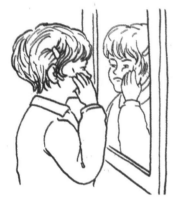

다. 이 부은 부분을 누르면 다시 들어가지 않는다. 부종의 원리도 이와 마찬가지이다. 어떤 원인에 의해서든 몸 안의 수분이 잘 배출되지 않아서 그것이 살에 쌓여 생기는 것이 바로 부종이다. 부종은 크게 음수종과 양수종으로 나뉜다.

++ 원인

음수종은 만성적인 부종이다. 내부 장기의 이상을 통해 나타나는 데 주로 비장, 폐장, 신장 세 개의 장기 이상을 통해 나타난다. 비장과 폐장은 수분을 우리 몸의 곳곳으로 보내주고 좋지 않은 수분은 소변으로 배출하도록 도와주는 역할을 한다. 신장은 수분을 직접 오줌으로 배출하는 역할을 한다. 내부 장기의 손상은 하루 이틀에 걸쳐 이루어지는 것이 아니기 때문에 당연히 부종이 만성적으로 올 수밖에 없다. 이것을 치유하는 데도 시간이 걸린다. 따뜻하면 습기가 흩어지기 때문에 습기가 모이려면 차가운 환경이어야 한다. 그러므로 비장, 폐장, 신장의 이상으로 신체가 차가워져야 이런 부종이 발생한다. 특히 여학생의 경우는 아랫배가 차고 냉이 많은 경우가 대부분이다. 음수종은 몸에서 사지로 부종이 번지는데 이것은 내장에서 온 부종이기 때문이다.

양수종은 급성적인 부종이다. 바람과 비를 많이 맞거나 습기가 많은 곳에서 잠을 잘 때 생긴다. 주로 외부에서 들어온 삿된 기운 때문에 생기는 것이다. 외부에서 급작스럽게 부과된 것이기 때문에 진행도 급작스럽게 이루어진다. 외부의 삿된 기운과 몸 안의 정기가 서로 싸우기 때문에 열이 발생하게 된다. 양수종은 사지에서 몸으로 부종이 들어오면서 확산되는데 이는 외부에서 들어온 삿된 기운 때문에 이루어진 부종이기 때문이다.

++ 증상

일반적인 부종의 증상은 다음과 같다. 책상에 오랫동안 앉아 있으면 이유 없이 손발이 뻣뻣해진다. 오후에는 발이 부어서 신발이 맞지 않고 아프다. 부은 곳을 눌러도 다시 튀어나오지 않는 경우가 있다. 밤에 늦게 먹은 음식이나 음료수 때문에 다음 날 얼굴이 퉁퉁 붓는다. 몸이 무겁고 쉬 피로해진다. 소변양이 적고 힘이 없다. 때로는 소변이 막혀 나오지 않기도 한다.

분류해서 말해보면 다음과 같다.

음수종은 입이 마르지 않고 설사를 하며 소변이 맑게 나온다.

이에 반해 양수종은 가슴이 답답하고 소변이 붉고 잘 안 나온다. 혹 대소변이 막히는 경우도 있다.

++ 치료법

음수종은 비장, 폐장, 신장의 기운을 회복시켜 체내의 차가운 기운을 몰아 내고 습기를 빼 주는 치료를 한다. 약재로는 백출, 복령, 택사 등이 있다. 백출은 토백출이 좋은데, 이 토백출은 쌀뜨물에 반나절을 담근 후에 써야 기름기가 제거되어 효과가 있다. 처방으로 보중치습탕, 실비산, 사령오피산 등이 있다. 단방약으로는 백출, 복령을 각 10g 씩 1ℓ 주전자에 넣고 차처럼 달여서 마신다.

양수종은 외부에서 들어온 습기와 한기를 몰아 내는 치료를 한다. 약재로는 목통, 차전자, 백출, 강활 등이 있다. 처방으로는 월비가출탕, 팔정산, 인삼패독산 등이 있다. 단방약으로는 차전자, 강활 등을 10g 씩 1ℓ 주전자에 넣고 차처럼 달여서 마신다.

++ 음식

옥수수 수염을 달여 먹으면 부종에 탁월한 효과가 있다. 늙은 호박을 사서 호박죽을 먹으면 부종에 좋다. 신장이 나빠져서 부종이 있는 수험생은 호박 속을 파서 미꾸라지 한 근을 넣고 추어탕 같이 끓여서 먹으면 효과가 좋다. 가물치, 잉어도 부종에 효과가 좋다. 가지도 반찬으로 자주 먹으면 좋다.

++ 운동

잠을 잘 때 다리 위에 베개를 올려놓고 잠을 잔다. 그러면 다리의 부종이 쉽게 빠진다. 하루에 한 번 물구나무서기 운동을 2~3분씩 한다. 양손으로

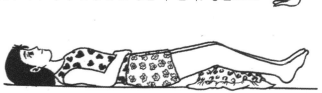

발목을 잡고 발목을 푼다. 발목이 풀리면 다리 부분의 혈액 순환이 되면서 부기가 쉽게 가라앉는다.

치료사례

45세 여자 주부

○ 증상

아침만 되면 얼굴과 다리가 붓고 소변이 안 나오며 변비가 심해서 대변을 7~8일에 한 번 보는 등 여러 증상이 부종과 복합적으로 온 환자였다. 신장의 기운이 부족하고 대장에 열이 차서, 대변, 소변으로 수분이 빠져나가지 못하니 팔다리가 붓는 것이었다.

○ 치료법

수향 침법으로 대장정격과 신정격을 놓고 육공단을 복용시켰다. 소변은 침 맞은지 2일 후부터 잘 나오기 시작했고, 대변은 침맞은 그 다음날부터 제대로 나오기 시작하여 1개월쯤 돼서는 몸의 부기도 빠지고 대소변이 잘 나와서 건강한 모습이 되었다.

02
아랫배가 너무 아파요

생리통으로 고생하는 한 아름다운 여성이 온천에 자주 갔다. 여행을 하다가 야외 온천이 있는 것을 발견하고는 주위에 아무도 없는 것을 확인하고 옷을 모두 벗었다. 그런데 그녀가 막 온천 속으로 들어가려는 찰나에 한 남자가 그녀를 불러 세웠다.

"아가씨! 나는 이 마을의 경찰관이오. 이곳은 온천금지구역이오." 여성이 당황하면서 말했다. "그렇다면 내가 왜 옷을 벗기전에 진작 그 말을 하지 않았죠?" 그 사람은 웃으면서 "옷을 벗는 것은 금지가 아니기 때문이오."

생리는 여자에게만 있는 독특한 것으로서 달마다 주기적으로 일어나는 자궁출혈 현상이다. 그래서 월경이라고 하기도 한다. 그러면 이런 현상이 왜 달마다 주기적으로 일어나는 것일까!

++ 원인

태양에서 나오는 빛은 뜨겁다. 달에서 나
오는 빛은 차갑고 냉하다. 이 두 빛은 밤과 낮
을 대표하여 우리에게 생명이라는 밝음을 내리쬐
어 주는 고마운 존재이다. 태양에서 나오는 빛은 양
을 대표하는 존재이다. 그렇기 때문에 우리 몸의 기
와 응한다. 낮이 되면 우리 몸의 기운이 솟아나는 것도
이런 이유 때문이다. 달에서 나오는 빛은 음을 대표한
다. 그러므로 우리 몸의 혈액을 맑게 하며 새로운 혈
액을 생성하는 데 도움을 주는 자연의 기운이다. 밤이
되면 우리 몸이 그 냉한 기운을 받아 혈의 움직임이 잠잠해지게 된다.

++ 증상

태양은 항상 둥그런 모습으로 우리에게 나타나지만 달은 그렇지 않
다. 달은 한 달 동안 초승달, 보름달, 반달 등 여러 모습으로 변한다. 매
달 달의 기운이 바뀔 때마다 달의 모습에 대응하여 혈의 흐름은 움직
이거나 고요하거나 한다. 달의 바뀌는 모습에 따라 혈의 흐름이 급격
하게 움직이게 되면 인체가 그것을 감당하지 못하여 아래로 내려 보
내게 되는데 이것이 바로 월경이다. 남자는 주로 성욕의 증가와 감소
로 나타나게 된다. 이토록 우리 인체는 자연과 밀접하게 응하고 있다.
이런 월경의 주기에 이상이 오게 되면 그에 따라 여러 질환이 잇따

르데 된다. 아랫배가 아픈 월경통에서부터 어지러움, 변비, 소화 불량 등등 이루 헤아릴 수가 없다. 질환은 많지만 원인은 한 가지로서 모두 월경 때문이다. 그러므로 이것을 다스리면 여러 질환이 한꺼번에 없어지는 것이다. 찬 것을 먹어 소화가 안 되는 것, 수험생들의 과도한 스트레스, 공부를 너무 무리하게 하여 온 혈허증, 화를 많이 내어 온 울화병, 기름진 음식을 많이 먹어 습담이 많이 낀 경우 등 월경 주기의 이상이 오는 원인은 다양하다. 찬 것을 많이 먹으면 속이 차가워져 음식이 그대로 장으로 내려오므로 영양분을 흡수하지 못해 혈이 부족하게 된다. 결국 음식물이 그대로 장으로 내려와 설사가 되는 것처럼 혈이 부족하게 된다. 결국 음식물이 그대로 장으로 내려와 설사가 되는 것처럼 혈도 다량으로 내려오게 된다. 과도한 스트레스를 받으면 몸과 마음이 쇠약해져 잠도 안오게 되고 그에 따라 혈이 쇠약해져 월경 예정일부터 4~5일 이르게 월경이 오게 된다. 공부를 너무 많이 하거나 기혈이 허약해지면 몸이 차가워지고 냉증을 수반하면서 월경이 예정일보다 지연되는 현상이 온다. 추우면 움직임이 둔해지는 것과 마찬가지이다. 화를 많이 내게 되면 몸에서 열이 발생하여 혈의 흐름에 이상을 가져 온다. 성질이 급하게 되어 일을 빨리 처리하고 싶은 사람들이 주로 화를 많이 내는데 이런 사람은 성질 그대로 월경이 빨리 오게 된다. 이 경우 심한 월경통을 수반하게 된다. 화를 내어서 급격한 혈의 흐름이 조성되었기 때문이다. 기름진 음식을 많이 먹으면 몸 안의 기혈이 혼탁해진다. 물을 아래로 흘려 보내는 것하고 기름을 아래로 흘려 보내는 것도 그 속도에서 많은 차이가 난다. 이런 사람들은 당연히 월경이 늦어지게 되는 것이다. 한방적인 사고는 이런 방식이다. 비슷한 성질을 가진 것들은 서로 기운이 응하는 법이다. 이것을 동기상응(同氣相應)이라고 한다.

++ 치료법

체내의 기혈을 조절하는 치료를 위주로 한다. 약재로는 인삼, 황기, 당귀, 천궁, 백출, 복령, 시호, 치자 등이 있다. 처방으로는 찬 것을 먹어 소화가 안 되면 가미보중익기탕, 영신환, 가미사군자탕 등으로 다스린다. 수험생들의 과도한 스트레스로 온 월경 이상은 가미귀비탕, 가미온담탕, 건비보원전 등으로 다스린다. 공부를 너무 무리하게 하여 온 혈허증에는 가미사물탕, 육공단을 주로 쓴다. 화를 많이 내어 온 울화병에는 가미소요산, 단치소요산을 쓴다. 기름진 음식을 많이 먹어 습담이 많이 낀 경우에는 가미이진탕, 가미육군자탕을 쓴다. 단방약으로는 수험생들의 과도한 스트레스를 고려하여 복신, 복령, 당귀를 각 10g씩 1ℓ 주전자에 넣고 꿀을 많이 넣어 차처럼 달여서 마신다.

생강을 얇게 썰어서 배꼽 아래에 5cm되는 관원혈에 올려 놓고 뜸을 뜬다. 뜸은 하루 1회 3장 정도씩 한다. 뜸을 뜨면 생리통이나 생리 불순에 탁월한 효과가 있다. 약을 먹으면서 뜸을 뜨게 하여 필자는 오래된 생리통을 근치한 경험이 많다. 그래서 환자에게 뜸을 한 통씩 주면서 집에서 어머님이 뜨게끔 권유를 했다. 그 결과 많은 사람들이 효과를 보았다.

또한 소복축어탕 약재를 분말로 하여 3g을 식초를 개어 배꼽에 붙이고 테이프로 고정시키면 통증 개선에 상당한 도움이 된다. 이것은 이틀에 한 번씩 갈아붙인다.

++ 음식

오징어뼈는 오적골이라고 하는데 위장의 위염을 고쳐주는 효능도 있지만 월경이 많이 쏟아지는 증상에 달여 먹으면 탁월한 효과가 있다.

++ 운동

하복부에 급격한 통증이 올 경우는 하복부를 반시계 방향으로 문질러 주고, 하복부에 은은한 통증이 올 경우는 하복부를 시계 방향으로 문질러 준다. 시계 방향은 기운을 보태 주는 방향이고, 반시계 방향은 기운을 빼주는 방향이다. 예로부터 침구학에서는 원보방사라고 하여 침을 시계 방향으로 돌리면 기운을 보태 주는 것이고, 반시계 방향으

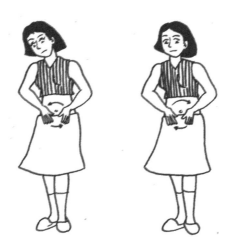

로 돌리면 빼주는 것이라고 하였다. 은은한 통증이 있는 경우는 기운이 부족해서 오는 것이므로 시계 방향으로 돌리는 것이다. 급격한 통증이 오는 것은 안 좋은 기운이 많아서 오는 것이므로 반시계 방향으로 돌려서 빼 주어야 한다.

치료사례

18세 여자 수험생

O 증상

생리할 때부터 생리통이 가시지 않아 고통스러워했다. 초경 때부터 계속된 생리통 때문에 어떤 때는 병원에 응급 조치를 구할 정도였다. 생리 때만 되면 불안하고 초조해서 공부가 되지 않을 정도였다. 생리가 시작할 때 아랫배가 땡기고 아파서 진정될 때까지 공부도 못 하고 배를 감싸 쥐고 통증을 달랬다. 진통제를 먹어도 가끔가다 통증 때문에 공부가 안 되었다.

O 치료법

기해, 관원혈에 생강을 얇게 썰어서 올려 놓고 뜸을 떴다. 뜸은 하루 1회 3장 정도씩 뜨게 했다. 뜸을 약 3개월 동안 계속 뜨게 했으며 약은 귀출파징탕을 1개월 간 쓰고, 그 후에 경옥고를 2개월 간 썼다. 그 결과 생리통이 점차 개선되어 나중에는 없어졌다.

도움말

	부종	생리 불순 및 생리통
원인	음수종은 비장, 폐장, 신장 세 개의 장기 이상으로 나타남. 양수종은 바람과 비를 많이 맞거나 습기가 많은 곳에서 잠을 잘 때 생김	찬 것을 먹어 소화가 안 됨 수험생들의 과도한 스트레스. 공부를 너무 무리하게 하여 온 혈허증 화를 많이 내어 온 울화병. 기름진 음식을 많이 먹어 습담이 많이 낀 경우.
증상	책상에 오랫동안 앉아 있으면 이유 없이 손발이 뻣뻣해짐. 부은 곳을 눌러도 다시 튀어나오지 않음. 몸이 무겁고 쉬 피로해짐. 소변 양이 적고 힘이 없음	찬 것을 많이 먹으면 혈이 부족하게 되고 혈도 다량으로 내려옴. 과도한 스트레스를 받으면 월경 예정일보다 4~5일 이르게 월경이 옴. 공부를 너무 많이 하여 기혈이 허약해지면 월경이 예정일보다 지연됨. 화를 많이 내게 되면 월경이 빨리 옴 이 경우 심한 월경통을 수반. 기름진 음식을 많이 먹으면 몸 안의 기혈이 혼탁해져 월경이 늦어짐
치료법	음수종은 비장, 폐장, 신장의 기운을 회복시켜 체내의 차가운 기운을 몰아 내고 습기를 빼 주는 치료. 약재로는 백출, 복령, 택사. 처방으로는 보중치습탕, 실비산, 사령오피산. 단방약으로는 백출, 복령을 각 10g씩 1ℓ 주전자에 넣고 차처럼 달여서 마심. 양수종은 외부에서 들어온 습기와 한기를 몰아내는 치료. 약재로는 목통, 차전자, 백출, 강활. 처방으로는 월비가출탕, 팔정산, 인삼패독산. 단방약으로는 차전자, 강활 등을 10g씩 1ℓ 주전자에 넣고 차처럼 달여서 마심	체내의 기혈을 조절하는 치료. 약재로는 인삼, 황기, 당귀, 천궁, 백출, 복령, 시호, 치자. 찬 것을 먹어 소화가 안 되면 가미보중익기탕, 영신환, 가미사군자탕. 수험생들의 과도한 스트레스로 온 월경 이상은 가미귀비탕, 가미온담탕, 건비보원전. 공부를 너무 무리하게 하여 온 혈허증에는 가미사물탕, 육공단 화를 많이 내어 온 울화병에는 가미소요산, 단치소요산. 기름진 음식을 많이 먹어 습담이 많이 낀 경우에는 가미이진탕, 가미육군자탕. 단방약으로는 수험생들의 과도한 스트레스를 고려하여 복신, 복령, 당귀를 각 10g씩 1ℓ 주전자에 넣고 꿀을 많이 넣어 차처럼 달여서 마심

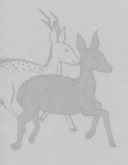

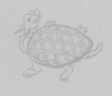

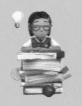

chapter 8

척추 질환

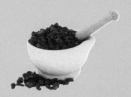

무릎이 시큰거리고 아파요
등이 휘어졌대요
책을 보면 뒷목이 뻣뻣해져요
허리가 아파요
수험생 허리 디스크
추나 요법이란?

01
무릎이 시큰거리고 아파요

관절염

수험생들 중 키는 큰데 이상하게 비쩍 말라
서 무릎 관절이 안 좋은 경우가 간혹 있다. 조금
만 운동을 해도 무릎이 아파 견딜 수가 없다. 이
것을 그냥 두면 너무 심해져 나중에 성인이 되
면 걸을 수도 없을 정도로 심한 관절염이 된다.

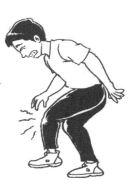

++ 원인

관절염은 어떠한 원인에 의해서 생기는가? 한의학적으로 보면 안
쪽 무릎으로는 위장에 해당하는 기운이 흐르는 통로가 지나가고, 바

깥쪽 무릎으로는 비장에 해당하는 기운이 흘러가는 통로가 지나간다. 즉 관절염은 모두 비장과 위장의 문제라는 말이다. 그렇다면 비장과 위장이 손상되는 원인은 무엇인가? 첫째는 비장과 위장의 기능이 쇠약해졌기 때문이다. 이런 수험생들은 당연히 소화가 안 될 것이다. 둘째는 폐의 가래 때문이다. 폐에서 가래가 나와서 그것을 삼켜 위장으로 흘러가면 위장에서는 그 가래 때문에 소화에 지장이 생길 수 있다. 셋째는 비장에 열이 많아 생기는 경우이다. 비장에 열이 많으면 수분을 온 몸으로 흩지 못하기 때문에 소화에 지장이 생기고 그 음식물이 대장으로 내려와 대장에 열이 발생한다. 넷째는 신장과 방광에서 오줌을 배출하지 못하여 관절강에 수분이 쌓인 경우이다. 오줌으로 빠져나가지 못한 수분이 쌓이고 쌓이면 몸에 부종이 생기고 그것이 지나치면 뼈로 스며드는데, 특히 관절강 같은 곳은 더욱 잘 쌓인다. 이렇게 쌓인 수분이 염증을 발생시켜 관절염이 생긴다.

관절염이 생기는 원인은 이처럼 다양하기 때문에 그 부분만을 치료해서는 근본적인 치료가 안 된다. 그러므로 내장의 질환을 근본적으로 치료하여 관절염을 고쳐야 수험생들의 훗날을 위해서도 좋다.

++ 치료법

비장과 위장의 기능이 쇠약해진 경우는 소화를 잘 되게 해주는 약을 위주로 쓴다. 약재로는 인삼, 황기, 백출, 복령 등이 있다. 처방으로는 가미보중익기탕, 가미육군자탕 등이 있다.

폐에 생긴 가래를 삼켜 위장의 소화에 지장이 생긴 경우는 폐의 열을 식히고 가래를 삭혀 주는 치료를 위주로 한다. 약재로는 진피, 복령, 맥문동, 천문동 등이 있다. 처방으로는 이진탕에다 맥문동을 가해서 쓴다.

비장에 열이 많아서 소화를 못 시키고 대장에 음식물이 그대로 내려와 대장에 열이 발생하는 경우는 비장의 습열을 빼 주고 대장의 열을 식혀 주는 치료를 한다. 약재로는 저령, 복령 등이 있다. 처방으로는 가미오령산, 가감위령탕 등이 있다.

신장과 방광에서 오줌을 배출 하지 못해 그 수분이 관절에서 염증을 발생시킨 경우에는 신장과 방광의 기능을 회복시켜 주는 치료를 위주로 한다. 약재로는 택사, 숙지황, 산수유, 육계 등이 있다. 처방으로는 가미오령산, 가미육미지황환, 육공단 등이 있다.

모든 관절염에 대표적인 처방으로 녹용활맥주가 있다. 녹용과 모과를 주약으로 하여 술에 2~3년 정도 담가서 숙성시킨 약이다. 이렇게 하면 알콜성분은 날아가고 숙성되면서 관절로 빨리 가게 하여 염증을 가라앉히는 좋은 효능이 있다. 옛날부터 관절염에는 약재를 술에 담가서 쓰는데, 그 이유는 술이 약재의 성분을 우리 인체의 세포나 인대에 빨리 흡수시키는 역할을 하기 때문이다. 그래서 약술을 담가 관절염이나 급만성 요통뿐 아니라 퇴행성질환, 류마티스질환, 골수염 등 난치성 질환에 쓴다.

치료사례

50세의 중년 부인

○ 증상

오랫동안 관절염을 앓고 있어서 관절이 붓고 아프다. 다리를 펴고 구부리기가 힘들어서 걷기가 힘들다. 여러 곳에서 치료를 했으나 효과가 없었다.

○ 치료법

녹용활맥주를 한 달 간 복용시켰다. 5일 만에 다리의 부기가 빠지며 통증이 없어지기 시작했다. 또한 폐경이 2~3년 되었는데 생리를 다시 했다. 현재는 계속 약을 복용하고 있고 증상이 계속 좋아지고 있다.

++ 음식

철분이 많이 함유된 음식을 먹는 것이 좋다. 시금치, 사골뼈, 멸치, 연근, 정어리, 고등어 등이 있다. 이런 음식들은 뼈를 튼튼하게 해 무릎관절운동에 도움을 준다.

++ 운동

무릎을 편 상태에서 슬관절을 두 손으로 잡고 서서히 아래로 10초간 내려 주는 운동을 한다. 2~3회 반복하고 나서 다시 좌우로 서서히 운동시킨다. 무릎 관절은 움직일수록 슬관절이 약간 위로 올라가면서 변형된다. 그래서 관절염이 있을 때는 슬관절을 밑으로 내려주는 운동이 좋다. 그리고 만성 관절염일수록 관절의 부위가 차가워지기 때문에 뜸을 하는 것이 좋다.

<u>도움말</u>

	관절염			
원인	비, 위장의 기능이 쇠약해진 경우	폐의 가래 때문에 소화에 지장이 생긴 경우	비장에 열이 많아 대장에 열을 발생하는 경우	관절강에 수분이 쌓여 염증을 발생시킨 경우
증상	소화가 안 되면서 무릎관절이 아픔	기침, 가래, 천식 등이 있으면서 무릎이 아픔	변비, 설사 등이 있으면서 무릎이 아픔	소변이 잘 안 나오고 몸이 부으며 무릎이 아픔
치료법	소화를 잘 되게 하는 약을 위주로 씀. 약재로는 인삼, 황기, 백출, 복령 처방으로는 가미보중익기탕, 가미육군자탕	폐의 열을 식혀 주고 가래를 삭히는 치료. 약재로는 진피, 복령, 맥문동, 천문동. 처방으로는 이진탕에 맥문동을 가해서 씀	비장의 습열을 빼주고 대장의 열을 식혀주는 치료. 약재로는 저령, 복령 처방으로는 가미오령산, 가감위령탕	신장과 방광의 기능을 회복시켜 주는 치료 약재로는 택사, 숙지황, 산수유, 육계. 처방으로는 가미오령산, 가미육미지황환, 육공단
기타	모든 관절염에 대표적인 처방으로 녹용활맥주. 관절염이나 급만성 요통 뿐만 아니라 퇴행성 질환, 류마티스 질환, 골수염 등의 난치성 질환에 씀			

02
등이 휘어졌대요

철학자 한 사람이 커피 하우스에서 몇몇 사람들과 이야기하고 있었다. 그는 인생철학에 대해서 말했다.

"삶은 완벽하다. 모든 것이 완벽하다. 모든 인간이 완벽하다." 그 때, 한 꼽추가 그 이야기를 듣고 있다가 벌떡 일어나 말했다. "삶이 완벽하다고? 흥, 나를 보시오. 내가 바로 삶이 완벽하지 않다는 증거요. 내 몰골을 보시오. 이 추하고 힘겨운 꼴을! 이 정도면 삶이 완벽하다는 당신 생각을 뒤엎기에 충분하지 않소?" 그 철학자는 꼽추를 물끄러미 바라보더니 말했다. "하지만 당신은 지금까지 제가 본 중에 가장 완벽한 꼽추요."

++ 원인
책상에 수험생이 오래 앉아 있다 보면 자세가 흐트러져 공부하기가 쉽다. 그런 삐뚤어진 자세로 오래 공부를 하게 되면 척추가 틀어지고 휘어진다. 꼽추도 사실 태어나기는 정상으로 태어나는데, 자라는 과정에서 척추가 잘못되어 생긴다.

성장기에 있는 수험생들의 척추는 매우 유연하다. 그렇기 때문에 자세가 잘못되어 척추 주변 근육의 수축이 장기간 계속되면 척추가 틀어지는 측만증이 생긴다. 요즘 수험생들은 과거와 달리 키가 크고 체격이 좋다. 그런데 학교의 책상과 의자는 과거 70년대 수험생들에게 맞는 크기이기 때문에 요즘 수험생들이 사용하기에는 부적당하다. 체격에 맞지 않는 책상과 걸상을 학교에서 사용하면서 대부분의 수험생들이 자세가 비뚤어진다. 그 습관이 집에서 공부할 때도 그대로 되기 쉽다. 사실 수험생 보건학상 우선 학교의 책걸상이 수험생의 체격에 맞게끔 교체되어야 한다.

척추측만증은 X-레이를 찍어 휘어진 각도를 측정한다. 척추측만증의 각도가 $20°$를 넘게 되면 측만이 점점 더 심해지기가 쉽다.

책상에 앉을 때나 바닥에 앉을 때는 허리를 곧추 세우는 것이 좋고, 다리를 꼬고 앉는 것은 좋지 않다. 소파에 기대 앉지 말아야 되며 엎드려 자지 말아야 한다. 엎드려 자게 되면 목과 허리가 꼬이게 되면서 측만의 원인이 된다. 옆으로 누워있을 때 손으로 머리를 받치는 습관도 나쁘다. 또한 공부를 할 때 한쪽 어깨가 기울어지면서 노트정리를 하는 습관은 고쳐야 한다.

++ 증상

측만증이 생기면 다음과 같은 증상이 나타난다.

- 피곤한 증상이 심해서 조금만 걷거나 앉아 있어도 힘들어 한다.
- 바른 자세로 서 있을 때 한쪽 어깨가 축 처진다.
- 골반이 한쪽으로 튀어 나온다.
- 한쪽 젖가슴이 다른 쪽 젖가슴보다 덜 발달된다.
- 전체적으로 키가 크지 못하고 성장이 늦어진다.

보통 측만증이 25° 까지는 추나요법과 약물 요법으로 가능하다. 측만증이 20° 까지 틀어져도 통증을 호소하지 않기 때문에 부모님들은 모르고 지내는 경우가 많다. 임상상 40° 까지도 치료를 하고 있다.

하루는 병원에 대학생 딸과 어머니가 같이 내원했다.

측만증 환자였는데 각도가 40° 였다. 평소에 통증을 호소하지 않기 때문에 모르고 지내다가 대학생이 된 후 어깨가 너무 처지고 엉덩이가 삐져 나오는 것 같아 옷을 벗겨 검사해 보니 척추가 많이 휘어진 것을 발견했다. 통증을 호소하지 않기 때문에 모르고 지냈던 경우이다. 수험생이었을 때도 혼자 목욕을 했기 때문에 부모가 발견하지 못했던 것이다. 측만증을 고친 환자에게서 소개를 받아 병원

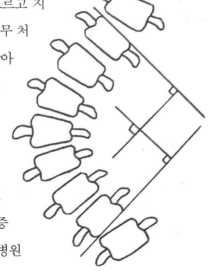

척추 측만증 각도 재는 그림

에 내원한 이후 지금은 조금씩 호전되고 있다.

다만 안타까운 것은 조금 일찍 발견했으면 측만증을 고치는 기간이 단축되고 빨리 호전될 수 있었다는 것이다.

++ 치료법

척추측만증의 치료법은 추나 요법을 통한 척추 교정이다. 휘어진 척추를 바른 상태의 척추로 되돌리는 추나 교정을 해야 한다. 나무도 비뚤게 자라지 말라고 나무 줄기를 바로 잡아 주는 교정 작업을 한다. 약물로는 인체의 진액과 호르몬을 보충시키는 약물을 쓴다. 몸 안에 있는 호르몬과 진액이 부족하여 오는 현상을 음허증이라고 한다. 음허증의 증상이 있으면 피부가 건조해 지고 무릎에서 뿌드득하는 소리가 난다. 관절이 약해지고, 모발이 가늘어지며, 손과 발이 잘 트고, 근육과 힘줄이 뻣뻣해지며 약해져서 통증이 생기게 된다. 이는 나무에 물이 없으면 나뭇잎이 메말라 가는 현상과 비슷하다. 대표적인 약재로는 경옥고가 있다. 경옥고를 나이 드신 분에게 복용하게 하는 것은 뼈에서 칼슘 성분이 빠져나가 약해지는 것을 방지하기 위함이다. 이 경옥고는 성장하는 수험생에게는 골수를 충분히 만들어주므로 척추 질환의 대표적인 약재가 된다. 차같이 달여 마시는 방법으로는 구증구포한 숙지황 10g, 산약 10g, 산수유 5g을 1*l*의 물에 끓여 차로 마시게 하면 성장에 도움이 된다. 또 산약을 갈아서 죽을 쑬 때 같이 넣는다.

치료사례

6세 된 어린이

○ 증상

어느날 어린아이가 걷는 것을 뒤에서 보고 궁둥이가 한쪽으로 틀어진 것을 확인했다. 겁이 나서 여러 병원을 다니며 검사해 봐도 특별한 방법이 없고 더 성장하면 없어지는 수가 있기 때문에 기다려 보라는 얘기를 들었다.

○ 치료법

골반의 변위에 의한 측만증이었다. 골반 교정을 5회 하면서 약물을 투여했다. 5회 후 정상 상태가 됐다. 측만증이 기질적으로 되기 전이었기 때문에 몇회 교정에 효과를 보았다. 만약 일찍 발견하지 못했거나 발견하고도 그냥 두면 세월이 흘러 완전히 측만증이 됐을 때는 고치기가 쉽지 않다.

++ 음식

• 콜라와 같은 탄산 음료나 커피 등은 칼슘을 빠져나가게 하므로 뼈의 성장에 도움이 안 된다.

• 라면, 햄버거 등 인스턴트 식품은 성장기에 뼈의 골수(한방에서는 신수(腎水)라 한다.) 성분을 만드는 데 장애가 된다.

• 밥은 가급적 현미밥을 먹이게 한다. 현미는 백미보다 7배 정도 영양가가 높다.

도움말

1. 어렸을 때 너무 보행기를 일찍 태우지 않도록 한다. 충분히 기어다니는 시간이 있어야 척추에 부담이 없다. 기어 다녀야 할 어린아이를 억지로 보행기를 태우고 걷는 연습을 시키면 척추에 무리가 간다. 어린아이는 때가 되면 스스로 걷는다. 걷는 시기가 늦다고 속상해 하면서 보행기에 태워 억지로 걷게 하면 척추의 발달이 이상한 형태로 되기 쉽다.
2. 돌이 되기 전 어린아이를 아빠가 손바닥에 올려 놓고 '둥기둥기' 하는 습관을 버려야 한다.
3. 아빠가 두 손으로 어린아이 양쪽 볼을 감싸고 '서울 구경하자'하고 두손으로 위로 올리는 경우가 많다. 이것도 또한 목뼈와 허리뼈에 무리가 간다.
4. 수험생들은 푹신한 침대 생활을 하지 않게 하는 것이 좋다. 침대를 쓰려면 딱딱한 바닥의 침대를 써야 한다.

03
책을 보면 뒷목이 뻣뻣해져요

초보 은행 강도가 사람들의 시선이 몰리는 것이 두려워 옷 속에 총을 감추고 은행에 들어섰다. 그리고 사태가 커지지 않도록 창구 바로 앞에서 직원에게 가만히 쪽지를 내밀었다. "나는 강도다! 돈을 천천히 이 자루에 넣어! 그리고 나를 쳐다보지 말고 고개를 돌리고 있어!"

그러나 직원은 돈을 주머니에 넣으면서 계속 목을 뻣뻣하게 세우고 강도를 보고 있었다. 강도는 갑자기 불안해져 발광적으로 큰 소리를 질렀다.

"고개 안 돌려? 쏴 버리겠다!"

"살려주세요. 저는 목 디스크 환자예요."

++ 원인

책을 오래 보다 보면 갑자기 뒷목이 뻣뻣해진다. 가벼운 경우는 별로 지장이 없겠지만 심해지면 항상 뒷목이 뻣뻣해 있는 상태가 된다. 혈압이 높거나 감기에 걸린 경우가 아닌데도 이상하게 목이 뻣뻣하면 이것은 자세불량으로 인한 경추의 이상으로 생각할 수 있다. 목뼈의 일곱 마디는 각기 일정한 관절로 가동성을 가지고 있다 그런데 어느 부분의 관절 돌기가 약간 어긋나 있을 경우 가동성이 떨어지고 그 주위의 연조직이 속으로부터 긴장되어 굳기 때문에 목 주위의 근육들도 함께 굳어 버려 목이 뻣뻣해지는 증상이 나타난다. 이 때는 경추를 교정해 주어야 한다. 또 뒤통수와 경추 1번 뼈의 극돌기 사이를 후두골이라 하는데, 이 사이가 좁아지면 뒷목이 뻣뻣해지고 심하면, 혈압도 올라가게 된다. 이 때는 후두골과 경추 1번 사이의 간격을 벌려 주는 추나 요법으로 치료를 받아야 한다. 이러한 경우 특히 목을 함부로 비트는 것은 위험하니 조심해야 한다. 평소 목이 뻣뻣할 경우 오래 방치해 두면 혈액순환 실조로 인하여 목뼈가 금세 노화되기 때문에 증상이 보이면 빠른 시일 내에 목을 풀어 주는 치료를 받아야 한다. 그렇지 않으면 일자목이나 경추 디스크가 될 수도 있다. 그렇게 되면 비단 목뿐만 아니라 어깨, 등, 손가락까지 저리는 증상까지 나타날 수가 있다.

계속 한 자리에 오래 앉아서 무엇을 보면 눈이 열을 받아 몸 속의 기운이 위로 뻗치게 된다. 눈은 항상 차가운 기운을 가지고 있어야 제

기능을 발휘하게 된다. 눈 속이 액체로 꽉 찬 것도 그 때문이다. 눈으로 흐르는 경락이 방광경도 있다는 것도 그런 맥락에서 이해하면 된다. 한의학에서 방광의 기운이 흐르는 경락은 차가운 물과 같은 기운을 담고 있다고 한다. 추우면 오줌이 더 마렵게 된다. 이것은 방광이 차가운 기운에 더 자극을 받아서 수축이 되어 그런 것이다. 즉 오줌을 내보내는 방광의 수축력은 추위에 떨 때의 우리 몸이 수축하는 것과 같다는 말이다. 그런데 계속 앉아서 무엇을 보면 눈이 열을 받고, 그에 따라 몸 속의 열기운이 간과 방광의 기운이 흘러가는 통로를 따라 치솟게 된다. 방광의 기가 흘러가는 통로는 새끼발가락에서 허리를 지나 목을 거쳐 머리를 지나 눈까지 이른다. 그러므로 머리에서 목까지 치솟는 기운 때문에 뻣뻣하고 아픈 것이다.

치솟는 기운은 한의학에서는 목(木)에 비유한다. 이처럼 나무 같이 치솟는 이러한 기운 때문에 목이 나무처럼 뻣뻣해진다. 보통 목이 뻣뻣해지면서 눈까지 침침하고 아파오는 경우가 대부분이다. 또 어깨까지 같이 뻐근하기도 하다. 이런 경우가 만약 목디스크라면 반드시 치료를 해야 한다. 보통 목 디스크는 수험생들의 나이에는 잘 오지 않는 병이다. 그러나 이것을 그냥 두면 나중에 목디스크까지 발전할 수 있으니 조심해야 한다.

++ 치료법

경직된 목의 근육을 풀어 주는 약효를 가진 갈근(칡)을 넣어 가감갈근탕, 가감갈근해기탕을 쓴다. 갈근은 목 뒤의 긴장을 풀어주는 대표적인 약으로서 꼽힌다. 목 뒤가 뻣뻣할 때는 갈근만 끓여 먹어도 효과가 좋다. 갈근은 근육의 열을 식혀 주고 갈증을 풀어 준다. 그래서 근육의 경직을 완화시켜 준다. 보통 감기는 설사를 동반하는 경우가 있는데 갈근을 쓰면 설사가 멈춘다고 한다. 감기는 대장의 열을 일으킨다. 감기에 걸리면 열이 나는 것은 이 때문이다. 갈근은 이럴 때 대장의 열을 식혀 몸의 열을 내리게 하고 설사도 멈추게 한다. 갈근의 이런 속성으로 속이 냉한 사람은 갈근을 먹으면 오히려 설사가 심해지니 오래 먹지 않는 것이 좋다. 속에 열이 있으면서 뒷목이 뻣뻣한 사람은 갈근을 10g씩 1ℓ의 물에 넣고 차처럼 달여서 마신다.

++ 음식

기름진 음식과 매운 것은 삼가는 것이 좋다. 이것은 체내의 열을 불러 일으키기 때문이다. 현미밥과 콩을 섞어서 자주 먹는 것도 좋은 식생활이다. 시금치 나물도 좋다. 가장 좋은 방법은 칡을 갈아서 자주 마시는 것이다.

++ 운동

뻣뻣한 목을 가정에서 쉽게 풀 수 있는 방법으로는, 우선 환자를 의자에 앉혀 놓고 뒤에서 엄지손가락과 검지손가락으로 양쪽 어깨 근육을 꽉 잡는다. 환자가 고개를 왼쪽으로 돌릴 때는 오른쪽 어깨 근육을 꽉 쥐고 고개를 오른쪽으로 돌릴 때는 왼쪽 어깨 근육을 꽉 쥐기를 10회 정도 반복하면 목이 훨씬 부드러워진다.

04
허리가 아파요

허리가 아파서 부부 관계가 원만하지 않은 사람이 정신과 의사를 찾았다.

"내 주치의가 당신에게 가 보라고 말하더군요. 난 허리만 아플 뿐이지 행복한 결혼 생활을 하고 있습니다. 안정된 직장에다가 좋은 친구들, 걱정거리라고는 아무것도…."

정신과 의사가 진료 카드를 펼치면서 말했다.

"그런 증세가 나타난 지 얼마나 됐습니까?"

++ 원인

허리가 아픈 이유는 자세의 불량이나 그 밖의 원인에 의해 허리 부분의 디스크 판이 밀려 신경이 눌리거나 자극을 받기 때문이라

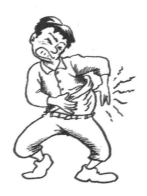

고 한다. 가벼우면 허리가 아픈 정도이고 심하면 다리 근육까지 당기고 저리는 증상이 나타난다. 허리가 틀어지면 그 영향이 목에까지 가는 경우도 있기 때문에 목까지 당기기도 한다.

++ 증상

한방에서는 요통의 원인을 여러 가지로 생각하지만 가장 큰 원인은 신장과 방광의 이상으로 본다. 왜냐 하면 허리를 지나가는 경락은 방광 밖에 없고 신장은 방광과 가장 밀접한 연관이 있기 때문이다. 신장과 방광의 이상은 여러 원인이 있으나 몇 가지만 이야기하겠다.

위장이 안 좋으면 수분과 음식이 소화가 제대로 되지 않은 채 그대로 장으로 내려 온다. 또한 위장이 안 좋으면 장도 또한 그 기능이 떨어진다. 그러면 제대로 수분을 흡수하지 못하기 때문에 신장에서 무리하게 수분을 걸려야 한다. 이 때문에 신장에 이상이 오는 것이다. 그러면 그 영향이 방광에 미쳐 요통이 오게 되는 것이다.

또 체질적으로 신장이 약한 수험생이나 과도한 자위 행위를 하여 생식 기능을 주관하는 신장에 이상을 초래한 수험생은 방광의 기운이 지나가는 부분의 인대가 약해져 당연히 허리가 아플 것이다.

스트레스를 많이 받거나 책을 너무 많이 보아 목이 뻣뻣한 수험생들은 허리에서부터 목까지 아플 것이다. 또 변비가 있으면 장의 움직임이 둔화되고 그에 따라 소변에 이상이 생겨 신장을 상하게 한다. 이런 수험생들은 허리에서도 장의 뒷부분에 해당하는 곳이 아프다. 여자 수험생의 경우는 월경의 이상으로 허리가 아프기도 한다. 생리 불순은 자궁의 기능을 약하게 한다. 여자는 허리를 받쳐 주는 힘이 자궁에서 나온다. 그러므로 생리 불순은 요통을 유발시킨다. 동의보감에 나와 있는 10종의 요통은 다음과 같다.

① 신장 기능이 허약해서 오는 신허 요통

앉았다가 일어날 때, 오래 서 있을 때, 특히 아침에 자고 일어났을 때 허리가 많이 아프다. 소변이 힘이 없고 다리에도 힘이 없다. 심허 요통을 일으키는 가장 큰 요인은 양기 부족이다. 수험생들이 자위 행위를 많이 했을 경우 양기가 떨어지면서 무릎이 약해지고 허리 신경과 근육을 비롯해 뼈까지 약해진다. 그래서 허리가 아프며 피로를 자주 느낀다. 이러한 요통이 계속되면 디스크에 걸리기 쉽다. 디스크에 걸린 수험생을 상담해보면 많은 수험생들이 자위 행위를 오랫동안 한 경우가 많다. 보통 신허 요통은 40대 이후 허약한 사람들에게 많이 발생한다.

② 나쁜 피가 뭉쳐서 생기는 어혈 요통

계단이나 높은 곳에서 떨어진 경우, 자동차 사고로 인한 몸의 반동으로 생긴 손상, 혹은 심하게 매를 맞거나 심한 타박상을 입어 생긴 요통이다. 주로 낮보다는 밤에 그 통증이 심해지며, 오래 전에 다쳤던 자리가 그때만 되면 어김없이 아프다. 또한 엉치가 아프다든지 하는 식으로 아픈 증세가 어느 특정 부위나 어느 한쪽에 치우쳐 나타나는 경우가 많다.

③ 감정의 변화가 심해서 생기는 기 요통

평소에는 멀쩡하다가 신경 쓰는 일이 있다거나 불쾌한 일이 있으면 어김없이 허리가 아프고 조금 쉬면 괜찮아진다. 또 반대로 기분이 좋을 때나 신이 나서 일을 할 때는 아무렇지도 않다가 오히려 휴식을 취하거나 편하게 있으면 허리가 뻐근하게 아파 온다. 다툴 때 더욱 심해지고 심지어는 기침까지 나온다. 꾀병 같이 보이기도 하지만 절대로 꾀병이 아니다. 통증이 올 때는 심하게 오고 두통, 무력감, 소화 장애 등 다른 질환과 같이 오는 경우가 많다.

④ 여기저기 쑤시면서 아픈 담음 요통

뚱뚱한 사람에게 많이 오는 요통이다. 허리가 아프면서 등까지 결리고 통증이 막 돌아다니면서 아프다. 담음이란 기름진 음식을 많이 먹거나 소화가 안 될 때 그 독소가 밖으로 빠지지 않아 진액이 뭉쳐서 형성된 이상 체액이다. 이 담음이 몸 안에 있으면 요통뿐만 아니라 다른 여러 가지 증상을 일으키며 심하게는 중풍까지 유발시킨다.

⑤ 체해서 생기는 식적 요통

소화가 안 되거나 만성 위염이 심할 때, 혹은 과식을 하는 경우에 오는 요통으로 기만 풀어 주면 없어진다. 식사를 규칙적으로 하고 인스턴트 식품이나 찬 음식, 소화가 안 되는 음식 등은 삼가야 한다.

⑥ 오랫동안 바람을 맞아서 생기는 풍 요통

통증이 좌측이나 우측으로 오면서 다리 아래까지 아프며 뻣뻣하게 수축되어 당기는 느낌이 든다. 바람을 싫어한다. 풍 요통은 허리뿐만 아니라 온몸이 쑤시거나 아픈 증상이 같이 온다. 요즘 몸살 감기로 온 몸이 아픈 경우가 대부분 이 경우에 속한다.

⑦ 추운 방에서 자고 났을 때 생기는 한 요통

따뜻한 곳에 있으면 통증이 덜하다가 추우면 통증이 심해지고, 누워있다가 돌아눕기가 힘이 든다. 특히 젊은 부인들과 중년 이후의 노인층에 나타나는데 한 겨울에도 미니 스커트를 즐겨 입는 젊은 아가씨에게서도 많이 볼 수 있다. 증세가 가벼운 경우에는 몸을 따뜻하게 해 주어 몸 안의 냉기를 풀어주면 요통이 풀어진다. 그러나 몸이 냉해져서 통증이 심할 때는 옆으로 돌아눕기조차 힘든 경우도 있으며 통증이 칼로 오리는 듯이 아프다는 사람도 많다. 그래서 허리에 항상 뜨거운 찜질을 하다 보니 허리 주위가 시커멓게 색이 변해 버리고 근육이 늘어져 보기 흉하게 되기도 한다. 수험생들은 추운 곳에서 오랫동안 공부할 경우 이런 증세가 생길 수도 있다. 특히 찬 곳에 오래 앉으면 요통 뿐만 아니라 치질까지 동반될 수도 있으니 주의해야 한다.

⑧ 지하실과 같이 습기있는 곳에서 생기는 습 요통

습이란 것은 축축한 성질이기 때문에 무거운 느낌을 갖게 된다. 마치 비오는 날 비를 맞아 옷이 젖으면 몸이 무거운 것처럼 몸에 습기가 침범하면 무거운 느낌을 갖게 된다. 허리에 무거운 것을 매달아 놓은 것 같이 무겁고 냉하며 허리가 아프다. 날씨가 습하면 허리가 아파 오는 경우가 이것이다.

⑨ 습 요통이면서 열감을 느끼는 습열 요통

허리가 화끈거리고 무겁고 몹시 아픈데, 주로 불쾌 지수가 높고 습기와 더위가 함께 공존하는 장마철에 많이 볼 수 있다. 또 기름진 음식물을 너무 많이 섭취한 나머지 몸 안에 습열한 기운이 쌓여 생길 수도 있다.

⑩ 갑자기 잘못 발을 디뎌 허리를 삔 좌섬 요통

이삿짐이나 장독같은 무거운 것을 나르다 허리가 삐끗하여 생기는 수가 많다. 이는 허리는 미처 물건을 들 준비가 되지 않았는데 엉거주춤 선 채로 손과 팔목에만 힘을 주는 경우에 갑자기 허리에 무리가 와서 생기는 것이다. 허리를 펴지도 움츠리지도 못할 정도로 그 통증은 말로 표현할 수조차 없이 심하다. 이런 경우는 반드시 집에서 냉찜질을 해 주어야 한다. 그래도 가시지 않으면 반드시 한의원에서 부항을 떠서 피를 빼고 침을 맞아야 한다.

++ 치료법

10종 요통 분류가 아닌 일반 요통의 치료법은 다음과 같다.

소화가 안되는 수험생에게는 소화를 잘 되게 하는 치료를 한다. 약재로는 산사, 목향, 사인, 인삼, 백출, 후박, 대복피 등이 있다. 처방으로는 황기가미보중익기탕, 육군자탕, 향사평위산, 영신환 등의 처방을 쓴다. 체질적으로 약하거나 과도한 자위 행위를 했을 경우는 신장 기능을 도와 주는 치료를 한다. 약재로는 숙지황, 산수유, 산약, 두충, 파고지 등이 있다. 처방으로는 육미지황환, 육공단이나 경옥고를 복용한다. 목이 뻣뻣하며 허리가 아픈 수험생들은 근육을 풀어 주면서 인대의 열을 식혀 주는 치료를 한다. 약재로는 갈근, 승마 등이 있다. 처방으로는 가감갈근해기탕을 쓴다. 스트레스를 많이 받는 경우는 뭉친 기운을 풀어 주는 치료를 한다. 약재로는 시호, 소엽, 박하, 향부자 등이 있다. 처방으로는 가미소요산, 가미사칠탕, 가미분심기음을 쓴다. 변비가 있는 수험생들은 위의 변비 처방대로 하면 허리 아픈 것이 풀린다. 여자 수험생들의 월경 이상에는 어혈을 풀어 주고 혈을 조절해 주고 자궁을 덥혀 주는 치료를 한다. 약재로는 육계, 오수유, 현호색, 도인, 홍화, 당귀, 천궁, 작약, 삼릉, 봉출 등이 있다. 처방으로는 가미오적산, 가미사물탕, 가미조경종옥탕 등을 쓴다.

++ 음식
치료사례

18세 남자 수험생

O 증상

책상에 조금만 앉아 있어도 허리가 아프고 몸에 힘이 없으며 기억력이 자꾸 감퇴가 된다. 평소에 허리가 아팠지만 X-ray나 CT를 찍어도 이상이 없었다.

○ 치료법

진단 결과 신허 요통이었으며 자위 행위를 과도하게 하여 생긴 요통이었다. 자위 행위를 하지 못하게 상담을 하여 주의를 주고, 육공단을 3개월 이상 복용시켰다. 그 결과 허리 아픈 증상이 없어졌다.

보골지라는 약재를 가루로 만들어 복용하면 좋다. 또 추어탕, 뼈째 먹는 생선, 미역 등의 해산물이 좋다. 검은 콩도 좋은데 이러한 음식들은 신장의 기능을 도와 주기 때문이다. 신장의 기능은 한방에서는 대표적으로 좌신수(左腎水), 우명문화(右命門火)라는 말로 이야기한다. 신장은 두 개가 있는데 이 두개 중 좌우가 기능이 다르다는 말이다. 좌측 신장은 인체의 수분을 배설시키고 다스리는 기능을 더 많이 담당한다. 우측 신장은 수분을 배설하고 다스리는 힘의 원기를 제공한다. 따라서 신장이 안 좋다고 무조건 이뇨제만 쓰는 것은 잘못된 것이다. 신장염이나 신우염으로 인해 허리가 아프고 소변이 잘 안 나오는 증상에 이뇨제를 써서 부작용이 생기는 것은 다 이런 이유에서 이다. 신장의 기능을 도와 주기 위해서는 하복부를 따뜻하게 해 주는 약재를 써야 된다. 음식 가운데 강장시키는 식품이 오히려 신장에 도움이 된다. 미꾸라지는 강장 식품으로서 신장의 기능을 도와 주기 때문에 소변이 잘 나오는 것이지 절대로 이뇨제가 아니다.

++운동

1. 허리를 튼튼하게 해 주는 운동법

1) 똑바로 편안하게 누워서 온몸에 힘을 뺀 후 무릎을 구부렸다 폈
   다 한다. 이것을 5번 반복한다.

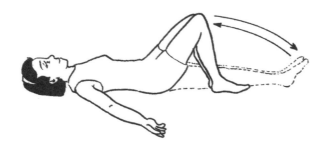

2) 그런 다음 무릎을 가슴까지 끌어올리고 양손을 깍지 낀 후 힘있게
   가슴까지 끌어 당긴다. 그러면 허리가 늘어나는 느낌을 받는다.

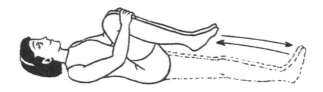

3) 똑바로 누워서 양손을 목 밑에 넣어 팔 베개를 한 후 양 다리를
   교대로 가슴까지 들어 올린다. 이것을 5번 반복한다.

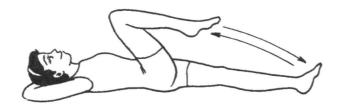

4) 똑바로 누워서 무릎을 구부린 후 양쪽으로 벌렸다 모았다 한다.

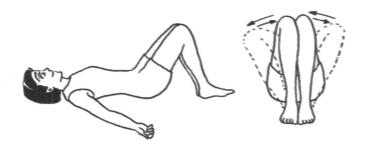

5) 똑바로 누워서 양 손으로 팔 베개를 한 후 두 다리를 살며시 들어 올렸다 내렸다 한다.

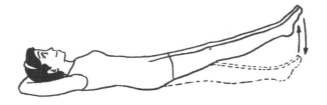

6) 의자를 잡고 일어섰다 앉았다 한다.

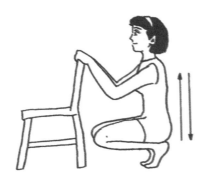

7) 똑바로 누워서 한 쪽 무릎만 벌렸다 오므렸다 한다.

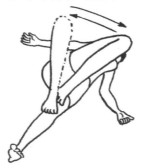

이상과 같은 운동을 매일 한 번씩 하면 허리와 골반 등의 근육이 튼튼해져 요통과 디스크를 예방할 수 있다.

만일 허리가 몹시 아프면 이 중에서 3가지만 본인에게 맞는 운동을 골라 서서히 하면서 점차 가지수를 늘려가면 된다.

2. 통증이 급격한 요통

1) 힘을 빼고 바닥에 눕는다.

오른쪽 무릎을 가슴 쪽으로 당겨서 양손으로 무릎을 감싸 쥔다.

오른쪽 무릎을 가슴 쪽으로 당겨서 동시에 왼쪽 다리를 힘차게 뻗는다.

이 자세를 3~5초 간 지속하고 힘을 뺀다. 이 동작을 5번 반복한다. 반대편도 같은 요령으로 연습한다.

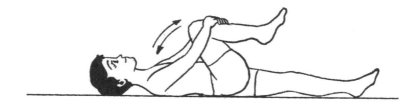

2) 무릎을 굽히고 바닥에 누워서 팔은 몸 옆에 붙이고 손바닥과 발
   바닥을 바닥에 붙인다.
허리가 곧게 펴질 수 있도록 아랫배와 엉덩이에 힘을 준다.
천천히 허리와 엉덩이를 바닥에서 들어올려 5초간 이 자세를 유지
한다.
힘을 빼고 처음의 자세로 돌아온다. 이것을 5번 반복한다.

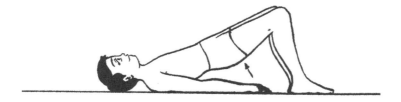

3) 무릎을 굽히고 바닥에 누워서 팔을 몸에 붙이고 발바닥과 손바
   닥을 바닥에 붙인다.
배와 엉덩이에 힘을 주어 허리를 곧게 펴고 허리로 바닥을 누른다.
이 자세를 5초 간 유지하고 힘을 뺀다. 이것을 5번 반복한다.

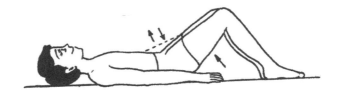

3. 무지근한 통증이 있는 요통
1) 무릎을 굽히고 누워서 팔을 몸 옆에 붙이고 손바닥, 발바닥을 바

닥에 붙인다.

왼쪽 다리를 편안할 정도(넓적다리 뒤쪽이 당기지 않을 정도)로 들어 올린다.

처음의 자세로 되돌아 간다.

이 동작을 5번 반복하고, 오른쪽 다리도 같은 방법으로 한다.

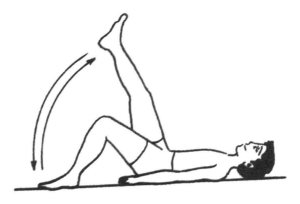

2) 바닥에 누워서 팔은 몸 옆에 붙이고 손바닥을 바닥에 붙인다.

천천히 한쪽 다리를 들어서 몸의 반대편으로 당기는 느낌이 들 때까지 돌린다.

처음의 자세로 돌아간다.

반대쪽 다리로 같은 동작을 한다. 이 동작을 5번 반복한다.

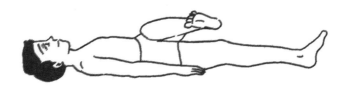

3) 벽에 손을 짚고 선다. 왼쪽 발을 오른쪽 발의 4~5센치미터 뒤에 놓는다.

양발바닥을 땅에 붙이고 왼쪽 다리를 쭉 편다.

무릎을 천천히 종아리가 당길 때까지 구부린다.

이 자세를 5초 간 유지하고 힘을 빼고 처음 자세로 돌아간다. 이 동작은 3~5번 반복한다.

이 체조는 종아리 뒤쪽 힘줄의 긴장을 풀기 위한 것이다.

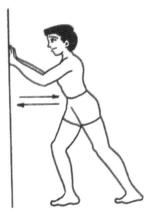

4) 바닥에 누워서 손을 목뒤로 하여 깍지를 낀다.

엉덩이에 힘을 주고 동시에 머리와 어깨를 바닥에서 5~8센치미터 들어 올린다. 이 상태를 3~5초 간 지속하고 처음 자세로 되돌아 간다. 이 동작을 5번 반복한다.

이 체조는 주로 복근의 힘을 기르기 위한 것이다.

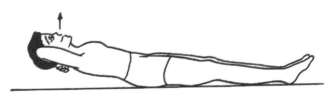

도움말

	만성요통		
원인	소화가 안 됨	선천적 허약 체질, 과도한 자위 행위	허리에서 목까지의 근육이 경직 된 것
증상	체기가 있고 소화가 안 되면서 허리가 아픔	허리가 은은하게 아프거나 사타구니에 땀이 있으며 다리에 힘이 없음	뒷목이 뻣뻣하면서 허리가 아픔
치료법	소화를 잘 되게 하는 치료. 약재로는 산사, 목향, 사인, 인삼, 백출, 후박, 대복피 처방으로는 황기가미보중익기탕, 육군자탕, 향사평위산, 영신환	신장 기능을 도와 주는 치료. 약재로는 숙지황, 산수유, 산약, 두충, 파고지 처방으로는 육미지황환, 육공단이나 경옥고	근육을 풀어 주면서 인대의 열을 식혀 주는 치료. 약재로는 갈근, 승마 처방으로는 가감갈근해기탕

만성요통		
스트레스를 많이 받는 경우	변비	월경 이상
명치 부위가 아프고 그 뒤쪽 등에서 허리까지 아픔	배꼽 옆이 아프면서 허리가 아픔	아랫배가 아프고 생리불순이 있고 생리 때마다 허리가 아픔
뭉친 기운을 풀어 주는 치료. 약재로는 시호, 소엽, 박하, 향부자 처방으로는 가미소요산, 가미사칠탕, 가미분심기음	대장을 치료하여 허리의 통증을 줄이는 치료. 약재로는 욱이인, 대황, 빈랑 처방으로는 가미욱이인탕, 욱이인건비보원전	어혈을 풀어주고 혈을 조절해 주고 자궁을 덮혀주는 치료. 약재로는 육계, 오수유, 현호색, 도인, 홍화, 당귀, 천궁, 작약, 삼릉, 봉출. 처방으로는 가미오적산, 가미사물탕, 가미조경종옥탕

05
수험생 허리 디스크

어린소년이 다른 소년과 이야기하고 있었다.

"우리 엄마는 훌륭한 연설가야. 우리 엄마는 어떤 주제에 대해서도 몇 시간이고 이야기할 수 있어!"

상대편 소년이 말했다

"흥! 그건 아무것도 아냐. 우리 엄마는 아무 주제 없이도 몇 시간이고 떠들 수 있다구! 아무도 무슨 말인지 못 알아듣지만 말이야."

++ 원인

의자에 오래 앉아 있다 보면 누구나 허리가 아플 수 있다. 의자생활은 서 있을 때 보다 1.5배 이상 디스크에 부담이 간다. 의자 생활만 하는데 무슨 디스크가 걸릴까라고 의아해할 수 있다. 그렇지만 자세

가 불량하거나 체격이 늘어남에 따라 학
교 의자가 몸에 맞지 않아 디스크 질환에
걸릴 수 있다.

　그 외 원인으로는 과격한 운동으로
인한 직접적인 외부 충격이나 젊은 혈
기에 아무런 준비도 없이 무거운 물
건을 번쩍 들어 올리다가 허리를 삐끗한 경우
가 있다.

　그러나 대부분의 원인은 자세 불량이다. 공부할 때 의자에 비스듬히
기대고 앉거나 다리를 꼬고 앉는 나쁜 자세가 습관이 되면 골반이 원
래 위치에서 벗어나 옆으로 기울어지거나 뒤틀리게 된다. 돌탑을 쌓
을 때 기초가 바르지 못하면 나머지 위의 돌들도 기울어지듯이, 골반
이 비뚤어지면 그 위에 가지런히 놓인 추골들도 제자리를 벗어나 비
뚤어져 디스크 질환을 유발시킨다.

　++ 증상

　그러면 디스크 질환이란 무엇인가? 보통 사람들은 그저 허리가 심
하게 아프고, 고치기 힘든 고질병이라고 생각하기 쉽다. 그러나 보다
알기 쉽게 하기 위해서는 디스크 질환이라고 하는 것보다는 추간판
탈출증이라고 하는 것이 더 좋을 듯 싶다.

　추간판 탈출증이란 글자 그대로 추간판, 즉 디스크가 탈출된 증상
이다. 척추뼈는 여러 개의 뼈들이 연결되어 이루어져 있다. 이러한 적

추뼈와 척추뼈 사이에는 몸의 중력과 충격을 흡수시켜 주고, 뼈와 뼈 사이에서 완충 역할을 하는 추간판(디스크)이 있다. 만약 뼈 사이에서 완충 역할을 해 주는 추간판 없이 모든 뼈들이 그냥 딱딱한 뼈마디로 구성되어 있다면, 아마 강한 뼈끼리 서로 부딪치고 마찰하여, 쉽게 부서지거나 마모되어 큰 손상을 일으키고 말 것이다. 추간판이라는 것은 이렇게 스프링처럼 충격을 완화시키고, 분산과 흡수를 통해 척추가 제 기능을 수행할 수 있도록 하는 장치인 셈이다.

추간판은 총 23개로 경추(목뼈) 제1, 2번을 제외한 각 척추뼈 사이에 있다. 마치 팥고물이 든 찹쌀떡처럼 가운데는 약 80% 정도가 물로 된 물렁물렁한 겔 타입의 수핵과, 수핵을 감싸서 보호하는 섬유질의 섬유론으로 구성되어 있다.

추간판은 전후 좌우로 튼튼한 인대 조직에 둘러싸여 있어서 좀처럼 밀려나오지 않는다. 그러나 일단 척추뼈가 비뚤어지게 되면, 마치 고무 풍선의 한쪽을 누르면 다른 한 쪽이 밀려 커지는 것과 같이, 뼈 사이에 있는 추간판이 늘려서 찌그러지게 되고 벌어진 쪽으로 밀려 나온다. 그리고 이렇게 추간판이 밀려나면 주위 신경근을 눌러 자극하게 되어 통증을 일으키는데 이것이 바로 우리가 흔히 말하는 디스크 질환, 즉 추간판 탈출증이다.

밀려나온 추간판은 그 때부터 제 기능을 상실해 버리고, 한 번 밀려나온 추간판이 본래의 상태로 돌아가기 까지는 어려움이 많다. 원래 신경근은 튼튼한 섬유태에 싸여 있지만 디스크가 심하게 밀려 오랫동안 자극을 받게 되면 섬유태가 붓고 찢겨져 신경을 압박하여 통증이 심해진다.

디스크는 다음과 같은 4가지 유형이 있다.

(1) 엉치에서 무릎 위 허벅지 안 쪽이 아픈 경우

요추 2, 3번 사이의 신경근이 눌리게 되면 허벅지 안 쪽으로 통증이 나타난다. 검사를 해 보면 요추 2, 3번 극돌기가 어느 한쪽으로 비뚤어져 있는 것을 자주 볼 수 있는데, 이럴 경우에는 추나 요법으로 극돌기를 바르게 맞춰 주어야 한다.

어떤 경우는 사타구니 근처가 아플 때도 있다. 이는 요추 1, 2번 사이의 신경이 압박받은 경우이다. 마찬가지로 요추 1, 2번을 교정해 주면 통증이 없어진다.

(2) 엉치에서 무릎 쪽으로 타고 내려가면서 아픈 경우

무릎 쪽이 아픈 것은 신경 에너지 전달 물질이 잘 전달되지 않는 이유도 있지만 요추 3번 뼈마디의 신경근이 눌리기 때문이다. 디스크가 튀어 나와 신경을 누르게 되면 신경에 닿는 부분이 부어서 염증을 띠게 되고 화학 반응을 일으켜 통증을 가중시킨다. 이렇게 디스크가 심하게 부어 신경을 압박하는 상태에서 허리를 비틀고 빼면서 교정을 하면 디스크가 일시적으로 더 부어 신경 압박이 가중된다. 이 때 치료를 받으면 오히려 통증이 더 심해질 수 있다.

이럴 때는 먼저 부어 있는 디스크를 가라앉혀 주는 약을 반드시 복용해야 한다.

약을 복용하면 환부에 있는 플라스타글란딘이나 염증을 유발하는 그 외의 화학 물질이 발생하던 것이 없어지게 되고, 부어 있던 디스크 판이 가라앉게 되어 신경 압박을 줄일 수 있으므로 통증이 없어진다. 그런 다음 비뚤어진 추골을 반듯하게 맞추면 수술하지 않고도 디스크를 치료할 수 있다.

(3) 허벅지와 무릎 옆을 지나 엄지발가락까지 아픈 경우
이는 요추 4, 5번 사이의 신경근이 눌린 디스크 증상이다.

허리 디스크 질환 중 발병률이 가장 높은 증상으로 이 때 엑스레이를 찍으면 보통 요추 4, 5번 사이가 좁아져 있게 된다. 그러나 엑스레이 소견만 가지고는 쉽게 디스크라고 단언하기는 어렵다. 다만 4, 5번 뼈 사이가 좁아져 있으므로 디스크 판이 납작하게 줄어들었을 것이고 당연히 디스크가 한쪽으로 밀려나 있으므로 신경 압박은 필연적이라는 추측만 하게 되는 것이다. 그래서 눈으로 직접 확인할 수 있게 나온 것이 CT와 MRI 촬영법이다.

MRI는 자기 공명 촬영 요법으로 영상이 비교적 생생하게 나타나므로 디스크 돌출 부위를 쉽게 찾아볼 수 있어 진찰하는 입장에서는 MRI 촬영을 선호한다.

그러나 MRI나 CT상 디스크 판이 약간 밀려나온 것이 보인다고 모두 디스크 질환은 아니다. 무엇보다도 중요한 것은 환자 자신의 자각 증상이다.

(4) 엉치에서 허벅지 뒤로 하여 발꿈치까지 아픈 경우

요추 5번과 선골 사이의 신경근이 눌려서 나타나는 허리 디스크이다. 심하면 종아리와 발꿈치, 그리고 새끼발가락 부위까지 저리고 땡긴다.

이때는 청파전을 복용하면서 요추 신연법(추나 요법)을 사용하면 대략 10~30회 이내에 이런 증상이 없어진다.

급성시 자가 운동 요법은 절대 금하며, 수영은 허리 디스크에 도움이 되므로 좋다. 그러나 추위를 너무 탄다든지, 찬 곳에 가면 허리가 더 아프고, 더운 물로 찜질하면 허리 통증이 없어진다든지 하는 예외적인 체질의 사람인 경우 찬물로 수영을 하면 허리가 굳어져 혈액 순환이 안 되어 통증이 더욱 심해질 수 있으므로 조심해야 한다.

++ 치료법

디스크 질환을 앓고 있는 환자들의 경우 아주 경미한 경우를 제외하고는 대부분 수술 권유를 받게 된다. 디스크 질환 치료 수술이란 신경을 눌러 통증을 일으키게 하는 밀려나온 디스크를 잘라내는 수술이다. 물론 디스크 내의 수핵이 터진 경우에는 반드시 수술을 받아야 하지만 이러한 경우는 전체 디스크 환자 중 5% 이하로 극히 적은 수에 불과하다. 그러나 대개의 병원에서는 수핵이 터지지 않았는데도 수술을 권유한다. 하지만 외과 수술을 하여 디스크를 잘라내더라도 삐뚤어진 척추를 바로잡아 주지 않으면 언젠가는 또 다시 내려 앉아 디스크가 언제 밀려나올지 모른다. 그렇기 때문에 한방에서 중시하는 원인 치료법, 즉 병을 유발하는 원인을 찾아 내어 제거함으로써 재발을

방지해야 한다. 한방에서는 수핵이 터지지 않은 디스크 질환의 경우에는 수술 대신 추나 요법을 이용해 디스크 질환을 치료한다.

▶ 제1단계-청파전 복용
• 청파 요법 : 파손된 디스크의 염증과 부어오른 것을 가라앉게 해 주는 요법.

척추가 비뚤어지면 디스크가 튀어나오고, 일단 튀어 나온 디스크는 붓게 되어 신경을 누른다. 이 때 청파전을 복용하면 부은 디스크가 찌그러들며 부기가 빠져서, 디스크가 신경을 누르는 것을 줄어들게 한다. 또한 디스크의 염증을 가라앉게 해 주므로 아프던 통증이 많이 없어진다. 그런 다음 비뚤어진 척추와 골반을 교정하여 반듯하게 해 주면 된다. 그러나 이러한 약을 복용하지 않고 디스크가 부어 있는 상태에서 추나 요법으로 뼈만 맞추면 부은 디스크가 잘 가라앉지 않아 통증이 계속 남는다.

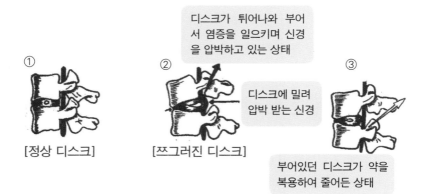

① [정상 디스크]

② [쯔그러진 디스크]

③

디스크가 튀어나와 부어서 염증을 일으키며 신경을 압박하고 있는 상태

디스크에 밀려 압박 받는 신경

부어있던 디스크가 약을 복용하여 줄어든 상태

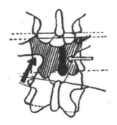

④ 가운데 뼈가 우측으로 나온 것임. 이 때 좌측으로 밀어 넣어 주어야 한다.

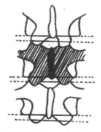

⑤ 추나요법으로 비뚤어졌던 추골을 반듯하게 교정한 상태

▶ 제2단계-양근탕, 육공단, 경옥고 복용

• 양근 요법 : 인대와 근육을 튼튼하게 해 척추를 잡아 주는 힘을 키워 주어 척추가 다시 비뚤어지는 것을 방지하는 요법

디스크가 한쪽으로 밀려나와 부풀게 되면, 그 쪽 뼈에 붙어있는 인대도 함께 늘어나 버리게 된다.

청파 요법으로 치료해서 디스크의 염증과 부어 오른 것이 줄어들어 통증이 없어졌다 해도 그 쪽 인대는 늘어나고 얇아져서 다시 디스크가 밀려 나올 수 있다. 이 때 양근탕으로 늘어난 인대를 수축시켜 주고 얇아진 인대의 벽을 두껍게하여 튼튼하게 해주면 디스크가 다시 밀려 나가는 것을 방지할 수 있다.

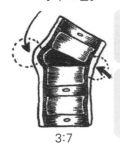

[치료 전]

근육과 인대가 늘어나서 뼈를 잡아 당기는 힘이 허약해져 있다.

뼈가 비뚤어지면 인대가 수축되어 계속 잡아 당기므로 더욱 뼈가 비뚤어지게 된다.

3:7

양근탕 복용 전 양쪽 인대의 비율
좌측 인대가 늘어나 있고 디스크가 탈출되어 있으며 좌측 인대가 잡아당기는 힘이 3이라 하면 우측의 인대는 7의 힘으로 잡아 당겨서 위의 뼈가 다시 우측으로 기울어지게 된다.

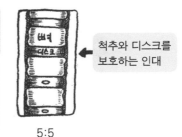

[치료 후]

척추와 디스크를 보호하는 인대

5:5

양근탕 복용 후 양쪽 인대의 비율
좌측의 늘어난 인대도 수축이 되고 두껍게 되어 힘이 생기므로 양쪽 인대의 힘이 5:5가 된다. 그러므로 디스크가 밀려 나가는 것을 방지해 주므로 재발되지 않게 한다.

▶ 제3단계-용각교 청파전, 육공단, 경옥고 복용

• 보골 요법 : 녹용과 녹각을 함께 고아 묵처럼 만들어 보음제 처방과 섞어서 복용하는 방법으로 뼈에 칼슘을 보충해 주어 뼈를 튼튼하게 해 주며 골막을 튼튼하게 형성해 주는 요법이다.

이미 퇴행화되어 뼈가 찌그러지고 디스크가 얇아지고 검게 되었거나 척추뼈의 둘레에 뾰족한 골극이 형성되어 주위의 인대와 연조직에 자극을 줄 때, 그리고 척추뼈에서 칼슘이 많이 빠져 나가 골다공증이 함께 있을 경우에는 보골 요법으로써 뼈를 튼튼하게 하고 뼈 주위의 혈액 순환을 원활하게 하여 뼈가 퇴행화하는 것을 지연 또는 축소할 수 있다. 또한 인대와 연조직이 부어 염증이 생긴 것을 제거하면 통증이 없어진다.

노인들의 퇴행성 척추 질환에는 보골 요법 중 대표적인 욕각교탕을 쓰며 나법 치료를 1주 1~2회 정도 하는 것이 좋다.

퇴행성으로 뼈가 자라서 신경에 자극을 주어 염증이 생겼다 해도 보골 요법으로 퇴행성을 치료하면 뼈 주위의 인대가 두꺼워지고 튼튼해져 골막을 두껍게 형성해 주므로 골극(자라난 뼈)이 신경에 자극을 계속 준다 해도 염증이 생기지 않는다.

핵심 치료법

▶ 1단계 치료법-청파 요법

디스크가 심하게 빠져 나와 통증이 있는 경우에는 먼저 청파 요법으로 통증을 가라앉게 해 주면서 2주 정도 누워서 쉬거나 무리한 일을 하지 않으면 통증이 많이 제거된다. 그런 다음 1주 1~2회 가볍게 추나 요법으로 비뚤어진 뼈를 맞추어주면 디스크가 밀려나오는 원인을 제거할 수 있다.

▶ 2단계 치료법-양근 요법

양근탕을 복용하여 뼈의 양쪽 밸런스를 맞추어 주는 인대를 튼튼하게 해주면 디스크가 다시 삐져 나오는 것을 방지할 수 있다.

▶ 3단계 치료법-보골 요법

퇴행성이 있는 환자는 보골 요법으로 뼈에 칼슘을 보충해 주어 뼈를 튼튼하게 해 주는 치료를 한다.

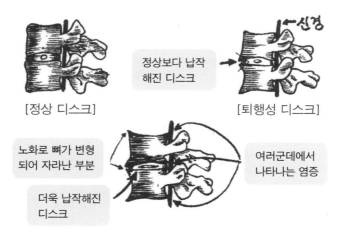

[정상 디스크]

정상보다 납작
해진 디스크

[퇴행성 디스크]

←신경

노화로 뼈가 변형
되어 자라난 부분

더욱 납작해진
디스크

여러군데에서
나타나는 염증

※ 약을 복용하여 뼈에 칼슘을 보충해 주어 디스크가 얇아지고 쓸데없는 뼈가 자라
지 않도록 막아 주어야 한다.

[치료 전]

[치료 후]

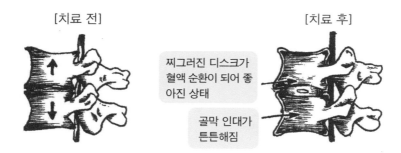

찌그러진 디스크가
혈액 순환이 되어 좋
아진 상태

골막 인대가
튼튼해짐

① 약물 치료 : 보골 요법
② 추나 치료 : 퇴행성이
　극심하지 않을 경우 뼈
　와 뼈 사이를 늘려주는
　나법 치료

※ 자라난 뼈가 신경에 자극을 주어도 보골 요법으
로 뼈 주위의 인대가 두꺼워지고 튼튼해져 골막
을 두껍게 형성해 주므로 골극(자라난 뼈)이 계
속 신경에 자극을 준다해도 염증이 생기지 않는
다. 또한 골극이 더 이상 자라는 것을 막아 준다.

06
추나 요법이란?

추나 요법은 지금부터 약 3,000년 전의 한의학 고서인 「황제 내경」에서 유래를 찾을 수 있다.

「황제 내경」에는 '도인 안교술'이라 하여 밀고 당기면서 뼈를 교정하는 치료법과 주무르는 안마 등의 기법이 기록되어 있다.

이러한 추나의 개념이 발전하여 안마과와 접골과가 생기면서 골격의 이상을 치료하는 정골 개념이 확립되었다.

반면 서양에서도 해부학과 근육학에 기초한 정골 요법인 카이로프락틱이 발전하여 좋은 기술과 치료 기계가 발명되고 있다.

우리 한의학의 추나 요법은 동양 고유의 정골 개념에 서양의 카이로프락틱 이론을 수용하여 보다 완벽하고 안전하게 척추질환을 치료하는 방법이다.

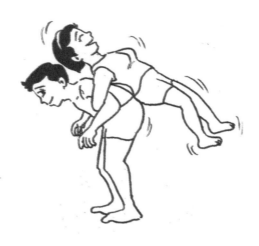

　추나 요법은 시술자의 손과 지체의 다른 부분을 사용하거나 보조 기기 등을 이용하여 인체의 특정 부위(체표의 경혈, 근막의 압통점, 척추 및 전신의 관절 등)를 교정하고 인체의 생리적, 병리적 상황을 조절함으로써 치료 효과를 거두는 것이다.

　그 효과는 첫째, 해부학적 위치를 바로잡아 인체의 평형을 조절해 준다는 것과 둘째, 수기법의 역학적 파동이 일종의 에너지로 전환되어 인체 내 심부로 침투하여 관련 계통의 조직과 기관을 조절한다는 것을 들 수 있다.

　추나 치료의 활용 범위는 요통, 허리 디스크, 목 디스크, 경추 신경증, 척추측만증, 무릎 관절염, 견비통 등에 효과가 탁월하다. 또한 각종 염좌 및 탈골은 물론이고 두통, 소화불량, 고혈압, 중풍 같은 내과 질환에도 활용되고 있으며 골반 교정을 통해 생리통과 불임 치료에까지 광범위하게 응용된다.

추나라고 하면 생소하게 생각하는데 따지고 보면 전혀 생소한 것이 아니다. 우리가 일상 생활에서 서로 등을 마주대고 허리를 흔들어 주는 것도 추나 요법의 일종이다. 아침에 자고 일어나 기지개를 켜는 것도 밤 사이에 나쁜 자세로 비뚤어졌던 근육과 인대들을 가지런히 해 주는 자가 치료법이라 할 수 있다.

추나 요법은 크게 추법과 나법으로 나뉜다.

추법이란 엄지손가락이나 손바닥을 환부나 침 자리에 대고 힘을 주면서 일정한 방향으로 밀어 주어 뼈가 제자리로 들어가게 하는 방법을 말한다. 이 방법은 경락을 잘 통하게 하고 기를 잘 돌게 해 주며 어혈을 푸는 데 효과가 있다.

한편 나법은 손으로 환부를 잡고 당겨서 서서히 뼈를 제 자리로 돌려 주는 기법이다. 주로 목이나 팔, 어깨, 다리에 행한다. 추법과 마찬가지로 환부나 침 자리 부위를 쳐들었다 놓거나 잡아당기는 것을 반복한다. 나법은 주로 골절이 생긴 후 관절의 강직이 있을 때, 퇴행성 질환이 있을 때, 기타 질병의 후유증 치료에 적합하다. 나법 치료를 받게 되면 정신이 들면서 경락과 기혈이 잘 통하게 되고 아픈 부위의 경련과 통증이 금세 없어지는 것을 느낄 수 있다.

추나 요법으로 치료한 요통의 임상 통계

광제국 한의원에서 치료한 환자 중 내과 환자가 아닌 척추 관련 환자 404명을 무작위로 추출하여 전화 조사를 통하여 통계를 내 보았다.

1. 증상별 구분

가. 단순 요통 – 101명

나. 디스크 – 66명 (CT, MRI상 디스크로 확정된 경우)

다. 좌골신경통 – 58명

라. 기타 – 179명(척추분리증 · 척추협착증 · 척추측만증)

단순요통 (25%)	디스크 (16%)	좌골 신경통 (15%)	기타 (44%)

```
0    10   20   30   40   50   60   70   80   90   100
```

※ 디스크 증상이 있으나 사진(CT, MRI)를 찍지 않아 확인되지 않는 경우는 좌골신경통 그룹에 포함시켰다.

2. 치료 후 호전된 경우의 판단기준

대상 환자 404명을 한방 추나 요법으로 치료한 후 호전된 경우의 기준을 다음과 같이 정리하였다.

(가) 추나 검사 방법과 요통에 대한 임상 검사법을 통하여 변위가

소실된 경우

(추나 검사법: 장, 단족 검사 · 서 있을 때의 발의 모양)

(요통 임상 검사법: 요추 굴곡 검사 · 족모지 신전 검사 · 하지 거상 운동 검사 · 요추 압박 검사 등 실시)

(나) 추나 검사상 변위가 소실되고 다 나았다고 판단되어 통원 치료를 마쳤을 때 통증을 전혀 느끼지 못하는 경우

(다) 추나 검사상 변위가 소실되고, 통원 치료를 마친 후 3개월 후 전화로 조사했을 때 일상적 생활에 전혀 지장이 없는 경우

(다)의 경우는 80% 이상이 호전이라고 보고, (가)와 (나)에서 이상이 없는 경우는 50%의 호전으로 보고, (가)와 (나)에서 이상이 있는 경우는 30% 미만의 치료율로 판단했다.

3. 치료 후 경과

– 총 대상군 404명을 한방 추나 요법으로 치료한 후 결과

가. 증상의 80%이상 개선된 환자 – 342명(85%)

나. 증상 개선이 30% 미만인 환자 – 41명(10%)

다. 전혀 증상의 개선이 없는 환자 – 21명(5%)

가 (85%)	나 10%	다 5%

| 0 | 10 | 20 | 30 | 40 | 50 | 60 | 70 | 80 | 90 | 100 |

4. 요통 종류별 호전 상태

가. 단순 요통 - 101명 중 호전된 환자 89명(88%)

나. 디스크 - 66명 중 호전된 환자 55명(83%)

다. 좌골 신경통 - 58명 중 호전된 환자 45명(78%)

라. 기타 - 179명 중 호전된 환자 152명(85%)

(기타 환자: 척추분리증, 척추협착증, 척추측만증)

가	101명중 89명
나	66명중 55명
다	58명중 45명
라	179명중 152명

0 10 20 30 40 50 60 70 80 90 100

5. 호전된 환자 중 치료 횟수별 통계

가. 1회에서 10회 사이에 호전된 환자-123명(36%)

나. 11회에서 20회 사이에 호전된 환자-117명(34%)

다. 21회 이상에서 호전된 환자-102명(30%)

1회 ~ 10회 (36%)	11회 ~ 20회 (34%)	21회 이상 (30%)

0 10 20 30 40 50 60 70 80 90 100

6. 한약과 추나 요법을 병행한 경우

1) 호전된 환자 총 342명 중

가. 한약을 6주 이상 복용하면서 추나 요법으로 치료를 한
경우 : 138명(40%)

나. 한약을 2~4주 복용하면서 추나 요법으로 치료를 한
경우 :113명(33%)

다. 한약을 사용하지 않고 추나 요법만으로 치료한 경우 :
91명(27%)

가 - (40%) 한약 6주 이상 복용	나 - (33%) 한약 2~4주 복용	다 - (27%) 한약 복용않음

```
0    10   20   30   40   50   60   70   80   90   100
```

2) 한방 추나 요법과 약물 복용을 동시에 한 경우인 251명의 치료 횟수 통계

가. 1회에서 10회 사이에 호전된 환자-108명 (43%)

나. 11회에서 20회 사이에 호전된 환자-84명(33%)

다. 21회 이상 치료해서 호전된 환자-59명(24%)

1회 ~ 10회 (43%)	11회 ~ 20회 (33%)	21회 이상 (24%)

```
0    10   20   30   40   50   60   70   80   90   100
```

※ 한약과 추나 요법을 병행했을 경우 치료 효과
가 탁월했으며, 치료 기간도 훨씬 단축되었다.

결론

1. 무작위로 추출한 환자 대상군 404명 중에서 호전된 환자는 342 명이며, 평균 85%의 치료율을 보였다.

2. CT나 MRI 촬영 결과 디스크로 판정된 증상도 추나 요법과 약물 요법을 통하여 증상이 거의 없어지는 경우를 많이 확인하였다. CT 나 MRI 상에서 디스크로 판명된 대상군 66명 중에서 55명은 증상 이 90% 이상 호전되어 불편함이 없이 생활하였다(83%), 나머지 11명(17%)은 증상이 30% 정도 개선되는 중이었다.

3. 단순 요통이나 좌골 신경통의 일반 증상은 약물 치료와 병행할 경 우 추나 시술 10회 전후에 증상이 거의 없어지는 것을 확인하였다.

404명 대상군 중 단순 요통과 좌골 신경통의 환자는 159명이며 이 중 134명이 호전되었다.

○ 추나 치료시 약물 요법의 중요성

추나 치료에 있어서 약물이 차지하는 비중은 매우 크다. 척추가 틀 어지면 척추를 둘러싸고 있는 근육이 경직되고 척추 사이에서 나오는 신경에 염증이 발생하게 된다.

이러한 근육의 경직을 풀고 신경의 염증을 가라앉히기 위해서는 약 물 요법을 병행해야만 한다.

그래서 광제국에서는 디스크 초기의 염증을 가라앉히는 1단계 청 파 요법을 실시하고, 2단계 근육을 강화시키는 양근 요법과 마무리 치료를 위해 뼈를 강화시키는 보골 요법을 위한 약물을 투여하고 있다.

또한 내부 장기(특히 위장 계통이나 신장)의 이상에 의한 요통 환자(여성의 경우 자궁의 이상)가 많은데 이 경우는 추나 치료와 더불어 오장육부의 치료도 해야만 완벽한 치료가 이루어질 수 있다.

○ 척추의 정기 검진과 예방적 치료의 중요성

요통 및 디스크 치료가 어느 정도 호전된 환자 분들 중에는 치료가 다 되었으니 다시는 안 아프겠거니 생각하는 분들이 의외로 많다.

그러나 관리를 잘하지 못해 재발하여 다시 치료를 받으시는 분들이 적지 않다.

한번 틀어진 척추는 완벽히 교정되었다고 해도 일상에서의 부주의에 의해 다시 병이 될 수가 있다. 6개월에서 1년 정도는 관리를 철저히 해야만 근육과 인대가 완전히 자리를 잡을 수 있다. 이 기간 동안 잘못 관리하였을 경우 재발율이 높다. 그러므로 마무리와 관리는 매우 중요한 치료 과정 중의 하나임을 인식해야만 한다.

학습 효과를
높이는 방법

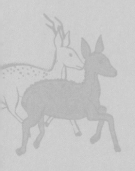

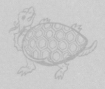

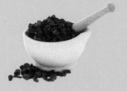

명상 호흡법
도공 체조법
마인드 맵 학습법
신 침

01
명상 호흡법

당나라 여덟 신선 가운데 여동빈이라는 사람이 있다. 여동빈은 평소에 기행 이적이 많았다. 하루는 빗장수로 변해서 사람들에게 말하기를 "이 빗으로 머리를 빗으면 흰머리가 검어지고 빠진 이가 다시 나며 굽은 등이 펴져서 회춘하여 오래 살 수 있어요. 이 빗값은 천냥이오!"하고 외쳤다. 오랫동안 외쳐도 사는 사람은 없고 모두 고개를 저으며 미쳤다고 생각하였다. 그 중에 한 노파가 그 빗을 사서 시험하니 과연 흰머리가 검어지고 빠진 이가 다시 나기 시작했다. 그제야 모든 사람이 다투어 사려고 모여드니 갑자기 사라져 버렸다.

여동빈은 당나라의 정관 14년 하중의 영락현에서 출생하여 이름은 암이고 자는 동빈이며 호는 순양자라고 한다. 일반적으로 여조(呂朝)

293

라고 알려져 있다. 이 여동빈은 평소에 아침마다 명상과 수행을 생활화하여 마음을 닦고 건강 관리를 하였는데 그 방법이 「태을금화종지」라고 하는 책에 소개되어 있다. 이 방법이 너무 좋아 서양 심리학자인 칼 융과 리하르트 빌헬름이 주석을 달아 서양인에게 소개했다.

스트레스를 많이 받고 마음에 갈등이 심하게 일어날 수 있는 시기에 있는 수험생들은 이러한 명상법과 호흡법 또는 도공(道功) 체조법을 권한다.

가정에 조그만 문제가 생겨도 심리적으로 큰 충격을 받을 수 있는 사춘기 청소년들에게 옛 성인들이 자기 마음을 컨트롤했던 방법을 매일 조금씩 실천하면 큰 도움이 될 것이다. 정서적으로 불안하고 우울한 청소년에게는 사실 약과 음식도 중요하지만 자기 마음을 스스로 안정시킬 수 있는 방법 또한 학업과 성적 향상에 큰 도움이 될 것이다.

마음을 안정시킬 수 있는 수행의 가장 기초적인 원리를 설명하겠다.

마음에 대해서 많이 연구하였던 옛 선인들은 마음을 조절하는 중추 신경이 크게 인체의 세 군데에서 작용한다는 것을 알아 냈다. 이것을 인도에서는 차크라라고 하는데 구체적으로 일곱 군데가 있다. 그 일곱 군데의 차크라 가운데 세 군데가 가장 중요하다. 일반적으로는 단전으로 알려져 있다. 이 단전은 상단전, 중단전, 하단전으로 나누어진다. 단전에는 태양총 신경이 있어 우리 인체의 자율 신경을 도와 주는 기능을 한다. 한방의 원리상 하단전에는 정의 기운이 모여 있고 상단전에는 신의 기운이 자리잡는다. 우리가 일반적으로 정신이 건강하다 할 때는 하단전과 상단전의 기운이 충만할 때를 얘기하는 것이다.

그러면 하단전과 상단전의 기운은 어떻게 기를 것인가? 공부하다가 가슴이 답답하며 왠지 모르게 불안하고 성적 때문에 괴로워하거나 이유없이 짜증이 날 때는 다음과 같은 방법을 시행한다. 이 방법은 여동빈이 저술한 「태을금화종지」에 나와 있는 방법과 중국에 현재 생존하는 기공사인 엄신의 방법을 종합하여 평상시 공부할 때 활용할 수 있게 서술하겠다.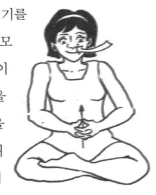

1. 책상에 앉았을 때의 방법

1) 두손을 깍지끼고 엄지 손가락을 서로 맞댄다.

2) 이런 상태에서 배꼽 아래 5cm 되는 곳에 깍지낀 양손을 갖다 댄다.

3) 숨을 들이마시고 내쉬면서 배가 불룩하게 나오고 꺼지는 것을 손으로 느낀다.

4) 눈을 감고 뱃속 한가운데에 밝은 빛을 내는 불씨가 있다고 생각한다. 생각을 계속하면서 코로 숨을 천천히 내쉰다.

5) 허리를 가능하면 곧추 세우는 것이 좋다. 그리고 눈이 코끝을 바라보는 위치에서 눈을 감는다.

이런 방법을 한 3~4분만 하여도 청소년은 마음이 순수하고 기혈이 맑기 때문에 금방 그 효과를 볼 수가 있다. 한 일 주일만 제대로 하여도 뱃속이 훈훈해지고 마음에서 일어나는 생각이 저절로 사라지는 것을 느끼게 된다. 잘 되는 사람은 뜨거운 기운이 척추를 타고 올라와 머릿속이 시원하게 상쾌해지는 것을 느끼게 된다. 이는 뇌척수의 순환이 잘 되어 일어나는 현상이다.

이것은 하단전을 강화시켜 하단전에 있는 쿤달리니라는 차크라를 여는 방법이다. 옛날에 뱃심, 배짱이라는 말이 있는데 이는 배에 있는 힘을 길러야 마음이 강해진다는 말이다. 무술하는 사람도 배의 힘을 길러서 초인적인 힘과 정신력을 기르는 데 활용해 왔다. 또한 우리가 위급한 일이 있거나 불안할 때는 자신도 모르게 숨을 들이마시면서 아랫배에 힘을 주는 생리적인 현상이 생긴다.

2. 공부하다 피곤해서 누웠을 때 시행하는 방법

1) 누워서 양팔과 다리를 대자로 뻗으면서 양 손바닥을 하늘로 향하게 한다.
2) 코로 숨을 천천히 들이마시고 내쉬면서 하단전에 밝은 불씨가 있다고 생각한다.
3) 그 밝은 불씨 기운이 점차적으로 팔과 다리를 통해 퍼져 나간다고 생각한다.
4) 그 퍼져 나간 기운이 다시 아랫배로 모인다고 생각한다.

이 방법은 피곤에 지친 근육과 인대를 이완시켜 주고 혈액 순환을 잘 도와 주는 기공법이다. 또한 공부하면서 생긴 노폐물을 땀과 오줌으로 잘 배설시키기게끔 도와 주며 마음을 안정시켜 주는 방법이다.

매일 5분씩 잠자기전에 시행하면 다음날 아침 일찍 일어나는 데 도움이 되며 아침에 일어나서 머리가 맑은 상태를 유지할 수 있다.

02
도공(道功) 체조법

머리를 맑게 하여 공부 능률을 높여 주며 마음을 안정시켜 주는 체조법

다음에 소개하려고 하는 체조법은 단순히 근육을 강화시켜 주는 운동법이 아닌, 마음의 힘을 길러 주는 체조법이다. 그래서 암기력이나 학업 능력을 키워주는 데 아주 효과가 좋다. 또한 고3병이나 수험생 질환을 예방하는 체조법이다.

마음을 안정시키고 심신을 수련하는 데 가장 좋은 방법인 도공 체조법을 소개하겠다. 도공 체조법은 인체의 근육과 인대의 골격으로 특정한 자세를 취하면서 마음을 안정시키는 방법이다. 이 각각의 방법은 가장 좋고 뜻이 큰 글자를 형상화하여 만든 체조법이다.

다음의 그림은 체조의 동작이니 반복해서 수련하면 많은 효과를 거
둘 것이다.

1. 훔

다리를 어깨 넓이로 벌려 준다.

1) 양팔을 들어 상체와 팔이 수직
   이 되었을 때 손목을 뒤로 젖힌
   다. (숨을 들이마시며)

2) 팔을 약간 내면서 무릎을 굽혀 준
   다. (숨을 내쉬며)

3) 다시 팔을 올려 주며 무릎을 펴 준다.(숨을 들이마시며)

4) 팔을 제자리로 내려 발을 모아 준다.(숨을 내쉬며)

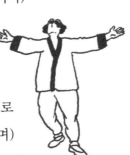
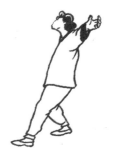

2. 치

1) 왼발이 앞으로 나가 앞굽이 자세를 취한 후 손을 모아 가슴까지
   올려 준다.(숨을 들이마시며)

2) 손을 양 어깨 부위로
   당겨 일자로 완전히
   펴 준다.(숨을 내쉬며)

3) 펴 주었던 손을 가슴 부위로
   모은다. (숨을 들이마시며)

4) 팔을 제자리로 내려 주며 왼

쪽 다리가 들어간다.(숨을 내쉬며)

3. 태

기마 자세를 취한다.

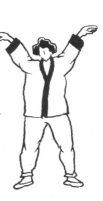

1) 양팔을 일자로 들어 올려 왼손은 위로 오른손
   은 아래로 내려 원모양을 그려 준다. (숨을 들
   이마시며)

2) 손을 교차시켜 준다.(오른손을 위로 왼손을 아
   래로, 숨을 내쉬며)

3) 손을 교차시켜 준다. (왼손을 위로 오른손을 위로,
   숨을 들이마시며)

4) 왼쪽팔을 쭉 뻗어 반원을 그리며 내린다. 두손을 모아 하단전에
   내린다. (숨을 내쉬며)

4. 을

학의 날개짓과 유사하다.

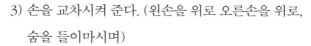

1) 양팔을 일자로 벌려 위(귀부분)까지 들어
   올려 준다.(뒤꿈치 들어줌, 숨을 들이마시며)

2) 팔을 내려 준다. (무릎을 구부려 준다. 숨을
   내쉬며)

3) 팔을 올려 준다.(뒷꿈치 들어 준다. 숨을 들
   이마시며)

4) 팔을 제자리에 내려 준다.(숨을 내쉬며)

5. 천

1) 왼발 앞굽이 자세에서 두
손을 모아 가슴까지 들
어 올린다.(숨을 들이마
시며)

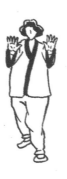
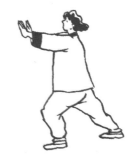

2) 손목을 꺾으며 앞을 쭉 뻗
는다. (숨을 내쉬며)

3) 뻗었던 손을 가슴까지 당
겨 준다.(숨을 들이마시며)

4) 팔을 제자리로 내려 준다.(숨을 내쉬며)

6. 상

1) 팔을 일자로 들어 수평을 유지한다.(숨을 들이마
시며)

2) 몸과 다리를 꽈 준다.(숨을 내쉬며)

3) 몸을 풀어 준다. (숨을 들이마시며)

4) 팔을 내린다.(숨을 내쉬며)

7. 원

1) 두손을 가슴까지 올려 왼손은 위로 오른손은 아래로 내린다.(숨

을 들이마시며)

2) 오른손을 뻗어 반원을
그리며 내린다.(숨을
내쉬며)

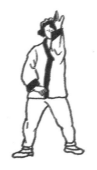
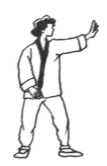

8. 군

기마 자세를 취한다.

1) 손을 모아 가슴까지 올렸다 내린다.(숨을 들
이마시며)

2) 2번 반복한다.(숨을 내쉬며)

3) 손을 들어 올려 가슴에서 왼손은 왼쪽으로 꺾
으며 뻗어 주고 오른손을 당겨 준다.(활쏘기
자세, 숨을 들이마시며)

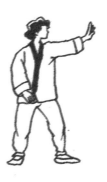

4) 당겼던 두 손을 모아 아래로 내린다. (숨을
내쉬며)

9. 리

1) 항아리를 끌어안듯이 손을 올려 준다.(어깨
와 수평으로, 숨을 들이마시며)

2) 무릎을 굽혀 반 앉은 자세를 한다. (숨을 내
쉬며)

3) 두손을 왼쪽으로 돌려 머리 위로 들어 준다.(

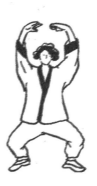

숨을 들이마시며)

4) 손을 천천히 내리며 무릎을 펴 준다. (숨을 내쉬며)

10. 야

1) 왼발을 들어 올려 X자로 교차시킨다.(왼손이 위로, 숨을 들이마시며)

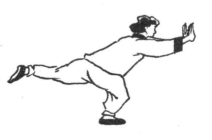

2) 손목을 뒤로 꺾으며 왼손을 위로, 오른손을 아래로 뻗어 준다. 이 때 다리는 왼쪽 다리를 왼쪽으로 굽혀 주고 오른쪽 다리는 쭉 펴 준다.(숨을 내쉬며)

3) 오른쪽 다리가 왼쪽으로 이동하면서 반원을 그리며 내려 준다. (숨을 들이마시며)

4) 손을 모아 하단전으로 내려 준다. (숨을 내쉬며)

11. 도

1) 왼발을 들어 올려 팔을 일자로 편다. (숨을 들이마시며)

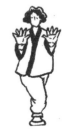

2) 허리를 숙여 팔과 다리를 뻗어 준다. (숨을 내쉬며)

3) 뻗었던 팔을 가슴으로 모아 주고 숙였던 허리를 세워 준다.(숨을 들이마시며)

4) 팔다리를 내려 준다.(숨을 내쉬며)

12. 래

1) 손을 일자로 들어 올린다.(숨을 들이마시며)

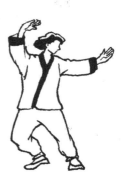

2) 오른손을 머리 위로 왼손은 어깨 높이로
   한다. (손바닥은 자신의 머리와 얼굴을 향
   하며 왼쪽 다리는 안쪽으로 굽혀 준다. 숨
   을 내쉬며)

3) 팔을 수평으로 내린다.(숨을 들이마시며)

4) 팔을 내린다. (숨을 내쉬며)

13. 함

1) 차렷 자세에서 손목을 뒤로 꺾으며
   약간 당겼다가 머리 위로 올린다.(숨
   을 들이마시며)

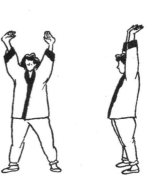

2) 허리를 굽히고 손을 다리 뒤로 내린
   다.(숨을 내쉬며)

3) 굽혔던 허리를 펴고 팔을 어깨까지
   수평으로 올린다.(숨을 들이마시며)

4) 팔을 내린다.(숨을 내쉬며)

14. 사

1) 차렷 자세에서 손목을 뒤로 꺾으며 뒤로 약간 당겼다가 머리 위로 올린다.(숨을 들이마시며)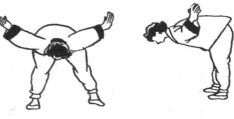

2) 허리를 굽히고 손을 다리 위로 내린다.(숨을 내쉬며)

3) 굽혔던 허리를 펴고 팔을 어깨까지 수평으로 올린다.(숨을 들이마시며)

4) 허리를 펴고 손을 가슴으로 모아 하단전에 내린다.(숨을 내쉬며)

15. 파

1) 비파를 켜듯 손을 모아 왼쪽으로 중심 이동한다.(숨을 들이마시며)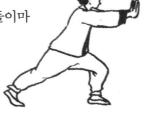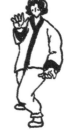

2) 다시 오른쪽으로 중심 이동하여 왼발을 당긴다.(숨을 내쉬며)

3) 왼발을 왼쪽으로 뻗어 굽히고 오른발을 오른쪽으로 뻗어 시선은 왼쪽 정면으로 하여 오른손 손목을 뒤로 꺾으며 뻗고 왼손은 허리 아래로 내린다. (숨을 들이마시며)

4) 왼손은 반원을 그리며 내리고 오른발을 왼쪽으로 모은다.(숨을

내쉬며)

16. 하

1) 두손을 모아 가슴까지 올려 준다.(뒤꿈치를 든다. 숨을 들이마
시며)

2) 무릎을 굽히며 팔을 내려준다.(숨을 내쉬며)

3) 두손을 모아 가슴까지 올리고 무릎은 펴 준다.(숨을 들이마시며)

4) 팔을 내려 주고 차렷 자세를 취한다.(숨을 내쉬며)

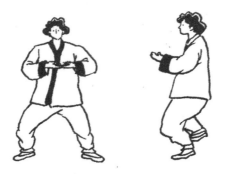

03

마인드 맵 학습법

마인드 맵이란 쉽게 말해서 우리의 두뇌가 요구하는 대로 기억하는 방법으로 좌뇌와 우뇌를 동시에 사용하여 기억하게 만드는 새로운 정리법이다. 즉 마인드란 마음이고 맵이란 지도라는 뜻으로 마음에 지도를 그리듯이 내용을 형상화시켜 기억하게 만들어 준다.

뇌는 크게 좌뇌와 우뇌로 구성이 되어 있는데 좌뇌는 직선적인 문장, 논리정연하게 정리되어 있는 문장을 기억하는 데 쓰이고 우뇌는 대상에 대한 형상, 이미지, 느낌 등을 떠오르게 만든다.

예를 들어 설명해 보겠다. 지금 꽃이라는 것에 대해 강의를 듣고 있다고 한다면 우리는 앞에서 강의하는 사람의 설명을 노트에 쭉 필기를 할 것이다. 장미는 꽃잎이 몇 개이고 잎사귀는 어떻고 가지에는 가시가 있으며 등등에 대해서 나열을 할 것인데, 이것은 우리의 좌뇌만을 이용하므로 강의가 끝난 지 며칠이 지나면 머릿속에 남는 것이 별로 없게 될 것이다. 그런데 이것을 마인드 맵화하면 좌뇌와 우뇌를 동시에 사용하므로 우뇌를 사용하여 꽃의 이미지, 꽃에 대한 느낌 등을 함께 입체적으로 노트하게 된다. 장미를 생각했을 때 떠오르는 느낌 즉, 예쁘고 빨갛고 가시가 있고 사랑하는 사람에게 주고 하는 등등이 떠오르게 될 터인데 이것은 우뇌를 사용하는 것이고 꽃잎은 몇 개고 꽃술은 몇 개이며 색상으로는 빨간 장미, 노란 장미, 검은색 장미 등이 있다는 것은 좌뇌를 사용하게 되는 것이다. 다시 말해서 마인드 맵이란 우리의 두뇌를 종합적으로 사용하도록 대상에 대해 시각화 입체화시켜 정리하도록 만든다.

기존 필기법의 단점

1) 핵심어를 숨긴다.

중요한 사항은 핵심어에 의해 전달되는데, 지금까지의 필기법에서는 종종의 핵심어가 다른 페이지에 나타나거나 덜 중요한 많은 단어들에 의해 가려진다. 이것은 우리의 두뇌가 핵심 개념들을 적절하게 종합시키려는 작용을 방해한다.

2) 기억에 장애를 준다.

단색으로 쓰여진 노트는 시각적으로 지루함을 준다. 그러므로 거부

반응을 보이고 기억에서 쉽게 사라진다. 게다가 전형적인 단조로움이 거의 반 최면상태로 몰아넣어 머리에 들어온 내용을 기억할 수 없도록 만들고 있다.

3) 시간의 낭비가 크다.

별로 중요치 않은 내용을 적는 데 걸리는 시간, 그것을 읽는 데 걸리는 시간, 가려진 핵심어를 찾는 데 걸리는 시간적인 낭비가 매우 크다.

위와 같은 이유로 우리의 두뇌는 혹사를 당하고 그 결과 집중력이 떨어지고 지루함과 좌절감에 고통스러워하며 공부하는 데 많은 시간이 소요되므로 가뜩이나 잠이 부족한 수험생들에게 '4시간 자면 붙고 5시간 자면 떨어진다'는 유행어를 만들어 버렸다.

마인드 맵의 장점

1) 필요한 단어만을 기록함으로써 많은 시간을 절약할 수 있다.
2) 필요한 단어만을 읽게 됨으로써 시간이 절약된다.
3) 장황하게 늘어져 있는 불필요한 단어들 중에서 핵심 단어를 찾느라고 헤맬 필요가 없으므로 많은 시간이 절약된다.
4) 핵심어를 강조함으로써 정신을 집중시킬 수가 있다.
5) 핵심어를 명료하고 적절하게 연결시킬 수가 있다.
6) 여러 가지 색상과 다차원적인 입체로 시각적인 자극을 주는 마

인드 맵을 더 쉽게 받아들이고 기억하므로 한눈에 알아보기 쉽고 기억하기에 용이하다.

마인드 맵을 만드는 법

1) 강조 기법을 이용한다.
① 강조는 기억과 창조력을 향상시키는 주요 인자 중의 하나이다.
② 항상 중심 이미지를 사용한다.

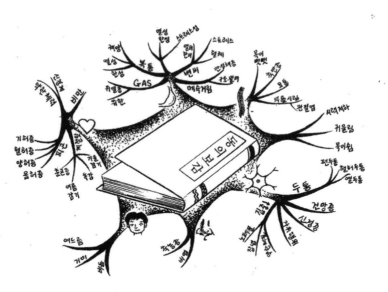

『입시생 동의보감』을 마인드 맵으로 만든 예

③ 마인드 맵의 처음부터 끝까지 이미지를 사용한다.

④ 각 중심 이미지마다 3개 내지 4개의 색상을 사용한다.

⑤ 이미지를 입체화한다.

⑥ 활자, 선, 이미지의 크기를 다양하게 변화시킨다.

2) 연상 결합 기법을 사용한다.

① 나뭇가지 패턴 내에서 그리고 다른 패턴을 가로질러 연결시킬 때는 화살표를 사용한다.

② 색상을 사용한다.

③ 기호를 사용한다.

3) 명료화 기법을 사용한다.

① 하나의 선에는 하나의 핵심 단어만을 쓴다.

② 모든 단어를 활자화한다.

③ 중심선은 진하게 표시한다.

④ 가지에서 뻗어 있는 외곽선을 둘러싸는 경계선을 표시한다.

4) 자신에 맞는 마인드 맵 스타일을 개발한다.

04
신침

옛날 태산 밑에 한 노인이 살았는데 이름은 알려져 있지 않다. 한무제가 동쪽으로 여행을 할 때 그 노인이 밭을 매고 있는데 노인의 등으로부터 하얀 빛이 높이 뻗쳤다. 무제가 이상하게 생각하여 무슨 도술이 있느냐고 물으니 노인이 대답하기를 "신의 나이 85세 때에 노쇠가 심하고 머리털과 이가 모두 빠져서 거의 죽게 되었는데 어느 조시가 신에게 와서 가르쳐 주기를 대추를 먹고 물을 마시며 곡식을 끊으라 하고 또 신침법을 알려 주었습니다. 베개 속에 32가지의 약물을 넣는데 24가지는 독이 없는 것으로 24기에 응하고 나머지 8가지는 팔풍에 응하는 것인데 신이 그대로 행하니 몸이 젊어지고 백발이 검어지며 빠진 이가 다시 나고 하루 300리를 걷고 지금 180세인데 세상을 버리고 산에 오르지 못하는 것은 자손들에게 정이 끌려서입니다. 다시 곡식을 먹은지가 이미 20여 년이 되었으나 신침의 효과로 이 이상 더 노쇠하지 않습니다." 무제가 그 얼굴을 살펴보니 50세 가량 되는 사람과 같으므로 그 마을사람들에게 물어 본즉 과연 그 노인의 말과 같았다. 무제가 돌아가서 그 방법대로 베개를 만들어 사용해 보기는 하였으나 곡식과 기름진 음식을 끊지 못하였다고 한다.

신침 만드는 법은 5월 5일이나 7월 7일에 깊은 산의 잣나무를 베어서 베개를 만드는데, 길이는 36cm이고 높이는 12cm이며 그 속에 약 1말의 약재를 넣을 수가 있다. 베개의 베는 쪽 뚜껑은 백목 속의 붉은 부분을 취하여 약 1cm의 두께로 하되 열고 닫고 하도록 하고 그 뚜껑에다 석줄로 구멍을 뚫는데 한 줄에 마른 개의 구멍씩 뚫어 모두 120개의 구멍이 되며 구멍의 크기는 좁쌀이 들어갈 정도로 한다.

약물은 천궁, 백지, 당귀, 신이, 두충, 백출, 고본, 목란, 천초, 계피, 건강, 방풍, 인삼, 길경, 백복령, 육종용, 의이인, 관동화, 백미 등 24개로서 24기에 응한다. 독한 약물 8가지 곧 오두, 부자, 여로, 조협, 향초, 반석, 반하, 세신 등이다. 이상 32가지를 각 37.5g씩 썰어 8가지의 독한 약물은 밑에 깔고 그 위에 24가지의 약물을 순서에 맞게 배치하여 베개 속에 채워 두고 베개포를 씌운다.

24가지의 약물을 순서에 맞게 배치하여 베개 속에 채워 두고 베개포를 씌운다. 사용한지 100일이면 얼굴 빛이 빛나고 윤택해지고 1년이면 몸안의 모든 병이 다 제거되어 전신이 향기롭고 4년이면 흰머리가 검어지고 떨어진 이빨이 다시 나 눈과 귀가 밝아지니 신기한 처방이라 깊이 감춰져 와서 아무에게나 전하지 않는다.

무제가 이 신침법을 동방삭에게 물으니 "옛날에 여염이 방법을 옥청에게 전하고 옥청은 광성자에게 전하고 광성자는 황제에게 전하였는데, 근래에 곡성 도사 순우공이 이 법을 이용하여 100여 세에도 머리가 희어지지 않았다고 합니다."라고 대답하였다.

모든 병은 생길 때에 모두 양맥(陽脈)으로부터 일어나는 것이니 이 약베개를 베면 안 좋은 기운이 사람을 침범하지 못한다. 또 베로 만든 주머니로써 신침을 싸는 것은 약기가 밖으로 배설되지 못하게 하는 것인데, 특히 가죽으로 싸 두었다가 벨 때 벗겨 써도 좋을 것이다.

무제가 그 늙은이를 불러서 비단 몇 필을 주니 그 늙은이가 받지 않고 사양하면서 "임금과 신하의 관계는 부자 관계와 같은데 자식이 아버지에게 도술을 알려드렸다 하여 어찌 상을 받겠나이까? 또 신이 도를 파는 자가 아니요. 전하가 선을 좋아하시므로 말씀을 드린 것입니다."하니 무제가 다시 약물을 많이 하사하였다.

이 방법이 너무 어렵기 때문에 다음과 같이 간략하게 하여 사용하면 수험생의 머리를 맑게 하여 공부하는 데 도움이 된다.

당귀, 천궁, 작약, 백출, 복령, 복신, 인삼, 감초, 박하, 국화를 같은 비율로 베갯속을 만들어 베고 잔다. 이 약재는 대부분이 기와 혈을 보하고 머리를 맑게해 주는 약물들이다. 베개는 잣나무가 아니라도 좋다. 일반 베개를 만드는 천으로 하면 된다.

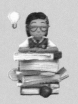

chapter 10

머리 좋아지는 약

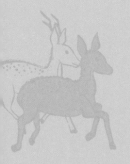

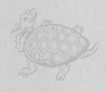

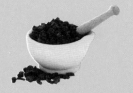

두뇌 활동에 좋은 약재와 식품
보약에 쓰이는 약재
감별해야 하는 약재
기억력을 높이는 보약
집중력을 강하게 하는 보약
정신력을 강하게 하는 보약

01
두뇌 활동에 좋은 약재와 식품

기억력 증강에 유용한 약재

기억력을 좋게 하는 단방 약재로는 원지, 산조인, 백자인, 창포, 용골, 모려, 복령 등이 있다.

1) 산조인(酸棗仁)

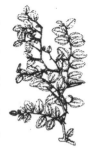

산조인은 신경강장제이다. 불면을 동반하는 건망증에 특히 효과가 있다. 산조인은 우리 나라가 원산지는 아니다. 중국이 원산지인데 열매가 크고 실한 광동산과 얇고 쭉정이 같은 것이 많이 섞인 월남산이 있다. 광동산이 상품이다. 광동산은 볶지 않았는데도 볶은 듯이 검은 느낌이 많이 난다. 광동산은 시중에서 '원산조인'이라고 유통된다. 원산조인이 더 효과가 좋다.

2) 창포(菖蒲)

창포는 석창포(石菖蒲)의 뿌리와 줄기로서 방향성(芳香性)이 있다. 보통 위를 튼튼히 하는 약[健胃劑]으로 사용하는 경우가 많지만, 중국에서는 성신건뇌약(醒神建腦藥)으로 유명하다. 정신을 맑게 하여 기분을 안정시키고 두뇌 활동을 좋게 하는 약이기도 하다. 건망증과 기억력 감퇴에 효과가 있다.
안신정지환(安神定志丸)과 같이 원지, 복령과 함께 사용한다. 글자 그대로 돌 위에서 자란 것이 좋은데 '구절창포(아홉 매듭진 창포)'를 상품으로 여긴다. 이는 그만큼 주름이 많이 갔다는 이야기인데 시중에 유통되는 창포는 긴 뿌리를 잘라서 나오기에 아홉 매듭을 볼 수는 없지만 겉 껍질에 주름이 많으면 많을수록 상품으로 친다. 속 색이 하얗고 주름이 촘촘하게 있는 것이 좋다.

3) 복령(茯笭)

영월과 제천에서 많이 난다. 특히 화전밭에 많다. 소나무에 기생하는 일종의 버섯이다. 겉 껍데기를 복령피, 그 안쪽 담홍색 부분이 적복령, 백색 부분이 백복령, 소나무 뿌리를 감싸고 있는 부분을 복신이라 한

다. 산사태가 나서 소나무가 뿌리째 뽑힐 때 가끔 따라 나오기도 하는
데 농촌에서 자라신 분들은 본 적이 있을 것이다. 전체 크기가 농구공
만한 크기도 있다. 돼지가 이 복령을 매우 좋아하는데 심마니들이 복
령 캐러 갈 때 돼지를 동반한다고 한다. 돼지가 땅 속에 있는 복령의
냄새를 맡아 머무를 때 심마니가 땅을 파면 그 안에 복령덩이가 있다
고 한다. 전체에 송진이 배어 있기에 씹으면 끈적끈적하고 흰색과 담
홍색이 섞여 있으며 불이 잘 붙는다. 하품(下品)은 잘 안 붙는다. 떡복
령이라 하여 수입 복령이 있는데 밀가루 버무려 놓은 듯이 생겼고 색
깔도 완전히 희다. 비록 끈적끈적하더라도 이것은 가짜이니 주의하길
바란다. 보통 시중에서 도는 것은 제약회사에서 엑기스를 한 번 빼고
쓴 것이라 약효가 적으니 토산품을 구하기 바란다.

4) 모려(牡蠣)

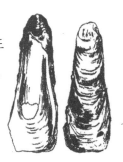

모려는 굴 껍질을 말한다. 이 굴은 칼슘원으로도
주목을 끌고 있다. 또한 이것을 볶아서 사용하면
위산 억제 작용이 강해져 위산 과다인 사람에게
효과적이다. 단지 건망증과 불면, 정신 안정 등
의 경우는 생 것 그대로 사용한다.

5) 원지(遠志)

원지는 뜻을 오래도록 간직한다는 의미로 그 이름이 만들어졌다. 기
억력 증강과 건망증의 치료에 좋은 약재이다. 제약 회사에서 만드는

거담제 시럽에 원지를 많이 쓴다. 원지는 나무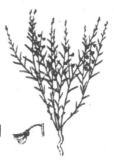
뿌리의 껍질인데 뿌리 중심을 빼고 써야 한다.
크고 구멍이 뻥 뚫린 것이 좋다. 씹어서 매운 맛
이 나는 것이 상품이다. 사실 원지를 많이 만지기
만 해도 약간 매운 느낌이 온다. 원지를 약에 쓸 때
는 생강즙에 담근 뒤 볶아서 쓰면 좋다.

6) 용골(龍骨)

용골은 건망증 이외에도 꿈을 잘 꾼다거나 잠이 오지 않거나 심장
박동이 심한 경우에도 사용한다. 상품은 혓바닥을 대면 혀가 떨어지
지 않고 붙어버리는 것이 좋다. 그만큼 접착력 수분 흡수 능력이 높은
것 일수록 상품으로 친다.

7) 호도

호도도 강장 및 건뇌식(建腦食)으로 오래 전부터 전해져 왔다. 중국
에서는 매년 정월이 되면 아이들에게 호도를 먹이는 관습이 있는데,
이것은 호도를 먹이면 머리가 좋아진다는 말에서 비롯된 것이다. 우
리 나라에서는 정월 대보름에 부스럼을 막는 풍습에서 많이 먹는다.

중국에서도 호도의 식이 요법이 여러 방면에서 연구되어 건망증과
신경쇠약, 불면증 등에 대한 효과가 확인되었다. 또한 히스테리에도
효과가 있다. 그 밖에도 호도의 효능은 편두통과 복통, 변비 해소 등
여러 가지가 있는데, 꼭 열매 부분만이 효과가 있는 것은 아니다. 호도

를 자르면 열매의 중심부에 갈색의 목심(木心)이 있다. 여기를 분심목(分心木)이라고 하는데, 이것은 심장 박동이 심하거나 정신 불안, 이명(耳鳴) 등에 효과를 내기도 한다. 이 부분을 달여서 차 대신으로 마시면 효과가 있다. 그러나 호도도 너무 많이 먹으면 설사를 일으키기 때문에, 특별한 치료 목적 외에는 하루 2~3개 정도 먹는 것이 좋다.

8) 구기자

구기자는 구기자 나무의 씨로서, 한방에서는 간장과 신장을 튼튼하게 하고 머리카락을 검게 하고 눈을 밝게 하는 강장약으로 유명하다. 또한 한방약으로서 뼈를 튼튼히 하고 요통 치료와 예방에도 사용된다. 물론 식용으로도 사용된다. 옛날에 구기자는 선술(仙術)과 선도(仙道)를 하는 사람에게 귀중한 영양원이었다. 이것을 일상적으로 복용하면 두뇌는 명석해지고 시력도 좋아 지며 근기도 강해진다. 복용 방법은 달이거나 수프로 먹을 수도 있고 볶음도 좋다. 매일 또는 1주 2~3회 조금씩 먹도록 한다. 단 금방 효과가 나타나지 않는다. 진도 구기자가 청양 구기자보다 더 좋은 효과를 낸다. 일부 유통업자들이 구기자 무게를 늘리기 위해 엿을 버무려 파는 경우가 있다. 구기자를 손바닥으로 쥐어 보면 찐득찐득하고 잘 달라 붙는 것이 있는데 이런 구기자보다는 쥘 때 싸그락하면서 약간 끈끈한 것이 좋다. 굵으며 크기도 크고 밝고 붉은 색을 띄는게 상품이다. 구기자는 오래 되면 약간 검게 변한다.

9) 용안육(龍眼肉)

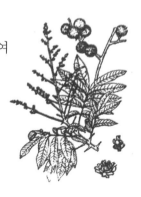

용안육은 생긴 것이 마치 용의 눈과 같다하여 그 이름이 붙여졌다. 익지(益知)라는 별명도 있듯이, 머리를 활성화하는 양질의 당분이 많이 함유되어 있다. 피로가 쌓여 기억력이 떨어지거나 건망증이 나타날 때 효과를 발휘한다. 또한 머리를 너무 사용하여 흥분해 잠을 이루지 못할 때와 긴장감 때문에 심장 박동이 격렬해질 때에도 효과가 있다. 껍질을 쪼개어 씨 부분을 먹는다. 하루 15알 정도가 적당하다.

또한 용안을 주약으로 하는 귀비탕(歸脾湯)이라는 한방약도 있다. 이 약도 머리를 너무 사용할 때, 피로 회복과 건망증, 불면, 심장 박동이 심하거나 가슴이 두근거리는 것, 몸이 나른한 것, 식욕 부진, 생리 불순 등에 좋은 효과를 낸다.

10) 대추

대추는 감초와 함께 한방 처방 중에서 가장 많이 쓰이는 데 그 까닭은 여러 약을 조화시키고 약효를 잘 융합시키는 신비한 기능이 있기 때문이다. 대추는 원래 씨를 제거하고 과육만 넣어야 한다. 요즘 대추음료가 많이 있는데 대추는 소음인(마르고 내성적인 성격) 식품이라 태음인(살찌고 온화한 성격)에게는 안 맞다. 태음인이 대추를 상복하면 사상 의학에서 논하는 태음인 간열증(肝熱證)에 걸리기 쉽다. 또 가스가 차고 살이 찌기도 한다. 물론 대추는 긍정적인 효능이 더 많은 식품이다. 그 하나로 위장을 튼튼히 하거나 빈혈을 치료하거나 몸 전체를 조절하는 효과가 있다. 또한 머리가 피로해져 열이 나고 맑지 않을때도 사용된다. 또한 불면증에 효과적이다. 두뇌 작용을 높이기 위한 처방으로 한방의서 「금궤요략」안에 나오는 감맥대조탕(甘麥大棗湯)이 있다. 이것을 달인 물은 머리의 과도한 피로와 불면증, 정신 불안, 노이로제, 우울증 등에 효과가 있다. 대추 20개와 총백 (蔥白: 파의 흰 부분) 7뿌리를 3배의 물로 끓인 수프도 같은 효과가 있다.

11) 참깨

참깨는 영양의 보고이며 특히 비타민 E와 리놀산을 다량 함유하고 있기 때문에 동맥 경화와 고혈압의 예방에 좋은 것으로 알려져 있다. 우리 나라에서도 예로부터 참깨, 참기름을 귀하게 여기고 애용해 왔다. 중국 최고의 약물서인 「신농본초경」(神農本草經)에는 참깨를 상품(上品)으로 분류해 놓고 있다. 상품(上品)이란 부작용이 없는 약효가 우수한 것만을 모은 것이다.

그것에 의하면 참깨는, '과로가 심한 경우에 사용하고 오장을 보충하고 기력을 돕고 피부를 부드럽게 하고 수뇌(髓腦)를 충실히 한다.'고 했다. 또한 이것과 동시대인 한나라 말경에 펴낸 「명의별록」(名醫別錄)에도 참깨는, '근골(筋骨)을 튼튼히 하고 귀와 눈을 밝게 한다.'고 씌어 있다. 이와 같이 중국에서도 예로부터 참깨가 몸에 주는 영향뿐 아니라 두뇌 활동을 좋게 하는 효능까지 있다고 보았다. 그밖에도 참깨에는 변비와 허약 체질개선 등 많은 효능이 있다.

12) 우황(牛黃)

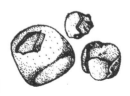

우황은 담석병으로 죽은 소를 도살했을 때 나오는 소의 담석이다. 국산 우황은 워낙 고가라서 한의사조차 구경하기 힘들 때가 많다. 그럼에도 불구하고 제약 회사에서 그 많은 양의 우황청심원을 만들어 내는 걸 보면 신기하기까지 하다. 우리 나라로 수입되는 우황은 크게 인도 우황과 남미 우황을 들 수 있다. 인도는 그야말로 소의 천국이다. 잘 먹고 잘 자고 우대받는 분위기 속에서 성장한 소의 담속 또한 토산 만큼 효과가 있을 것으로 생각된다. 우황은 담석의 원형이 그대로 보존되어 있고 잘 부서지지 않는 것을 상품으로 친다. 표면의 색이 좋아야함은 물론이다. 보통 시중에 도는 것은 수입되는 중국산과 인도산이 많다는 이야기가 지배적이다. 사향과 같은 정도의 강한 각성 작용과 강심 작용을 가지고 있다. 머리를 똑똑하게 하는 우황의 효과는 대단히 우수하다. 또한 이 우황도 단기간만 복용하는 것이 적당하다.

13) 백하수오

'하수오(何首烏)'란 이름의 '하'는 하씨성을 가진 사람이 이 약을 먹고 자손을 낳게 되었다는 일화에서 유래가 되었다. 이 약을 먹으면 머리가 까마귀처럼 까매진다고 하여 '수오(首烏)'라고 하였다. 아주 재미있는 약재이다. 하수오는 인체에 정혈을 보태주고 남자의 정력강화에 좋은 약재다. 특히 수험생들의 자위 행위로 인한 정혈손상에 아주 좋다. 하수오는 적하수오와 백하수오가 있는데 다 색깔로 구분한 이름이다. 백하수오는 하수오 중 색깔이 하얀 것을 말한다. 백하수오는 진품과 가짜를 구분하기가 그렇게 어렵지는 않다. 진품은 자른 단면을 놓고 보았을 때 가운데 노란 심지가 박혀 있다. 이것이 없으면 좋은 품질의 백하수오가 아니라고 생각해도 좋다. 백하수오는 대체로 중국으로부터 많이 수입하는데 실제로는 토산품이 효과나 질적인 측면에서 더욱더 좋다.

졸음을 물리치는 식품

공부를 하다 보면 머리가 몽롱해지면서 잠이 쏟아질 때가 있다. 이때 누구나 졸음을 없애고 머리를 맑게 하는 방법이 없을까 하는 생각을 한다.

바로 그러한 작용을 하는 음식물을 몇가지 소개하겠다. 단방 식품으로서 자소엽(紫蘇葉), 박하(페퍼민트), 갈근(葛根), 차(茶), 국화 등이 있다.

1) 갈근
칡뿌리의 한방 용어이다. 갈근은 검은색이 나야 좋다. 그 중 흰색이

나는게 있지만 칡전분으로 인해 조직이 성기고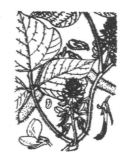
전분 가루가 묻어 있어야 한다. 수입산인 중국칡
은 절단면이 깔끔하고 너무 깨끗하고 단단하게
보이니 색깔이 까무잡잡하고 전분 가루로 조직
이 성겨 보이는 게 상품이다. 갈근이야말로 태음
인 식품인데 살찌고 활동성이 적으며 약간 게으
른 청소년들이 변비, 여드름으로 고생할 때 갈근차는 정신을 맑게 하
고 몸을 개운하게 하는데 있어 녹용보다 좋은 보약이 된다. 갈근(칡뿌
리)은 갈근탕(葛根湯)의 주 재료로 잘 알려져 있다. 갈근은 몸을 덥게
하고 혈액 순환을 좋게 하며 특히 머리와 목, 어깨의 긴장을 풀어 준다.

2) 차(茶)

차에는 여러 가지 종류가 있는데, 차 안에 들어 있는 카페인이 심장
을 적당히 자극하여 혈액 순환을 좋게 하고, 눈과 머리를 맑게 하여
졸음을 없앤다. 차는 예로부터 도를 닦는 사람들이 즐겨 마셨는데, 이
는 바로 이러한 이유 때문이다.

3) 국화

국화는 작은 국화의 꽃봉오리를 말린 것으로, 중국에서는 화차(花
茶)의 한가지로 사용한다. 국화는 혈류 촉진으로 관상 동맥 질환이나
유행성 출혈열 같은 면역계 질환에 효과가 있다 하여 현대 의학에서
주목하고 있다. 국화는 관상용으로 쓰이는 것 중 노랗고 작은 것을 감

국이라고 부르고, 산에서 자라는 작고 향기가 강하면서 흰색을 띤 것을 야국이라 부른다. 시중에서는 '감국'이 거의 유통되는데 꽃이라 용량이 적게 나가다보니 소금에 절여서 파는 경우가 있다. 그러므로 국화를 살 때는 먹어보아 짜면 안 된다. 자칫 고혈압을 유발할 수 있기 때문이다. 산에서 딴 야국은 향기를 보존하기 위해 그늘에서 말리는 것이 좋다. 꽃으로 된 약재를 고를 때는 개화가 안 된 것이 좋다. 만개한 꽃은 향기가 많이 날라 가버려 약효가 떨어진다. 한 번 마실 때 작은 잔의 하나 정도의 국화를 찻잔에 넣어 끓인 물을 2~7분 정도 둔 다음 마신다. 이것은 머리에 피가 오르기 쉽고 눈이 자주 충혈되는 사람에게 적당하다. 머리의 울혈(鬱血)과 눈의 충혈을 없애 주기 때문에, 마시고 난 후에는 머리가 퍼지는 느낌과 화끈함을 느끼게 되어 머리가 대단히 맑아진다.

4) 자소엽(紫蘇葉)

자소엽도 옛날부터 약효가 높은 식물로 유명하다. 일본 요리에서는 생선회 가장자리에 이 잎을 깔기도 하는데, 이것은 단순한 색깔만이 아니라 중독을 예방한다는 의미도 가지고 있다. 중국에서 자소(紫蘇)는 예부터 감기약과 기침을 멈추는 약초로서 건위제, 이뇨제, 신경증 등에 많이 사용해 왔다. 감기의 경우 열을 내리는 작용은 생강이나 대파보다는 못하지만, 신경증과 기침멈춤, 건위제로는 뛰어난 효과를 발휘한다. 신경증이 심해 계속 헛기침을 하는 경우에도 좋다. 또한 반하후박탕(半夏厚朴湯)은 이 자소엽을 함께 넣어 처방한다. 식품으로 사용하는 경우 자소엽과 과일을 넣어 수프를 만들어 마시면 좋다. 자소엽을 구입할 때는 보라색이 명확한 것이 좋은 것이다.

5) 박하

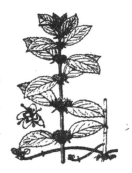

박하는 껌 등으로 잘 알려져 있는 페퍼민트이다. 페퍼민트를 넣은 껌이나 과자를 먹으면 알 수 있듯이, 박하에는 강렬하면서도 기분 좋은 독특한 향이 들어 있다. 이것이 졸음을 없애고, 코막힘도 치료하여 머리를 맑게 하는 것이다.

사용하는 방법으로는 박하를 넣은 껌 등을 입에 넣어도 좋고, 잎을 끓인 물에 그 향을 맡아도 효과가 있다. 이 경우에는 생잎 5~10장을 컵에 넣어 젓가락을 쑤시면서 끓인물을 붓는다. 이 때 꿀을 조금 넣어도 좋다.

향을 효과적으로 내는 방법도 있다. 박하의 정유(精油)를 컵에 3~5 숟가락을 넣어 뜨거운 물을 붓는 방법이다. 이렇게 하면 온 방안에 박하향이 가득 차 막힌 코가 뚫리고 눈이 맑아지며 머리 가운데가 시원해진다.

02
보약에 쓰이는 약재

1. 기를 보충해 주는 약들

1) 인삼

인삼만큼 종류가 세분화된 약재도 드물 것이다.
임상상 4~5년근이 가장 약효가 좋다. 실제 재배에
서 인삼이 6년을 지난 것을 소수라고 한다. 6년근
은 어린이에게 많이 쓴다. 인삼 역시 건조 편의를
위해 인삼 공사에서 껍질을 제거하고 말리는 경우

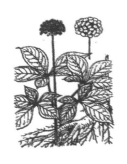

가 많다. 시중에 '피부삼'이라 하며 껍질이 그대로 붙어있는 인삼이 있
는데 더욱 효과가 좋다. 인삼을 쓸 때는 꼭대기 부분의 줄기가 붙어 있
는 것을 제거하고 써야 한다. 이것을 노두라고 하는데 같이 쓰게 되면

두통을 유발할 수 있으니 반드시 제거해야 한다.

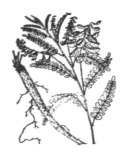

2) 황기

시중에 파는 황기는 뿌리를 자르지 않고 다발로 파는 경우와 썰어서 파는 황기가 있는데 황기가 작은 것이더라도 비스듬히 자르면 매우 커보이니까 황기를 살 때는 썰어지지 않은 뿌리의 크기를 확인하고 썰어서 쓰도록 하는 것이 현명한 방법이다. 황토에서 잘 자라는데 보통 6년근 이상을 대황기라 하며 상품으로 친다. 상품은 크고 뿌리 전체가 겉뿌리가 없고 쭉 곧아야 한다. 꼭대기가 1~2살 애들 주먹 만한 경우도 있다. 썰어 보면 속이 유황색으로 단맛이 강해야 상품이고 속이 하얀 것이 상품이다. 시중에는 건조의 편의를 위하여 겉껍질을 제거하고 유통되는데 껍질이 있는 것이 효과가 더 좋다.

3) 백출과 창출

백출과 창출은 기원식물이 다르며 약효가 다르다. 그러므로 살 때 주의해야 한다. 창출은 흔히 삽주나물에 쓰는 삽주의 뿌리를 말한다. 둘다 썰어 놓으면 비슷하게 생겼는데 백출은 속이 꽉 차있고 촘촘하여 살이 찐 듯하다. 창출은 속이 듬성하여 성긴 느낌이 있고 심이 질기다. 백출은 기름기를 빼고 쓰는데 기름기를 빼지 않으면 복용시 속이 아린 느낌이 든다. 백출을 먹고 속이 쓰리다 하면 기름기를 빼지 않은 것이니 주의해야 한다. 쌀뜨물에 하루 정도 담구어 놓았다 사용

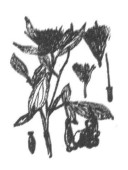
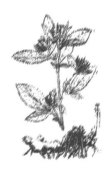

하면 된다. 시중에 파는 백출은 북한산, 중국산, 국산 백출이 있는데
국산과 북한산 백출이 좋은 효과가 있다.

4) 쑥

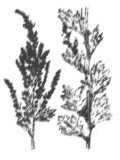

참쑥과 약쑥으로 나뉜다. 참쑥은 약용으로 쓰
이는 쑥이 아니다. 약으로 쓰이는 약쑥은 배면
이 흰색이면서 미세 융모가 나 있다. 참쑥도 털
이 있지만 크다. 그 외 약쑥은 향이 진하고 털
이 고우며 이파리가 작고 고와야 한다. 쑥은 강
화 쑥이 최고인데 바닷가에서도 염분이 많은 쑥을 최고로 친다. 이외
에도 시중에서 살 때 수북하게 보이며 이파리만 모아 놓은 것이 좋고,
줄기가 많이 섞인 것은 하품이다. 수입 쑥 중 잎만 모아 놓은 것은 하
품이다. 그것은 전체적으로 수북한 느낌이 덜하고 덩어리로 뭉쳐 있다.

5) 두충

두충은 두충나무 껍질을 말하는데 나무 기능 껍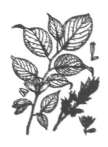질을 원두충, 가지의 껍질을 가지두충이라 한다. 물론 원두충이 약효가 뛰어나다. 원두충은 껍질이 매우 두텁고 진이 많아 떼기가 힘든 경우가 더러 있다. 가지두충은 얇고 진이 가늘어 잘 부러진다. 두충은 수지(진)가 있어 껍질을 쪼개면 가는 실처럼 진이 나온다. 두충의 특징은 이 수지인데 수지는 두충 속의 유효 성분이 밖으로 용출되는 것을 방해한다. 약에 넣을 때는 수지는 물에 안 녹기 때문에 반드시 두충 껍질을 잘게 부수어 술에 한 번 볶으면 수지가 어느정도 제거된다. 봄에 잎이 날 때 그 잎도 수지가 있는데 차로 달여 먹어도 효과가 있다. 봄에는 뿌리 속의 물기운이 줄기까지 올라오기 때문에 봄에 구입하는 것이 훨씬 더 좋은 약효를 가지고 있다.

6) 꿀

꿀 역시 소음인 식품이다. 태음인에게는 안 좋다. 특히 술 마신 뒤 꿀물 먹는 경우가 있는데 태음인은 자주 먹으면 설사를 하게 된다.

7) 감초

'약방에 감초'라 하여 한약에는 감초가 모두 들어가는 줄로만 알고 있지만 감초는 마구 쓰는 약이 아니다. 감초는 스테로이드성이 있어서 단독으로 사용하면 부작용이 생길 수도 있다. 감초는 맛이 달다. 많이 먹으면 열이 나면서 게을러진다. 감초는 치우친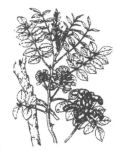
성질을 느긋하게 만들고 완화시키는 약으로 이
용한다. 시중에 파는 감초는 이른바 특감, 1초 감
초에서 4호 감초, 중국 수입인 딱딱메지까지 여러
가지 종류가 있다. 특감에서 4호 감초는 크기 정
도와 노란색의 짙은 정도로 구분한다. 감초는 많
은 제약 회사에서 드링크제에 이용을 많이 하기 때문에 어떤 소문에
의하면 제약 회사에서 한 번 물을 뺀 감초가 시중에 유통되는 경우도
있다고 한다. 그러므로 감초를 살 때는 반드시 그 맛이나 노란색의 진
한 정도를 보아야 한다. 감초는 자체의 전분 때문에 그 속이 성긴 게
좋은데 시중에서 속이 빡빡하고 표면이 맨들맨들하며 보기에 광택이
나는 감초가 많이 있다. 이 감초를 중국산인 딱딱메지라 한다. 쪼갤 때
딱딱하게 부서진다 하여 이 이름이 붙었다고 한다. 중국은 한약재를
많이 유통하는 만큼 약재 절단 가공술이 매우 발달했다. 국산 감초를
작두로 썰게 되면 표면이 매끈하게 나올 수가 없다. 표면이 맨들맨들
하고 속이차 있으니까 좋은 감초라 생각하여 우수한 국산 감초보다 웃
돈주고 사는 우를 범하지 말기를 바란다. 한약재를 취급하는 많은 분
이 감초를 대수롭지 않게 생각하여 3호나 4호 감초를 쓰는 경우가 허
다하다. 특히 탕제원에서도 얕은 지식을 가지고 한약을 취급하는 경
우가 있는데 저질 감초를 쓰는 경우가 많이 있다.

8) 산약

산약은 시장에서 쉽게 구할 수 있는 '마', '산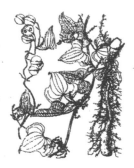
마'이다. 산약은 즙을 내어 많이 먹는데 명대 의
서인 「의학입문」이란 책에서는 완전히 마르지 않
은 산약은 약재로써 사용을 금하고 있다. 그러기
에 시중 약재상에서는 잘 말라서 단단한 것(이

빨로 깨물 때 이빨이 깨질 정도로 잘 마른 것)을 생산약이라 하여 상
품으로 친다. 생산약은 그 외에도 산에서 직접 캔 것이라는 의미도 된
다. 또 식산약이라 하여 대단위로 재배한 산약도 있고 중국산 산약도
있다. 식산약과 중국 산약은 생산약만큼 단단하지 않다. 벽에다 대고
그어 보면 분필처럼 분이 묻어나오고 잘 부서져 가루가 난다. 그 외에
도 수입 산약은 전체가 흰데 반해 생산약은 농촌에서 주민들이 칼로
껍질을 듬성듬성 벗기다 보니 남은 껍질이 묻어서 말라 표면이 울긋
불긋하다. 그리고 마를 캐어 본 사람은 알겠지만 장에서 파는 것처럼
그렇게 큰 마는 캐기가 쉽지 않다. 중국산이 토산으로 둔갑하여 팔릴
수 있다는 말이다. 뿐만 아니라 각종 건강 식품 회사에서 또는 약국
이나 제약 회사에서 만들어 파는 산마함유식품까지도 그럴 수 있다.

2. 혈액 생성 기능을 도와 주는 약들

1) 당귀

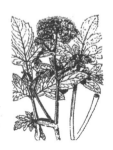

당귀는 수입 당귀보다는 국산 당귀가 많이 유통되는 실정이다. 토산 당귀는 표면이 깨끗하고 희면서 향이 강하고 진이 많이 나온다. 야생당귀는 향이 너무 강해서 약으로는 잘 안 쓰고 있다.

2) 산수유

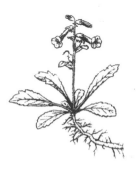

산수유는 씨를 빼고 써야 하는데 산수유 가공중에 기계로 씨를 빼면 씨에 육질이 묻어나 얇아 보이고 윤택이 덜하다. 수입 산수유가 대개 이렇다. 농촌에서 재배된 것은 기계로 씨를 빼기도 하지만, 대부분 농촌 주민이 입이나 손으로 빼내는데 이렇게 해야 육질이 보존되고 윤택이 강하다. 아무튼 산수유는 반드시 씨를 빼낸 것이 상품이다.

3) 지황류

지황에는 생지황, 건지황, 숙지황이 있다.

생지황은 문자 그대로 갓 채취한 신선한 지황을 말하고, 건지황은 그냥 말린 것, 숙지황은 술에 9번 쪄서 말린 것을 말한다.

생지황은 한방에서 열성 질환을 치료하는데 매우 효과가 좋은 약이다.

생지황이나 건지황을 그대로 질병에 응용하는 경우도 많이 있지만, 때에 따라서는 막걸리에 9번 쪄서 사용하는 경우가 많다. 생지황이나 건지황은 성질이 매우 차고 철분이 다량으로 함유되어 있어서 무겁고 찐득찐득하며 소화흡수가 잘 안 된다. 그러나 9번 찌게 되면 약의 기운이 따뜻해지면서 소화가 잘 된다. 하지만 시중에 나와 있는 숙지황은 한 두 번 정도 찐 것이다. 어떤 숙지황은 까맣게 물감을 발라서 팔기도 한다.(찌게 되면 철분이 산화되면서 검은색이 나오니까 이 색깔을 모방하기 위해서이다.) 시중에 나와 있는 숙지황 중 농협에서 나온 숙지황이 그런대로 믿을 만하다. 그래도 농협 숙지황을 2번 이상 쪄서 써야 효과가 제대로 난다. 원래 많이 찌면 찔수록 부피가 줄어 들어 쪼그러 들어 보인다. 시중에서 구할 수 있는 보통 숙지황은 매우 부피가 크다. 국산 생지황은 이렇게 크지 않을뿐 아니라 찌게 되면 그렇게 큰 부피가 나올 수 없다.(중국산은 부피가 크니까 그걸 찌게 되면 그 정도 부피가 나온다.) 농협에서 나온 숙지황은 그 지방에서 생지황 추수 시기에 수매하여 찐다고 하니 믿을 만하다. 제대로 9번 쪄 낸 숙지황이라면 쪼개어 보았을 때 황색선, 흔히 말하는 목심(木心)이 없어야 한다.(그 만큼 속까지 철분이 산화되어야 한다.) 농협 제품은 약간의 목심이 남아 있지만 그 중에서는 가장 가공이 잘된 것이다. 혈을 보하고 음적인 기운을 보하는 데는 숙지황 만한 약재가 없다.

추가적으로 숙지황은 오래찌면 찔수록 약간 달면서도 시큼한 맛이 강해진다.

03

감별해야 하는 약재

1) 호박

소나무 송진이 줄기를 타고 떨어져 땅 속에서 굳어 돌같이 단단하게 된 것이 호박이다. 선인들이 한복에 이 호박 단추, 호박 놀이개를 단 것은 단순히 의복 장식 이상의 의미가 있었던 것 같다. 투명한 호박은 깨끗한 것보다 속에 개미나 곤충이 같이 들어가 굳어 있는 것을 상품으로 친다. 호박은 소나무 송진을 재료로 인공으로도 만들 수 있기 때문이다.

2) 목향

시중에서 파는 것 중 검은 색의 당목향과 약간 청색 빛이 나는 청목향이 있는데 보통 당목향을 많이 애용한다. 고를 때는 일단 크고 향기가 진해야 하며 잘라보아서 진물이 맑고 끈적끈적한 것이 상품이다.

3) 음양곽

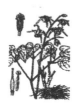

음양곽에서는 원음양곽(토산)과 수입 음양곽이 있는데 시중에서는 수입산이 많이 유통된다. 입에 넣어 보면 원음양곽은 잘 녹지만 수입은 안 녹으며 거친 느낌이 난다. 수입 중에서도 파릇한 색깔이 상품이고 누렇게 뜬 것은 하품이다.

4) 반하

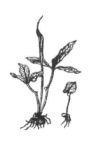

국산 토반하와 수입 토반하가 있다. 토반하는 곰보식으로 줄기 붙은 자리가 패여 있고 매운 맛이 강해 씹으면 목구멍이 마비될 정도로 알싸하다. 반드시 생강즙에 푹 담갔다가 써야 한다. 수입 토반하는 깔끔해보이고 음푹 패인 자리가 없으며 매운 맛도 덜하다.

5) 길경

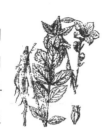

도라지 뿌리인데 자색꽃이 야생이고 흰꽃도라지는 인공 재배이다. 시중에서 유통되는 길경은 거의가 중국산이다. 국산 길경은 농협 에서 전량 수매하여 팔기 때문에 약재 상가에서는 귀하다. 길경은 겉

껍질에 약효가 많은데 껍질을 제거하지 않고 말리면 잘 썩기 때문에
껍질을 제거하는 경우가 많다. 약효는 표면이 하얀 것은 약효가 별로
이고 누런 것이 좋다.

6) 맥문동

노란 색으로 윤택이 나고 고구마 말린 것처럼 쫄
깃쫄깃한 것이 상품이다. 노라면서 다소 거무죽죽
한 것이 있는데 이는 말리면서 썩은 것이니 주의하
길 바란다. 맥문동은 중심에 노란색 심지가 제거된
것이 상품이다.

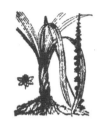

7) 결명자

다이아몬드처럼 각이 져야 되고 크고 윤택이 있
어야 상품이다. 보통 결명자차를 끓일 때는 물 1*l*와
결명자 10g에다 정향이라는 약재를 2~3개를 넣으
면 그 향이 매우 좋다.

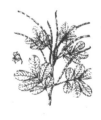

8) 의이인

의이인은 율무의 한방 용어이다. 의이인은 이뇨작
용이 있다. 일부에선 율무가 남자의 정력을 약화시
킨다고 하여 꺼리는 사람도 있다. 이것은 배설자체
를 에너지의 소모라고 여기기 때문인 것 같다. 양방

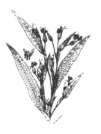

에서는 심장과 소변과는 아주 밀접하게 연계시킨다. 보통 강심제를 복용하면 많은 양의 소변이 배출된다.

심장에서 신장으로 가는 순환 혈액양을 늘려 주기 때문인데 한방에서도 소변을 잘 배출시키는 약재가 강심 작용을 겸하는 경우가 많다. 소변을 원활히 함으로써 마음의 번민을 씻어 내는 방법! 실제로 스님들이 율무를 가까이 하는 것은 이러한 원리를 이용한 듯하다. 한방에서 율무는 심장의 기운을 원활히 해준다고 한다.

「의학입문」이란 책에서는 천문동, 적소두 등의 약재와 함께 갈아서 차처럼 마시면 여인네들의 '질투와 시기로 인한 마음의 번민'을 잠재울 수가 있다고 쓰여져 있다. 국산 율무는 하얗고 굵고 충실한데 반해 수입 율무는 쪄서 말린 것같이 다소 멀겋고 투명한 느낌이 난다.

9) 택사

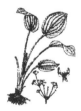

상주에서 많이 나오는 속이 하얗게 된 것이 좋다. 택사를 재배하는 토질이 안 좋거나 보관을 잘 못하면 하얀 바탕에 붉거나 검은 빛이 돈다.

10) 속단

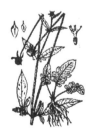

중국 수입 천속단은 굵은 반면 토산 속단은 가늘고 수염뿌리 이다. 고전에 기록된 속단 분류상 천속단이 속단에 해당되고 국산 속단은 해당이 안된다. 국산 속단은 약효가 다르니 쓰지 말아야 한다.

11) 시호

국산 시호와 수입 시호가 있다. 국산 시호중 상품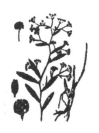
은 원시호인데 야생이다. 하품은 식시호, 재배 시호
이다. 원시호는 가늘고 자잘하면서 뿌리에서 곁뿌리
를 떼어내면 부러진다. 그리고 부서진 줄기를 보면
구멍이 한가운데에 나 있다. 식시호는 떼어내면 찢
어지는데 이것을 가지고 원시호, 식시호를 판별한다. 수입 시호는 대
체적으로 속이 빈 것 같아서 크기에 비해 가볍고 전체적으로 지저분
하다. 시중에 은시호라고 불리는 것이 있는데 이는 시호와 완전히 약
효가 다른 별종이다.

12) 향부자

향부자는 기의 흐름을 원활히 해 주어 맺혀 있는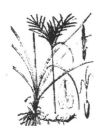
기운을 풀어주는 아주 좋은 약재이다. 향부자는 왕
골의 뿌리로 이 향부자는 그냥 쓰기도 하지만 대부
분 어린애들 오줌에 담가서 써야 한다. 소변하니까
거북스런 마음이 들지 모르겠지만 우리 나라 조선
시대 노론의 대가 송시열선생의 건강 유지법이 바로 남자 어린이의
소변인 '동변(童便)'이다. 양의학에서는 소변에서 유로키나아제라는
혈전 용해제를 뽑아서 쓴다. 혈전 용해제란 막힌 것을 뚫어주는 것이
다. 향부자는 맵고 약간 단맛이 섞여 있는데 한방적인 원리로 보면 돌
려서 발산하는 성질이 있기 때문에 한방감기약에서는 이 향부자를 그

냥 쓴다. 이것은 발산하는 능력을 빌어 땀을 내고자하는 의미가 있다. 시중에서는 동변에 담그어 놓은 향부자를 팔지 않는다. 그러나 스트레스를 치료하기 위해서는 반드시 동변에 담구어야 효과가 난다. 향부자는 원래 냄새가 쏴 하지만 동변에 담그어 두면 향부자는 기분 좋은 향긋한 내음이 은은하게 난다.

13) 오미자

스포츠 드링크들을 가만히 보면 시린 맛이 강하다. 운동 후 발산된 기운을 거두어 들이는 데는 신 맛이 효과가 좋다. 한방에서의 스포츠 드링크 하면 단연 이 오미자차를 꼽을 수 있다. 오미자는 국산도 많고 중국산도 국산 못지 않게 약효가 있다. 시중에 파는 것은 50대 50정도로 섞어 파는 경우가 많기 때문에 전문가가 아니고서는 감별하기가 힘들다. 오미자는 가을에 나오는 약재이다. 이 오미자는 시간이 지나면 열매 주변에 약간의 흰가루가 생기게 된다. 시간이 지났으니 생기는 것이 정상이다. 시중에 파는 오미자 중 계절이 한참 지났는데도 빤질빤질하고 윤이 나는 것은 필시 소주에 담가 색깔을 변색시킨 것이니 주의해야 한다.

14) 방풍

방풍은 글자 그대로 풍을 막아 주는 약재로서 중풍성 질환은 물론 피부병에도 자주 상용된다. 시중에서 판매하는 방풍은 식방풍과 원방풍이 있는데 원방풍은 제주도에서 많이 재배되는데 모래밭에서 잘 자란다고 한다.

15) 고본

고본이란 약재는 두통, 피부병, 관절염에 많이 쓰이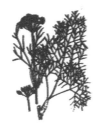
는 한약재이다. 팔신(八新)이라 하여 신선할수록 좋은
약재 8가지에 이 고본이 포함된다. 고본은 그 엄숙하
고 정결한 향기 덕에 절에서 많이 심는데 주의할 점
은 고본을 작두로 썰어 놓으면 그 모양이 당귀를 썰은 것과 유사하다
는 것이다. 시중 약재상에서는 당귀의 가격이 올라가면 고본을 섞어서
파는 경우가 있다고 한다. 당귀의 향과 고본의 향이 차이가 있긴 하지
만 섞어 놓으면 분별하기 쉽지 않기 때문에 구입할 때 주의해야 한다.

16) 향유

속명으로 '노야기'라고 불리는데 여름철 감기에 자주 쓰이는 약재이
다. 약명에서도 알 수 있듯이 향으로 치료하는 약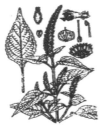
이라 향이 강해야 진품인데 시중에서 판매하는 향
유는 제철이 아니고서는 향기를 맡기가 힘들다. 하
기야 여름한철 쓰는 약이니 그럴만도 하다. 여름철
에 감기 기운이 있을 때는 향유를 차 끓이듯이 먹
어도 좋은데 향기가 강한 약은 열에 약해서 30분 정도 끓이는 게 좋다.

17) 소초

소초란 원지의 싹인데 4월경 자라난다고 한다. 원지에 대해서는 앞에서 이야기했지만 마음을 안정시키기는 데 좋은 효과가 있다. 소초는 스트레스를 풀고 마음을 안정시킬 뿐만 아니라 사춘기 때 많이 경험하게 되는 몽정에 효과가 탁월한 약이다. 한방에서는 사춘기 시절의 잦은 몽정이나 자위 행위로 인한 체력 저하시 보약에 이 소초를 가미해서 쓴다. 시중 약재상에서 많이 취급하고 있으며, 값도 싸서 부담 없이 구입할 수가 있다. 이 소초는 잘 말린 다음 잡질을 제거하고 차로 끓여 상복하면 사춘기 이성 문제로 인한 마음의 번민을 더는데도 효과가 있다.

18) 익지인

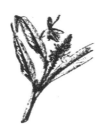

열대 지방이나 광동성 남부, 마카오가 원산지인 익지인은 머리 좋아지는 약으로 유명하다. 종자가 녹색에서 홍색으로 변할 때 채취해야 하는데 홍색으로 변한 성숙 종자는 표면에 작은 혹모양의 두드러진 능선이 있다.

19) 사인

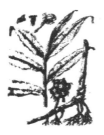

방향 성분이 많기 때문에 30분 정도 끓이는 것이 좋다.

04
기억력을 높이는 보약

기억력을 높이는 보약

1) 총명익지방(聰明益智方)

재료

용골, 호골, 원지. 각 같은 양

조제 및 복용법

분말로 한 다음 녹두알 크기의 환약을 만들어 1회에 7,8알 복용한다.

2) 개심산(開心散)

재료

복령 20g, 창포 10g, 원지, 인삼 각 4g

조제 및 복용법

분말로 한 다음 녹두알 크기의 환약을 만들어 1회에 7,8알 복용한다.

3) 창포익지환(菖蒲益智丸)

재료

복령 7g

창포, 원지, 인삼, 길경, 우술. 각 5g

부자 4g, 계심 3g

조제 및 복용법

분말로 한 다음 녹두알 크기의 환약을 만들어 1회에 7, 8알 복용한다.
건망증이 심하고 때로 몽롱하면서 배가 가끔 아픈 사람에게 사용한다.

4) 천왕보심단(天王補心丹)

재료

건지황(술에 씻은 것) 160g, 황련(술에 축여 볶은 것) 80g, 석창포 40g

인삼, 당귀(술에 씻은 것)

오미자, 천문동, 맥문동, 백자인, 산조인(볶은 것)

현삼, 단삼, 원지, 복신, 길경. 각 20g

조제 및 복용법

위의 약재들을 모두 함께 갈아서 졸인 꿀로 녹두알 크기의 환약을
빚는다. 한 번에 30~50알씩 가급적 녹차와 함께 먹는다.

5) 녹용환(鹿茸丸)

재료

맥문동 80g

녹용, 숙지황, 황기, 오미자, 계내금(밀기울과 함께 볶은 것), 우슬(
술에 담갔던 것), 인삼. 각 30g

백복령, 지골피, 현삼. 각 20g

조제 및 복용법

위의 약재들을 가루내어 꿀로 녹두알 크기의 환약을 빚어 한 번에
50-70알씩 빈 속에 먹는다.

6) 가미복령탕(加味茯笭湯)

담(痰)이 심포락(心包絡: 심장을 둘러싸고 있는 기능학적 외막)에 차서 했던 일과 말을 잘 잊어버릴 때에 쓴다.

재료

인삼, 반하, 진피. 각 6g
백복령, 향부자, 익지인. 각 4g
감초 2g

조제 및 복용법

위의 약재들을 한 첩으로 지어 생강 3쪽, 오매 1개를 넣고 달여 먹는다.

7) 총명탕(聰明湯)

잘 잊고 기억력이 부족할 때에 쓴다. 오래 복용하면 하루 천언(千言)을 암기할 수 있다.

재료

백복신, 원지(遠志)(감초수로 데쳐서 심을 빼고 생강즙에 담가서 말린다.) 석창포 적당량

조제 및 복용법

위의 약재들을 각 등분하여 매번 12g씩 물에 달여 마시거나 혹은 8g

씩 따뜻한 물에 타서 마신다.

8) 귀비탕(歸脾湯)

근심 걱정으로 심(心)과 비(脾)의 혈(血)을 상하게 하여 건망증, 가슴이 두근두근 하는 증상이 있는데 쓴다.

재료

당귀, 원육, 산조인, 원지, 인삼, 황기, 백출, 복신. 각 4g

목향 2g

감초 1g

조제 및 복용법

위의 약재들을 한 첩으로 생강 5편, 대추 2개를 넣고 달여 마신다.

9) 가감정지환(加感定志丸)

마음이 불편하고 꿈이 많으며 자주 놀라면서 잘 잊어먹을 때에 쓴다.

재료

인삼, 백복령, 복신. 각 120g

석창포, 원지, 각 75g

목향

조제 및 복용법

위의 약재들을 가루내어 오동나무씨만큼 환을 지어 미음에 50알 내지 70알씩 복용한다.

10) 장원환(壯元丸)

심장을 튼튼하게 하고 피를 만들며 정신을 안정시킨다. 일에 너무 파묻히거나 오랫동안 독서를 하거나 무엇을 지나치게 생각하여 신경이 쇠약해지고 건망증과 불면증 때문에 기억력이 떨어진 사람이 이 약을 쓰면 능히 천언(千言)을 외우고 가슴에 만 권의 책을 간직하게 된다.

재료

원지, 용안육, 생건지황(술로 씻는다), 현삼, 석창포. 각 12g

인삼, 백복신, 당귀(술로 씻는다), 맥문동, 백자인(기름을 뺀 것). 각 75g

조제 및 복용법

위의 약재들을 가루내어 분저심현(돼지 염통 속의 피)에 반죽하여 녹두알만큼 환을 지어 금박으로 옷을 입혀 찹쌀 미음에 20-30알씩 아침 빈 속에 먹는다.

11) 주자독서환(朱子讀書丸)

재료

복사, 원지. 각 40g

인삼, 진피. 각 10g

당귀, 석창포, 각 20g

감초 9g

조제 및 복용법

위의 약재들을 가루내어 밀풀에 반죽하여 녹두만큼 환을 지어 녹차
와 같이 먹는다.

12) 가감보심탕(加感補心湯)

모든 허약증으로 인한 건망증에 쓴다.

재료

당귀, 진피, 백복령, 천문동, 맥문동. 각 120g

인삼, 산약, 복신, 원지. 각 75g 육계 20g

조제 및 복용법

위의 약재들을 가루내어 꿀에 오동나무씨만큼 환을 지어 인삼탕에
30알씩 복용한다.

기억력 감퇴를 막는 약선(藥膳)

1) 산조인죽(酸棗仁粥)
재료

산조인 60g

쌀 400g

조제법

산조인을 물에 넣고 달여 짜서 즙을 낸다. 이 즙으로 쌀죽을 쑨다.

효과

산조인(酸棗仁)과 쌀만을 사용한 죽이다. 번민, 기분이 안정되지 못할 때, 잠이 잘 오지 않을 때 효과가 있다.

2) 백합죽(백합뿌리죽)
재료

백합뿌리 60g, 쌀 250g

설탕 30g

조제법

쌀과 백합뿌리를 한꺼번에 넣고 죽을 쑨다. 끓거든 설탕을 넣어 잘 젓는다.

효과

백합뿌리와 쌀만으로 쑨 죽이다. 가슴이 두근대거나 폐결핵으로 기침, 담, 각혈이 있을 때, 정신 불안, 자면서 땀을 흘릴 때 등에 쓴다.

3) 옥죽심자(玉竹心子)

재료

옥죽 50g, 돼지 심장 500g, 파, 소금, 산초나무 열매, 설탕, 조미료, 참기름, 물.

조제법

옥죽은 불순물을 제거하고 다져서 물에 담근다. 이것을 삶아 1.5리터 정도의 즙을 만든다. 여기에 돼지염통(갈라서 피를 씻어낸 것), 생강(얇게 썬 것), 산초 열매를 냄비에 넣고 물러질 때까지 식힌다. 다른 냄비에 옥죽 삶은 물을 조금 넣고, 소금, 설탕, 참기름을 넣어 진한 수프가 될 때까지 졸여서 이것을 돼지염통에 골고루 적당히 끼얹어 그릇에 담는다.

효과

만드는 법이 좀 복잡한 듯한데, 옥죽심자는 간단히 말해서 돼지의 심장과 옥죽을 삶은 것이니 그런 정도로 요리해도 좋다. 마음이 너무 괴로워 기분이 안정되지 않거나 잠을 자지 못하는 사람에게 효과적이다. 마른기침이나 조갈증, 가슴 두근거림, 번민, 불면증 등에 좋다.

4) 용안산약고(龍眼山藥膏)

재료

산약 500g, 용안육 25g, 연자(익힌 것) 15g, 밀가루(볶은 것) 100g, 청매실 25g, 설탕 30g, 찐 계란(완숙) 25g, 호박씨 25g

기타 : 꿀, 앵두, 자두, 물

조제법

산약은 가루로 만들어 밀가루와 물을 섞어 잘 반죽한다. 청매실은 버들잎 모양으로, 계산은 마름모꼴로 자른다. 앵두, 호박씨는 씻어 놓는다. 반죽한 것을 둥글게 떡을 만들어 접시에 놓고 그 위에 바깥쪽에서부터 차례로 연자, 앵두, 용안육, 계란, 호박씨를 둥글게 둘러 놓고, 가운데는 청매실을 놓는다. 큰 종이를 덮고 찜통에 넣어 15분간 찐다. 종이를 벗기고 따로 걸쭉한 국물을 만들어(냄비에, 물, 꿀, 설탕, 녹말을 넣고 끓임) 떡 위에 끼얹는다.

효과

이것은 용안과 산약을 넣어 찐 떡이라고 할 수 있는데, 용안육과 산약이 주재료이다. 특히 불면증과 심장 박동이 심한 경우, 식욕부진, 의욕 부진 등에 효과가 있다.

05
집중력을 강하게 하는 보약

1) 익기총명탕(益氣聰明湯)

수험생에게 많이 복용되는 처방으로 익기총명탕이 있다. 원래는 중년이나 노인이 허로(虛勞)로 머리가 아프고 어지러우며, 귀에서 소리가 나고 난청이며, 눈이 잘 안 보일 때 쓴다.

재료
구감초 4.8g
인삼, 황기 각 4g
승마, 갈근 각 2.4g, 만형실 1.2g
백작약, 황백(술에 축여 볶은 것) 각 0.8g

조제 및 복용법

물에 달여 두 번에 나누어 먹는다.

2) 자음건비탕(滋陰健脾湯)

자음건비탕은 정신력이 떨어지고 마음이 달아오르며 건망, 번민 등의 증상이 있을 때, 체질에 별 관계없이 약재를 가감하여 사용한다. 가슴에 답답한 증상이 있으면 탱자나 목향을 넣고, 울체가 있으면 향부자나 소엽을 넣고, 양기가 부족하면 녹용이나 녹각을 넣어 쓴다. 그리면 뇌력이 올라가고 집중력이 강화될 것이다.

재료

백출 6g

진피(소금물에 씻어서 흰속을 없앤 것), 반하(생강즙에 담가 말린 것), 백복령. 각 4g

당귀, 작약, 건지황. 각 2.8g

인삼, 원지, 복신, 맥문동. 각 2g

천궁, 감초 각 1.2g

생강 3쪽, 대추 2알

조제 및 복용법

이상을 가루내어 꿀과 마(산약)가루를 각 160g씩 넣고 쑨 풀로 녹두알만한 크기로 알약을 빚는다. 한 번에 50~70알씩 복용한다.

3) 박하탕(薄荷湯)

재료

박하 5g, 레몬 약간, 꿀

조제법

박하를 끓인 물(한 사발)에 데쳐 내듯이 달인 후 꺼내고, 그 물에 꿀을 타고 레몬을 곁들여 마신다.

효과

머리를 맑게 하고 졸음을 쫓고 코막힘을 해소하는 데 효과적이다. 소화도 돕는다.

정신력을 강하게 하는 보약

1) 반하백출천마탕(半夏白朮天麻湯)

재료

반하(법제한 것), 진피, 맥아(볶은 것). 각 6g

백출, 신곡. 각 4g

창출, 인삼, 황기, 천마, 백복령, 택사. 각 2g

건강 1.2g

황백(술에 축인 것) 0.8g

조제 및 복용법

위 약재들을 끓여서 하루에 2~3번씩 식후에 마신다.

효과

기가 허하고 머리가 아프고 집중력이 없을 때, 그리고 소화가 안되고 책상에 앉으면 하품이 나며 피로할 때 쓴다.

2) 청뇌탕(淸腦湯)

반하백출천마탕에 복신을 10g정도 넣어 만든다. 쓰는 데도 비슷하다. 비위가 허약하고 두통이 심하고, 몸이 무겁고 사지가 몹시 차며, 때로 구토하고 현기증이 있을 때 등에 쓴다. 특히 백복신이 들어가 머리를 맑게 하고 집중력을 강화시키는 효과가 뛰어나다.

3) 사물안신탕(四物安神湯)

재료

당귀, 작약, 생지황, 숙지황, 인삼, 백출, 복신, 산조인(볶은 것), 황련(볶은 것), 치자(볶은 것), 맥문동, 죽여. 각 2.8g

목향, 대추 2알, 볶은 쌀 2g, 매실 1알

조제 및 복용법

위의 약재들을 한 첩으로 하여 물에 달인 뒤에 마신다.

효과

스트레스 때문에 항상 마음이 불안할 때에 좋다. 특히 여학생이 시험에 대한 불안이 심할 때 쓸 수 있다. 심혈 부족으로 얼굴이 창백하고 어지러우며 가슴이 두근거리고 마음이 불안할 때에 쓴다. 그 이외에 심장신경증, 심장판막증, 산후증 등에도 쓴다.

4) 가감안신환(加感安神丸)

재료

황련 24g

감초, 건지황(술에 씻은 것). 각 14g

당귀(술에 씻은 것) 10g

조제 및 복용법

위의 약재들을 가루내어 밀가루풀로 녹두알 크기의 환약을 만든다. 한 번에 2, 3알씩 식후에 먹는다.

효과

신경이 허약하여 불안해하는 데 좋은 처방이다. 심화가 성하거나, 음혈부족으로 가슴이 두근거리고 불안하며, 잘 놀라고 잠을 자지 못하고 꿈이 많으며, 어지러운 데 쓴다. 심장 신경증, 신경쇠약, 심장 판막 장애 등에 쓸 수 있다. 특히 남학생의 시험에 대한 공포 불안 초조해하고 밤에 잠이 잘 안 오는 데 쓰면 좋은 효과를 볼 수 있다.

5) 소요산(消遙散)

재료

백출, 작약, 백복령, 시호, 당귀, 맥문동 각 4g

감초, 박하. 각 2g

생강 3쪽

조제 및 복용법

위 약제를 끓여서 하루 2~3번 식후에 마신다.

효과

여학생이 스트레스로 안절부절하고 자기 감정을 다스리지 못할 때 쓸 수 있는 처방이다. 증세에 따라 적절히 가미(加味)해서 사용한다. 옆구리가 아프고 한기가 들며, 열이 나고 머리가 아프고 입맛도 없고 어지러울 때 쓴다. 월경이 고르지 못하고 가슴이 답답하며 손발바닥이 달아오르고 젖이 부어오른듯 하며 아플 때 쓴다. 신경 쇠약, 만성 간염, 월경 불순 등에도 쓸 수 있다.

6) 청심연자탕(淸心蓮子湯)

재료

연실 8g

복령, 인삼, 황기. 각 4g

황금, 차전자(볶은 것), 맥문동, 지골피, 감초. 각 2.8g

조제 및 복용법

위의 약재들을 한 첩으로 하여 물에 달여 먹는다.

효과

체격에 맞지 않게 정신력이 약할 때, 불안 초조해하고 조그마한 충격에도 혈압의 변화가 심할 때 적합하다. 화를 잘 내고 입안이 마르고 갈증이 나며 가슴이 답답하고 오줌이 붉고 잘 나오지 않을 때 쓴다.

7) 가미온담탕(加味溫膽湯)

재료

반하 4g, 진피 8.8g, 죽여, 지실, 각 6g

산조인(볶은 것), 원지, 오미자, 인삼, 숙지황, 백복령, 감초, 각 4g

효과

신경증에 두루 쓸 수 있는 대표적인 처방이다. 가끔 잘 놀라고 잠이 잘 안오며 쓸데없이 불안 초조할 때 좋다. 심장과 담이 허하여 잘 놀라고 잘 때 꿈이 많으며 잘 자지 못하는 데 쓴다. 신경증과 심장 신경증에 두루 쓴다. 특히 체질이 비교적 튼튼하고 기름진 음식을 많이 먹는 사람에게 잘 듣는다.

8) 귀비탕(歸脾湯)

여러 가지 스트레스를 받아 비장과 심장의 기능이 약해져 있고 그 때문에 건망증이 온 사람에게 좋다. 증상에 따라서는 온담탕(溫膽湯) 계통의 처방과 함께 쓰기도 한다. 귀비탕은 정신을 안정시키는 역할을 하고, 온담탕은 콜레스테롤을 제거하고 피로 물질을 제거하는 역할을 한다.

재료
당귀, 원육, 산조인, 원지, 인삼, 황기, 백출, 복신. 각 4g
목향 2g, 감초 1g

조제 및 복용법
위의 약재들을 한 첩으로 생강 5편, 대추 2개를 넣고 달여 마신다.

부록

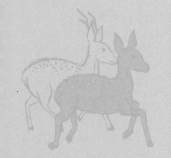

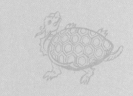

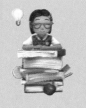

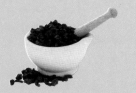

나는 무슨 체질일까?
키크는 비결

나는 무슨 체질일까?

사상 체질 감별법

	태양인	소양인
특징	1. 머리가 명석하고 창의력이 뛰어나서 영웅 호걸의 성격이 많다. 2. 독선적인 성격이고 남성적인 성격이 있으며 적극적이고 진취적인 기상인 반면에 계획성이 적고 행동에 거침이 없으며 후회할 줄을 모른다. 3. 친한 사람이든 그렇지 않은 사람이든 가리지 않고 남과 소통을 잘하지만 마음먹은 대로 되지 않을 경우 화를 잘낸다.	1. 매사에 활동적이며 열성적이고 성미가 급하다. 2. 남을 돕는 일에 잘 나서고 정의감이 강하고 솔직한 편이다. 3. 행동이 경솔하지만 인정이 많고 이해 타산에 얽매이지 않는다. 4. 외부일에 관심이 많고 가정이나 자신에 소홀하다. 5. 일을 쉽게 시작하나 끝맺음은 좋지 않다. 6. 지구력이 적고 쉽게 싫증을 느껴서 일만 벌이는 사람이 될 수 있다.
전체적인 외모	1. 가슴 윗부분이 발달된 체형이다. 2. 목덜미가 굵고 실하며 머리가 크다. 3. 대신 허리 아랫 부분이 약하다. 4. 엉덩이가 작고 다리가 약해 서 있는 자세가 안정돼 보이지 않는다. 5. 하체가 약해 오래 걷거나 서 있기에 힘이 든다. 6. 용모가 뚜렷하고 살이 찌지 않는다.	1. 상체가 실하고 하체가 가벼워서 걸음걸이가 날래다. 2. 엉덩이 부위가 빈약하여 앉은 모습이 외롭게 보인다. 3. 말하는 것이나 몸가짐이 민첩하다.

태음인	소음인
1. 정직하고 과묵하며 믿음직스 럽게 행동한다. 꾸준히 노력 하는 형이며 인내심도 많다. 2. 대체로 보수적인 편이며 변동 을 싫어한다. 3. 점잖은 듯하나 의심이 많 아 음흉하고 교만하여 욕심 이 많다. 4. 바깥일보다 집안일을 중시하 고 활동을 싫어하며 운동이 나 말을 싫어하고 오락을 좋 아한다.	1. 온순하고 침착하다. 판단이 빠르고 치밀하며 매사에 계획 성이 있다. 2. 내성적인 성격이어서 수줍음 이 많고 쉽게 자기 생각을 표 현하지 않는다. 3. 소극적이어서 추진력은 약 하다. 4. 이해 타산에 구애됨이 크고 남의 간섭을 싫어한다. 5. 질투심이 있고 감정이 상하면 오래 끌어서 소심하다는 말을 들을 수 있다.
1. 허리 부위가 실하여 서있는 자세가 굳건하나 목덜미의 기세가 약하다. 2. 대개 살이 쪘고 체격이 건 실하다.	1. 상체보다 하체가 균형있게 발달하였고 걸을 때는 앞으 로 수그린 모습을 하는 사람 이 많다. 2. 전체적으로 체격이 마르고 약한 체형이다.

	태양인	소양인
코의 모양		코끝이 예리하고 얼굴 전체 면적에서 차지하는 비중이 적다.
손의 모양		골격이 굵고 윤기가 있으며 살이 없어 뼈를 만지는 것 같다.
잘 걸리는 병	간장질환, 식도협착, 식도암, 위암, 안질	비뇨 생식기병, 요통
분포	0.001%	20%
지방		평안도, 경상 남도
성격	1. 항상 앞으로 나아가려하고 물러서지 않는다. 2. 용맹하고 적극적인 성격으로 남성적인 성격만 있고 여성스러운 면이 부족하다.	1. 일을 벌이려고만 하고 거두어 정리하지 않는다. 2. 밖에서 칭찬받고 이름나는 것을 좋아하고 안에서 충실히 일하는 것에는 기쁨을 느끼지 못한다. 3. 집안일에 등한히 하는 경우가 많다.

태음인	소음인
통통하고 얼굴 전체의 면적에서 차지하는 비중이 크다.	코 끝에 앵두를 달아 놓은 것 같다.
크고 길며 두툼하다.	길이가 짧고 마른 편이다.
호흡 순환기병(심장병, 고혈압, 중풍, 기관지염, 천식), 피부습진, 두드러기, 대장염, 치질, 노이로제	소화기 계통의 병(소화불량, 이질, 설사), 정신 신경계 질환
50%	30%
함경도, 경상 북도	경기도, 호남
1. 고요히 있으려고 하고 움직이려 하지 않는다. 2. 변화를 싫어하고 보수적이다.	1. 집안으로 들어와 있으려고만 하고 밖으로 나서려고 하지 않는다. 2. 내성적이다. 적극성이 적고 추진력이 부족하다. 3. 생각이 치밀하고 침착하다. 4. 잠시 감정에 휩싸이는 일은 있지만 원래 이성적으로 판단하여 행동하는 유형이어서 금세 되돌아온다.

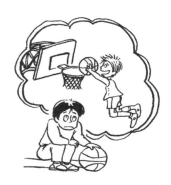

키가 너무 작아 대중의 인기가 없던 어떤 배우가 죽었다. 그의 장례식에 의외로 수많은 사람들이 몰려들었다. 수천 명의 군중을 보던 그의 아내는 울면서 말했다. "만약 그 분이 이렇게 많은 사람들이 모여들 줄 알았다면 좀 더 일찍 죽었을 텐데…."

수험생들 때는 한창 키가 크는 때이다. 어떠한 재능보다도 키라는 것이 학우들 사이에서는 알아 주는 것 중 하나이다. 그런데 이렇게 중요한 키가 크지 않아 열등감을 느끼고 고민하는 수험생들이 무척 많다. 키가 작은 것이 문제가 아니라 거기에 대한 열등감 때문에 정신적인 문제가 생기는 것이 더욱 큰 문제다. 키를 더 크게 할 수 있는 방법은 없을까? 키가 크는 것은 나무가 자라는 원리와 같다. 좋은 토양에 좋은 씨앗을 심고 물을 제때에 주며 따뜻한 햇볕을 쬐면 나무는 쑥쑥 크게 된다. 좋은 토양은 사람에 있어서는 영양분을 공급하는 소화 기능과 같고 좋은 씨앗은 선천적으로 타고난 체질과 신장 기능에 해당된다. 물을 제때에 주는 것은 적절한 음료요법을 말한다. 따뜻한 햇볕을 쬔다는 것은 충분한 운동을 말함이다. 식물은 햇볕을 받음으로 몸이 대사가 이루어지고 사람은 활동을 함으로써 대사가 이루어진다. 그러므로 올바른 대사가 이루어지려면 적당한 양의 운동이 필요하다.

++ 원인

수험생들이 키가 크지 않는 원인은 다음과 같다.

① 부모로부터 받은 선천적인 체질

부모님이 다 키가 작아 선천적인 유전 인자를 그렇게 타고 났으면 어쩔 수가 없다. 그렇지만 부족한 부분을 보충하여 주면 후천적으로라도 어느 정도는 튼튼하게 만들 수 있다. 선천적으로 약하게 태어난 사람은 적당한 운동과 균형잡힌 식사를 겸하고 약물 요법을 병행하는 것이 좋다.

② 바르지 못한 자세

바른 자세도 키가 크는 데 아주 중요한 영향을 미친다. 계속 상체를 앞쪽으로 기울어지게 해서 등을 구부정하게 하고 있으면 배골이 가슴 부근에서 앞으로 구부러져 고양이등처럼 될 우려가 있을 뿐만 아니라 가슴 속에 있는 내장기관인 심장, 폐 등을 구부러지게 하거나 잡아당기거나 해서 혈액과 임파액의 정상적인 흐름을 방해하므로 이들을 통해 운반되는 영양분이 부족하게 된다. 동시에 고여 있던 노폐물도 정맥을 통해 운반되기가 어렵게 된다. 또 옆으로 비튼 자세를 많이 취하는 사람은 척추측만증에 걸려 성장에 지장을 초래하기 쉽다. 책상에 앉을 때나 바닥에 앉을 때는 허리를 곧추 세우는 것이 좋고, 다리를 꼬고 앉는 것은 좋지 않다. 쇼파에 기대 앉지 말아야 되며 엎드려 자지 말아야 한다. 엎드려 자게 되면 목과 허리가 꼬이게 되어 측만의 원인이 된다. 옆으로 누워 있을 때 손으로 머리를 받치는 습관도 좋지 못하다. 또한 공부를 할 때 한쪽 어깨를 기울어지게 해서 노트 정리를 하는 습관을 고쳐야 한다. 또 어릴 때 너무 일찍 보행기를 타서 충분히 기어다닐 시간이 부족한 경우 척추가 약해져 측만증이 잘 생기는 경우도 있다. 이런 수험생들은 조기에 교정을 하는 것이 좋다.

③ 과도한 스트레스

만물과 다르게 인간에게만 있는 고유의 능력은 사유 능력 이다. 이 사유능력이 있기에 인간은 만물의 영장이 되었다고 한다. 우리 인간의 사유는 어릴적부터 지금까지 겪고 보아온대로 생각하고 행동한다. 그러므로 사람마다 사유하는 패턴은 각기 다르다. 우리의 몸은 정신이 움직인다. 마음가는대로 움직이는 것이 우리 몸이기 때문이다. 무의식도 마음이다. 잠재되어 있으면서 우리의 생활에 많은 영향을 미치는 이 잠재 의식은 수험생들에게도 많은 영향을 미친다. 여기서는 키에 대해서만 이야기하겠다. 어릴적 충격적인 일을 겪은 수험생들은 그 일에 대한 충격 때문에 이상하게 키가 안 큰다. 어릴 적부터 많은 스트레스를 받고 있는 수험생도 마찬가지이다. 큰 충격을 받은 사람은 이상하게도 외부 사람들로부터 피해 의식이 강하기 때문에 움츠리게 된다. 스트레스를 많이 받아온 수험생도 마찬가지이다. 위축된 마음은 무의식에 잠재되어 있어 이것은 우리 신체를 위축되게 만든다. 그러므로 정신적으로 문제가 큰 수험생들은 키가 크지 않는 경우가 많다. 정신적으로 부담을 많이 받는 수험생은 간의 기운이 뭉쳐서 흩어지지 않게 되니 기혈 순환이 안 되게 된다. 그것은 소화에 장애도 가져오고 혈을 손상시킨다. 이런 수험생들은 약이 따로 없다. 마음을 풀어 주는 주위의 따뜻한 격려가 가장 중요한 것이다. 마음이 안정을 찾고 생활의 활기를 찾으면 그 안에서 키는 저절로 자랄 것이다. 도시에서 자란 나무와 산에서 자란 나무는 그 기세부터가 차이가 있다. 산에서 자란 나무는 그 기세부터가 웅장하고 힘이 있는 반면에 도시에서 자란 나무는 위축되어 있고 나약해 보인다. 이것은 바로 자유란 것의 힘이다. 마음의 자유가 얻어진 이는 비록 작더라도 아름다운 것이다. 우리는 들에 핀 채송화를 볼 수 있다. 아름답게 흐드러진 채송화꽃을 보고 누가 작다는 생각을 하는가! 이와 마찬가지로 마음의 자유를 찾아 활기를 얻은 사람은 비록 작더라도 작아 보이지 않는 법이다. 이것이 바로 마음의 힘이다. 요즘 세상은 이 마음에 대한 진실이 없다. 외모에만 치우치고 진실이 결여된 세상이 지금 세상이다. 이런 세상에서 들에 핀 한송이 채송화처럼 아름답게 피는 것도 의미있는 것이라 느껴진다.

++ 치료법

수험생들 중 소화기 질병이 있어 성장을 못하는 경우가 있다. 소화가 안 되는 수험생들은 소화 기능을 회복시켜 주는 것이 급선무이다. 다른 무엇이 좋다 하여 그것을 써서는 안 된다. 우유는 일반적으로 키를 크게 하는 음식에 속한다고 알고 있다. 그러나 소화가 안 되어 키가 크는 데 방해 받는 수험생들은 우유를 먹으면 더욱 키 크는 데 방해를 받게 된다. 우유는 성질이 차기 때문에 소화 기능이 약하여 속이 찬 수험생들은 더 더욱 소화가 안 되기 때문이다. 이 사람이 가지고 있는 병을 모르고 남들이 좋다는 음식을 함부로 복용하는 것은 바람직하지 못하다는 것을 단적으로 보여 주는 예이다. 소화 기능을 회복시켜 주는 약으로는 영신환, 가미보중익기탕, 가미육군자탕 등이 있다.

또 자세가 바르지 못하여 척추가 비뚤어져 정상적으로 자라지 못하는 경우가 있다. 부모는 정상적으로 키가 큰데 자녀의 척추가 틀어진 경우는 키가 크지 못한다. 나무도 비뚤게 자라면 성장하지 못하는 것과 같다. 비뚤어진 척추를 교정하여 바로 잡으면 단시간 내에 키가 크는 것을 많이 보게 된다. 곱추가 키가 크지 못한 이유도 여기에 있다. 척추가 어렸을 때 틀어지게 되면 척추가 성장하는 기능이 많이 떨어진다. 치료법은 추나 요법을 통해서 척추를 바로 잡아야 한다. 보통 척추 측만증 환자는 키가 크지 못하여 몸이 허약해진다. 척추가 틀어진 측만증 증상은 척추편을 참조하면 된다. 척추가 틀어지므로 키가 크지 못한 경우 추나 요법을 통해 교정을 하면서 적절한 약물요법을 병행하면 키를 크게 하는데 상당한 효과가 있다. 약재로는 두충, 숙지황,

산수유, 하수오 등이 좋다. 두충은 껍질을 끊어 보면 인대 같은 것이 들어있다. 그러므로 뼈를 튼튼하게 하여 성장에 도움이 된다. 처방으로는 육미지황환, 육공단, 경옥고 등이 성장에 도움이 된다.

치료 사례

25세 직장인 여자

○ 증상

척추 측만증 환자로서 측만증 각도가 30° 였다. 평소 피곤하여 소화가 잘 되지 않았다. 항상 허리가 은은이 아프며 다리에 힘이 없었다. 유방은 한쪽의 발육이 다른 쪽보다 덜 되었다.

○ 치료법

추나요법 중 나법 치료인 cox치료를 2개월 동안 했으며 육공단을 2개월 복용시켰다. 그 결과 측만각도가 개선되었으며 키가 3cm정도 커졌다. 지금도 치료가 계속되고 있다.

++ 음식

음식을 잘 먹어 키가 크는데는 몇가지 주의해야 할 것이 있다.

첫째, 소화 기능을 좋게 하려면 한쪽으로 치우친 식성을 바꾸어야 한다. 즉 너무 맵거나 너무 짜거나 너무 기름진 음식 등은 삼가야 한다.

적당히 골고루 먹는 것이 좋다. 그러나 인스턴트식품 같은 것은 체내에 노폐물을 쌓이게 하므로 먹지 않는 것이 좋다.

둘째, 식생활 습관을 바로 해야 한다. 아침을 걸르거나 밤참을 많이 먹는 등의 식생활은 소화에 지장을 초래하니 삼가해야 한다.

셋째, 특히 키가 크는 데 도움이 되는 음식은 뼈를 튼튼하게 할 수 있는 음식이다. 생선 중에서도 뼈째로 씹을 수 있는 생선이 좋고, 소뼈를 고아 먹는 것도 좋다. 정어리, 콩, 참깨, 멸치, 해조류, 시금치, 당근, 귤은 비타민, 단백질, 칼슘 등이 많이 포함되어 있어 좋다.

넷째, 음료수는 한창 활기에 찬 수험생들이 자주 마시게 되는데 사이다, 콜라 등의 탄산 음료수는 위장을 차게 만들어 소화를 방해한다. 대추즙이나 솔의 눈 등의 음료는 비록 좋더라도 차게 먹기 때문에 역시 속을 버릴 위험이 있다. 그러므로 수험생의 학부모들은 이 점을 유의해야 할 것이다. 그리고 아침마다 시금치나 당근을 쥬스로 만들어 수험생에게 먹이면 상당한 도움이 될 것이다.

++ 운동

평소 농구처럼 몸을 쫙 펼 수 있는 운동을 하는 것이 좋다. 그러나 관절에 무리가 가는 운동(평행봉, 체조, 권투 등)은 안하는 것이 좋다. 이러한 운동은 어린 시절부터 근육을 굳게 만들어 성장을 크게 방해하게 되므로 하지 않는 것이 오히려 좋을 수도 있다.

키 커지는 체조

1. 침상에서 하는 체조

1) 준비 : 위를 보고 누워서 양다리와 몸통은 곧바로 하고 팔은 머리
위로 뻗어 가볍게 양손을 깍지 낀다.

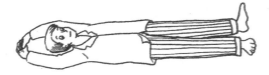

2) 제1동작 : 숨을 깊이 들이마시면서 힘껏 등을 펴듯이 한다. 그러
기 위해 양팔은 머리 위로, 그리고 발끝은 아래쪽으로 누구에 의
해 끌려당겨지듯이 쭉 편다. 이 때 손을 깍지 끼는 방법은 손바닥
을 위로 향하게 하고 손등이 머리쪽을 향하게 한다.

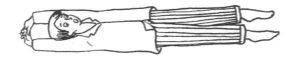

3) 제2동작 : 숨을 가볍게 토하면서 천천히 긴장을 푼다. 팔도 다리
도 자연스럽게 힘을 빼고 원상태로 돌아가게 한다.

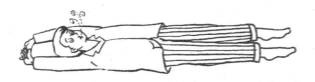

4) 반복 회수 5회

이 몸 펴기 체조는 밤 동안에 잘 펴져 있는 척추와 각관절 등을 더

욱 반듯하게 펼 수 있는 효과가 있다. 움직이지 않는 등의 근육에 긴장을 주어 체중 때문에 압박받고 있는 배골의 연골을 늘리자는 것이다.

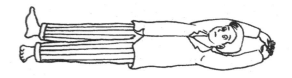

2. 잠자리 체조

1) 준비 : 엎드리고 양손은 약간 몸에서 떼어 자연스럽게 뻗는다. 다리도 자연스럽게 뻗어 가지런히 해 둔다.

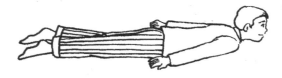

2) 제1동작 : 숨을 깊이 들이마시면서 양팔을 좌우로 충분히 펼친다. 동시에 상체를 일으켜서 머리 위쪽으로 팔을 들고 가슴을 뒤로 젖히는 자세를 취한다. 동시에 다리 쪽에도 힘을 넣고 뻗으면서 될 수 있는 대로 위쪽으로 올린다. 이 때의 자세는 잠자리가 나는 듯한 자세가 되기 때문에 잠자리체조라고 부르는 것이다.

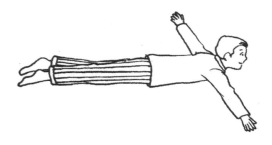

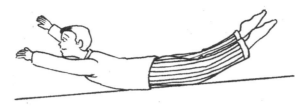

3) 제2운동 : 숨을 가볍게 토해내면서 서서히 전신의 힘을 빼고 팔
   다리 몸통 모두 조용히 원래의 위치로 돌아가게 한다.

4) 반복 회수 5회
   잠자리 체조의 효과는 잠을 자는 동안에 자칫하면 앞으로 구부러지기
쉬운 자세를 바로 잡고 가슴을 펴며 척추를 반듯하게 하자는 것이다.

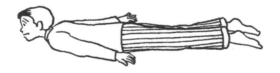

3. 어깨, 등 두드리기 체조

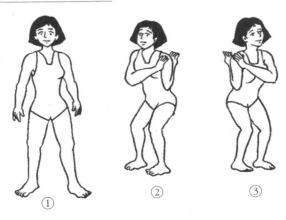

1) 준비: 다리를 벌리고 자연스러운 자세로 똑바로 선다(그림 ①).

2) 제1동작: 오른손은 가슴 앞을 지나서 왼쪽 어깨를 손바닥으로 두 드림과 동시에 왼손을 등 뒤로 돌려 손등으로 척추의 오른쪽을 오른손과 리듬을 맞춰서 가볍게 한 번 두드린다. 이 때 상체를 약 간 앞으로 굽히고, 조금은 왼쪽으로 회전시킨다(그림 ②).

3) 제2동작: 제1동작과는 반대로 오른손을 등으로 돌려 척추의 왼 쪽을 손등으로 두드린다. 동시에 왼손을 앞쪽으로 치켜 올리면 서 그 손바닥으로 오른쪽 어깨를 두드린다. 이 때 상체를 약간 오 른쪽으로 회전시킨다(그림 ③),

   제1동작과 제2동작은 한쌍을 이루는 운동이니만큼 자연스런 반 동을 이용하면서 리드미컬하고도 빠른 템포로 한다. 어깨를 두드 리는 동작은 조금 세게 하는 편이 기분이 좋을 것이다.

4) 반복 회수: 20회

5) 효과: 팔 휘두르며 허리 돌리기 체조로 제1단계의 자극을 준 시 점에서 이 등두드리기 체조는 척추의 발달을 더욱 촉진하기 위 해서 기계적 자극을 주자는 것이다. 이에 의해 혈액과 임파의 순 환을 크게 촉진시키는 것이다. 거기다가 어깨와 목의 울혈을 제 거하고 어깨와 목의 결림이나 아픔 같은 것도 아울러 제거하는 효과가 있다.

4. 줄 없이 하는 줄넘기 체조

1) 준비 : 바닥 위에 자연스럽게 서며, 취미에 따라서는 양손 또는

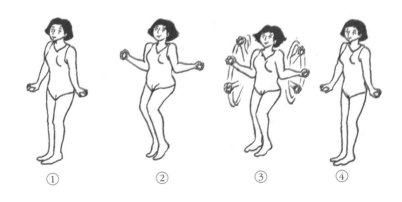

한손에 캐스터네츠를 든다(그림 ①).

 2) 동작 : 이것은 보통의 줄넘기 운동과 똑같은 방법으로 한다. 다
    만 줄을 갖지 않았기 때문에 도리어 자유로운 운동을 할 수 있
    게 될 것이다.

이 때 팔은 줄을 넘길 때와 거의 마찬가지로 천천히 회전시킨다. 팔
꿈치를 축 삼아 앞팔을 돌리는 것인데 그 때의 회전 운동에 따라 팔뚝
도 자연스럽게 움직이게 한다. 이 때 앞으로 돌리기와 뒤로 돌리기를
30회씩 번갈아 하는 것이 좋을 것이다(그림 ②, ③).

줄넘기 운동의 요령은 가볍게 무릎이나 발목 관절 움직임의 탄력을
이용해 뛰어오르고, 착지할 때에도 마찬가지로 발목이나 무릎의 탄력
성을 충분히 살려서 가능하면 사뿐히 내리도록 하는 것이다. 이 때 발
뒤꿈치는 바닥에 대지 않는다. 충분히 가슴을 펴고 상체도 자유로운
기분으로 되도록 앞 위쪽을 보면서 계속한다(그림 ④).

뛰어오르는 높이는 줄넘기를 할 때와 거의 같으며, 뛰었을 때 발바

닥에서 20cm 정도의 높이가 좋을 것이다. 뛰는 속도는 1초에 2회쯤
이 적당하다. 그리고 이 때 뛰어 오르는 회수를 1, 2, 3하고 입으로 세
면서 하면 좋은 자극이 된다.

 3) 반복 회수 : 약 60회, 대체로 1분간

 4) 주의 : 뛰는 높이나 회수에 구애받을 필요는 없다. 중요한 것은
    손발을 순조롭고 리드미컬하게 움직이면서 도약 기분을 마음껏
    맛보는 일이다.

특히 다리와 발의 전 관절을 충분히 살려서 전신에 탄력을 주며 경
쾌하게 연속적으로 뛰는 것이다. 피로하면 도약하는 높이를 낮게 하
거나 회수를 줄이거나 속도를 낮춘다. 어느 경우건 딱딱한 동작이 되
지 않도록 해야 한다.

 5) 효과 : 이 체조는 에너지 소비량이 상당히 높은 전신 운동이기 때
    문에 호흡 · 순환기 계통에 대해서도 강한 운동을 요구한다. 그
    결과 심장의 맥박수가 늘어나고 박출량이 증대하며, 혈압은 상승
    하고 심장이 뚝딱뚝딱하게 된다. 아울러 숨도 가빠지고 호흡량이
    증가하게 된다. 그리고 말초기관을 기르는 혈관이 확장되고 혈액
    속에 있는 여러가지 호르몬이나 영양분이 증가되어 전신적인 생
    리 기능이 높아지게 된다.

5. 의자 위에서 하는 키 크는 체조

 1) 준비 : 의자는 뒤에 기댈 수 있는 것이 좋다. 얇게 걸터 앉아 양손
    은 앉는 면의 양 곁을 잡고 양 다리는 앞으로 뻗는다. 그 때 발은

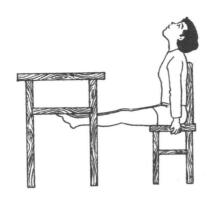

책상다리 아래쪽의 막대기에 걸 수 있으면 더욱 좋다.

2) 운동 : 숨을 크게 들이마시면서 상체를 될수록 뒤쪽으로 젖힌다. 그 때 가슴을 충분히 펴고 머리는 뒤쪽으로 떨군다. 숨을 다 들이마신 후 상체를 가볍게 앞쪽으로 구부리면서 숨을 토한다. 이 때 양손은 재빨리 의자에서 빼내 넓적다리 위에 놓고 무릎 쪽으로 마찰하듯이 미끄러지게 한다. 머리도 앞으로 구부린다. 이 운동을 10회에서 20회 반복한다.

3) 주의 : 뒤로 상체를 젖힐 때에는 신체의 안정을 유지하면서 상당한 힘을 넣어 가능한 한도까지 뒤로 젖히는 운동을 행한다. 이에 비하여 앞으로 구부릴 때에는 가벼운 기분으로 다리를 손으로 마찰하면서 상체와 머리를 앞으로 구부린다.

4) 효과 : 일상 생활에서는 등을 구부리고 작업을 계속하는 경우가 많다. 그렇게 하면 자연히 앞에서 말한 자세의 악화로 내장의 압박과 혈액 순환 불량이 될 위험이 생겨난다. 지금 말한 체조는 이

것들을 예방 치료할 수가 있는 것이다. 또 맑은 공기를 들이마셔 기분이 상쾌하게 되는 것은 물론 척추 형상의 정상화 등으로 말미암아 키 크기 체조로서의 효과를 달성할 수가 있다. 그리고 다리의 마찰은 신체 하부의 혈액 순환을 좋게 해 각부의 피로를 막아주므로 다리의 발육을 촉진하는 역할을 한다.

관상용 열대어를 잡아서 전세계에 공급하는 한 회사가 수송의 문제에 골머리를 앓았습니다. 열대용 수조에 아무리 좋은 환경을 만들어도 수송 도중 절반이 넘게 죽어버리고, 살아남은 놈들도 대부분 생기가 없는 것이었습니다. 심지어 바다의 파도와 같은 물흐름 효과, 자연스러운 모래와 암석을 흉내내어도 결과는 마찬가지였습니다. 이 이야기를 들은 생태학자는 간단한 해결책을 주었습니다. "수조에 사나운 문어 한 마리를 넣어 두세요." 그 결과 놀라운 일이 벌어졌습니다. 장시간 수송 끝에 수조를 열어 보자, 사나운 문어는 대가리를 설레설레 흔들고 있었고, 대부분의 열대어가 살아서 쌩쌩하게 움직이는 것이었습니다. 생태학자의 대답은 간단했습니다. "너무 편하면 죽어요. 항상 긴장 속에 살아야 생명력을 간직할 수 있습니다."

　이 일화는 오늘날 수험생과 학부모들에게 암시하는 바가 크다. 어떤 학부모들은 자녀들에게 이야기한다. "우리 때는 정말 힘들고 어려운 때였다. 그럼에도 불구하고 나는 공부를 열심히 해서 지금 이렇게 되었는데 너는 도대체 뭐가 부족해서 공부를 하지 않느냐?" 이것은 환경과 인간의 생태를 너무 모르고 하는 소리이다. 사실 요즘 청소년들이 공부를 안 하는 것은 너무 편해서 공부를 해야 할 필요성을 못 느끼기 때문이다. 오늘날은 물질적 풍요 속에서 살고 있어서 젊은이들은 진정 고생이란 것을 모른다. 원래 공부란 공을 들여서 이루는 것이다. 공을 들여서 이루는 어려움을 물려주지 않는다고 너무 자녀들을 편하게 키운다. 이것은 자녀들의 신체는 멀쩡하게 키울지는 몰라도 임기 응변력이나 판단력, 주관을 가진 추진력을 저하시킨다. 너무나 안일한 환경과 정신을 만들어 놓고도 자녀들에게 못 한다고 쪼기만 할 수 있는가! 알 속의 새가 밖을 보려면 껍질이라는 세계를 스스로 어렵게 깨고 밖의 찬란한 세계를 볼 때 가치가 있다고 하지 않는가? 그럼에도 불구하고 자식들이 스스로 깨고 나와야할 껍질까지도 깨주려는 것이 요즘 세태이다. 이렇게 공부한 학생들에게서 무슨 노벨상을 탈 정도의 창의력이 나오겠는가! 공부를 잘 하여서 성적이 좋은 것은 문제가 아니다. 진정 그들이 나라를 짊어지고 나갈 수 있는 일꾼이 되려면 그들에게 스스로 극복하고 설 수 있는 힘과 환경을 만들어 주어야 한다. 이것이 참자식 교육이 아닐까 한다. 과외를 아무리 많이 한다고 하여도 그 사람속의 '지식'은 늘어날지언정 정녕 삶에서 필요한 '지혜'는 만들어지지 않는다. 이런 자식은 입시에는 도움이 될지언정 진정 그들이 사회에서 살아나갈 때는 별로 도움이 되지 못한다. 장기적으로 보고 자식을 키우는 부모님들의 '지혜'가 정녕 필요한 때라고 본다.